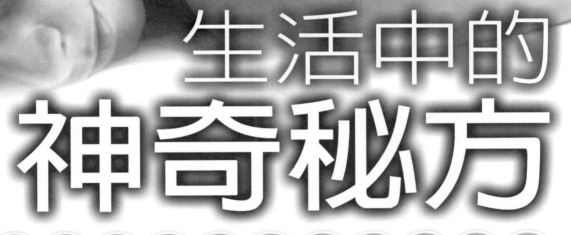

生活中的
神奇秘方

一部簡易有效的養生寶典

序言

　　「健康」已成為當今社會最關注的話題，大家都知道健康是
1，後面的都是0，假如您擁有上千萬的資產，一旦失去前面的1
（代表健康的體魄），後面再多的0（代表財產和地位）對您來
說，也沒有任何意義。特別是中老年朋友茶餘飯後談論最多的也
許就是長壽和如何保護自己身體健康的話題，怎樣才能達到這樣
的目的呢？尋找這方面的知識，也許是解決這個問題的最佳途
徑。為了能對中老年朋友的健康有所幫助，我們和「中華養生保
健」雜誌聯合推出「中華養生秘訣系列叢書」，本套書將向您介
紹百歲老人養生的秘訣，動一動就能治病的科學方法，生活中你
所不知道的神奇秘方，食物中也有奇效良方。

　　書中介紹的方法多是使用者本人的心得，編者採集而來。如
果書中的某些內容對您的健康有些幫助，首先要感謝「中華養生
保健」雜誌社的幾位同仁，是他們向我們提供了本選題的創意；
特別要感謝我們收編的所有文章的原創者，是他們向我們提供了
智慧的源泉；還要衷心的感謝所有參與編撰出版本叢書的朋友，
祝你們安康、長壽、幸福快樂！

編者

2008年1月18日

內容提要

　　本書向讀者介紹了奇花異石治病秘方、名家治病小偏方、巧用藥物治病方、蔬菜水果治病方、豆類五穀治病方、變草為藥治病方、以茶治病有良方、粥飲滋補單驗方及民間常用的奇招妙方。這些方法多是編者直接採訪受用者本人，細心聽取其使用心得收集而來，我們又從中精選集冊成書。本書通俗易懂，實用性、指導性強，適合廣大讀者參考閱讀。讀者在使用書中介紹的方法時，最好在醫生的指導下，藥理並用，可能效果更佳！

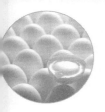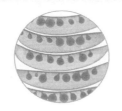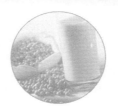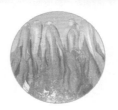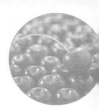

目錄

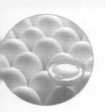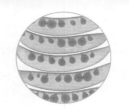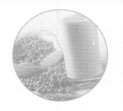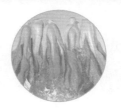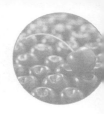

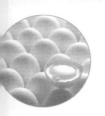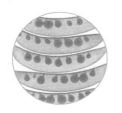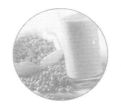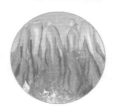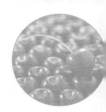

第三章　巧用藥物　治病驗方

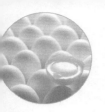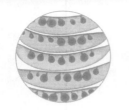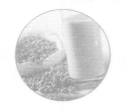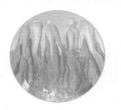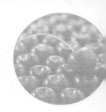

第四章　**蔬菜水果　治病秘方**

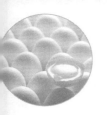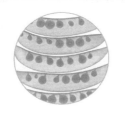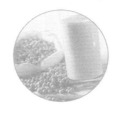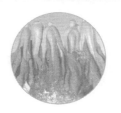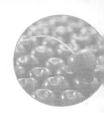

第五章　豆類五穀　治病妙方

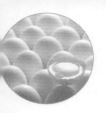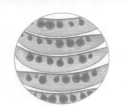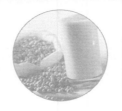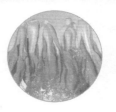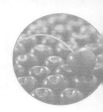

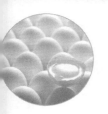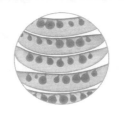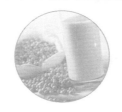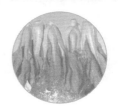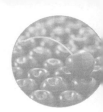

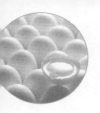
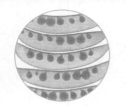
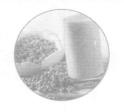
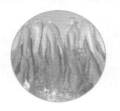
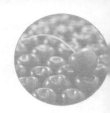

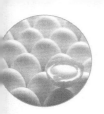
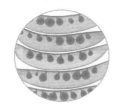
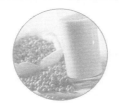
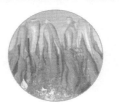
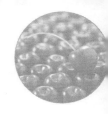

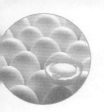
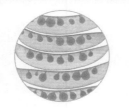
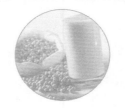
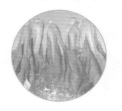
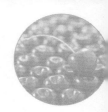

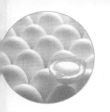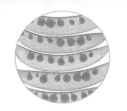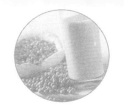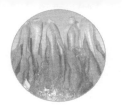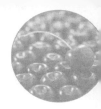

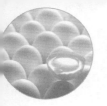
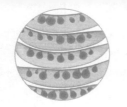
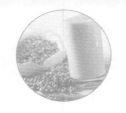
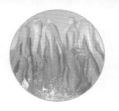
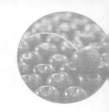

奇花異石　治病秘方

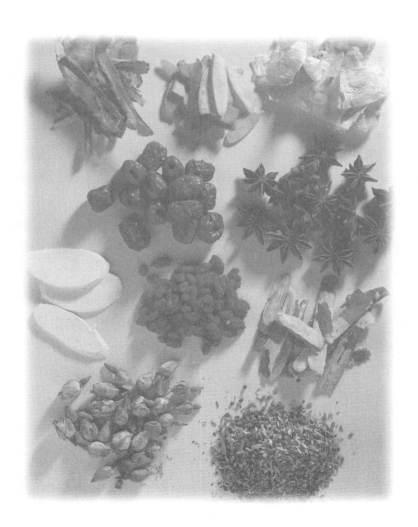

玫瑰洗面美容法

玫瑰花香精是名貴的香料，入藥則有疏肝及美容作用。據說慈禧太后的常用化妝品就是玫瑰花汁製成的胭脂，以及加入油類做成的面脂。玫瑰花一般適用於油性皮膚。簡易的美容方法是：採半開的玫瑰花瓣洗淨，浸入醋中，靜置一周，取其濾液，兌入適量清水製成美容液。用此液早晚擦洗面部和頸部，可以美容潔膚，治療粉刺、面瘡、色斑等症，久用可使皮膚細嫩、潔淨。

桃花按摩美容法

清明節前後，桃花含苞未放之時，採桃花250克、白芷30克，用白酒1000毫升密封浸泡30天，每日早晚各飲15～30毫升，同時將酒倒少許在手掌中，兩掌搓至手心發熱，來反覆揉擦面部，對黃褐斑、黑斑、面色晦暗等面部色素性疾病有較好效果。

現存最早的藥學專著《神農本草經》曾云：「桃花可令人好顏色」，《本草綱目》也曾記載：「三月三日收桃花，七月七日收雞血，和塗面上，二三日後脫下，則光華顏色也。」現代藥理研究發現，桃花中含有山奈、香豆精、三葉豆貳等有機化合物，這些物質能疏通經絡，擴張末梢毛細血管，改善血液循環，滋潤皮膚。桃花中還含有多種維生素和微量元素，能防止黑色素在皮膚內慢性沉積，清除黃褐斑、雀斑、黑斑，防治皮膚乾燥、粗糙，延緩皺紋的產生。

（汪華）

常聞花香治病方

芳香保健，正在走進大眾生活。人們常在不同的環境布灑不同的香氣，

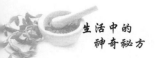

生活中的
神奇秘方

以期產生不同的怡情悅性效果。在客廳噴灑淡淡的檸檬香味，可驅趕睡意，使人愜意，思路清晰；臥室放一撮薰衣草或天竺花，會使人沉沉入寐，提高睡眠品質；玫瑰香味能添喜悅情趣，使愛侶心心相映；廚房裏的白芷香味可協調入廚者的烹飪技巧和興致；浴室的菊花、檀香味，則讓人輕鬆爽快，消解疲勞。

　　中醫方劑中，記載了一大批藥枕配方，就是把能治病並帶有香味的乾花草裝入枕、被，透過睡眠時的呼吸來治病的藥枕療法，透過花卉的幽香能使患者很快入睡，逐漸顯現療效。如用蔓荊子、青葙子、菊花、薄荷、鉤藤各一份製作的香枕，睡眠時藥氣會被人緩緩地吸入鼻中，有防感冒、消除疲勞的功效，對頭痛及高血壓患者效果尤佳，這種方法又稱藥枕療法。國外也有用乾花卉來做枕芯的，也是用花的香味，來達到催眠、保健的目的。

　　筆者曾根據古書中十餘個「聞香治病」方劑，篩選總結出稱為「長春散」的藥方，其組成與製法如下：

　　白菊花3克、野菊花5克、金銀花5克、番紅花2克、茉莉花1克、荷花5克、綠萼梅1克、丁香1克、檀香1克、藿香3克、沉香1克、木香1克、香附3克、川椒1克、薄荷2克、柏子仁3克、白芥子1克、甘遂1克、蛇床子3克、鹿角霜2克、淫羊藿2克、牛黃0.2克、蜈蚣1克、蛤蚧1克、冬蟲夏草1克、琥珀末0.5克、三七粉0.5克、紫草1克、黃連1克、棗仁3克。

　　上方根據藥物質地，分別用粉碎、製取濃縮膏粉等方式，製成極細粉末，每用7克，用方形絲棉或脫脂藥棉一塊（長15釐米，寬10釐米，厚2釐米），將藥末均勻揉入棉花，再用黃綾或白綾包裹，縫紉定型。每床被子四角或枕頭中各裝入一隻，經使用患者反映效果很好。

　　對於一些慢性病乃至急性病病人來說，香味療法有其獨特的效果。丁香、檀香的香氣可治療結核病，薄荷、紫蘇、山柰等中藥的香味能有效抑制感冒病毒，減輕患者流涕、鼻塞、頭痛等症狀；茉莉、薔薇、石竹、鈴蘭、桂花等的香味能淨化空氣，抑制結核桿菌、肺炎球菌、葡萄球菌的生長繁殖；天竺花的香氣有鎮靜作用；桂花香對哮喘有一定療效，失眠時不妨打開香水瓶蓋，飄逸的濃香可使你進入甜蜜的夢境，效果堪與安眠藥媲美。

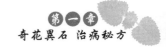

有些香味物質對人體健康有一定的危害，比如夜來香，久聞會使人頭昏腦脹。使用花香保健，最好應用人人皆知有保健作用的大眾花卉。有的花卉還會引起過敏等不良反應，有過敏體質的人應避免接觸。　　　　　（王旭東）

南瓜花可治糖尿病

糖尿病，中醫叫消渴症，是一種常見的較難治癒之病。不過，我近日聽一位專家介紹，有一患者曾患糖尿病，用多種藥物治療均無大效果，偶得一用南瓜花治療的民間驗方，用之效果甚佳，十年的頑疾竟得到了痊癒，至今十多年仍保持健康。為什麼南瓜花可以治糖尿病呢？科學家研究發現南瓜花含有能促進胰島素分泌、增強肝腎細胞再生能力的成分。其治療方法如下：

每天取新鮮南瓜花200克左右，洗淨切碎加油鹽熟食之，並適當控制飲食。連續食用十天左右初見成效，三十多天可獲奇效。　　　　　（陳暉）

芎菊耳枕治高血壓

隨著世界逐步進入老齡化社會，心腦血管病的發病率也逐步增高，其中高血壓病是較常見的多發病。對此病，藥物控制固然有效，但凡藥三分毒，長期依賴藥物終究不好。可採取中醫傳統療法予以輔助，以逐步減少用藥量。我們曾進行過八個月的「芎菊耳枕」的臨床治療觀察，取得良好效果。

耳枕大小約為20釐米×30釐米。芎菊耳枕的製作：川芎150克，菊花35克，桑葉85克，研成粗末，裝入有較大空隙的布袋內，側睡時置於耳下。因耳部有連通全身的穴位，可使藥力慢慢滲入而發揮作用。

臨床觀察：

高血壓患者111例，年齡最大的76歲，最小的49歲。觀察期間，原用藥量不動，將111例分為兩組：64例使用芎菊耳枕，為治療組；使用普通蕎麥皮耳

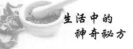

枕的47例，為對照組。觀察時間兩周。結果是使用藥枕的血壓平均下降值要大大高於不使用藥枕者，其降壓比率為收縮壓（高壓）5：1.44，舒張壓（低壓）3.44：1.21。

另外，芎菊耳枕還有兩個明顯的康復效果：一是能夠改善頭暈頭痛的症狀；二是對改善睡眠狀況亦有良好的作用。

為什麼小小的芎菊耳枕能夠輔助降壓並減輕頭暈、頭痛及睡眠不良等症狀？這是因為川芎和桑菊能清肝活血，且有利於對耳周肝經、膽經及心包經的穴位的按壓，而達到清肝明目、柔肝安神的作用，還由於川芎的活血化瘀作用，能改善腦循環。

側臥是科學的睡眠姿勢，芎菊耳枕是側臥睡眠、防病治病的好伴侶。由於人到中年後耳廓漸有鈣質沉積，側臥時難免因耳廓被壓而疼痛，故在芎菊耳枕上可留一耳形洞，睡時將耳置於孔洞中，既可防壓疼又能使藥力進入耳周穴位，一舉兩得。

清涼一夏花草露

盛夏時節，烈日炎炎，常會使人出現口渴心煩、厭食、失眠等不適症狀。這時若選用具有消暑生津、清熱解毒作用的中藥露，不僅能補充體內水分、解除煩渴，而且還能防治疾病。下面介紹幾種夏季常用藥露及家庭製作方法，供讀者選用。

金銀花露 金銀花20克、蜂蜜15克，同放入茶壺內，沖入開水1000毫升，待涼後加蜂蜜調勻即可服用。金銀花是一味清熱解毒、消暑除煩、治熱痢的良藥，對多種致病菌和病毒有較強的抑制作用，常服金銀花露可防止夏季暑熱症、瀉痢、流感及小兒熱癤、毒痱等病症。

菊花露 白菊花10克、白糖10克，同置茶杯內，沖入沸水加蓋浸泡片刻即可飲服。白菊花具有散風熱、清肝明目、解毒之功效，可用於防止熱感冒、頭痛眩暈、目赤腫痛等症。其所含的黃酮類物質有擴張血管、降低血壓

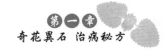

第一章
奇花異石 治病秘方

的作用，故對高血壓病人更為適宜。

薄荷甘草露 薄荷100克、甘草30克、蜂蜜適量。將兩藥同放入鍋內，加清水3000毫升，加蓋煮沸15分鐘，取藥汁加蜂蜜調勻即可飲用。薄荷甘草露具有清肺止咳、解毒利咽的作用，可用於咽喉癢痛不適、聲嘶、咳嗽等症。

西瓜翠衣露 西瓜皮（即西瓜翠衣）100克、白糖適量。將西瓜翠衣洗淨切細放鍋內加水煮沸15分鐘，取汁加蜂蜜即可服用。西瓜翠衣露具有清暑解熱、瀉火除煩、利尿降壓等作用，對暑熱煩渴、口舌生瘡、小便短赤、高血壓都有一定的防治作用。

玄麥參桔露 玄參、麥冬各10克，桔梗、甘草各5克，同放於杯中，沖入沸水浸泡20分鐘即可飲用。該藥露具有滋陰清熱、生津止渴、潤腸通便的功用，適用於咽喉腫痛、聲音嘶啞、乾咳無痰、大便燥結、小便不利等症。

荷花露 白荷花50克，放入鍋內，加水煮沸15分鐘，取汁液加蜂蜜調勻飲服。此露氣香性涼，可解暑熱、清心脾、化痰止咳、除煩渴、爽精神，適用於暑熱、心煩口渴、喘咳痰血等症。

藿香露 藿香50克、佩蘭30克，一同放入鍋內，加清水煮沸20分鐘，取汁液加蜂蜜調勻飲服。此露具有芳香祛濁、消暑化濕的功效，適用於中暑發熱、頭痛胸悶、食欲不振、噁心嘔吐、消化不良等。

青蒿露 青蒿50克、甘草5克，一同放入鍋內，加清水適量煮沸20分鐘，取汁加蜂蜜調勻飲服。此藥露氣味芬芳，有清暑退熱、明目辟穢之功效，適用於外感暑熱、發熱無汗、胸悶頭暈、噁心嘔吐等症。

三葉清暑露 鮮荷葉、鮮竹葉、鮮薄荷各50克，一同放入鍋內，加清水適量煎煮10分鐘，過濾，再加入適量蜂蜜（或白糖、冰糖）攪勻，冷後代茶飲，有清熱防暑、生津止渴之良效，實為盛夏消暑之佳品。

菊棗蜂蜜露 菊花50克、大棗5枚、麥冬20克，一同放入鍋內，加清水適量煮沸15分鐘後過濾取汁，再加入蜂蜜拌勻即可飲用。此藥露清香爽口，具有美容、養肝、健胃、明目、清熱、生津止渴和消除疲勞之功效。

銀竹解毒露 金銀花、菊花、淡竹葉各20克，一同放入鍋內加清水適量，煎煮15分鐘後過濾取汁，加入適量蜂蜜攪勻代茶飲服。具有清熱解毒、

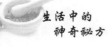
生活中的
神奇祕方

明目除煩、清心熱、利小便之效，暑熱時節宜常飲此露。

山楂麥冬露 山楂、炒麥芽、麥冬各15～30克，一同放入鍋內，加適量清水煎煮20分鐘後取汁，再加入適量蜂蜜拌勻飲用，有開胃健脾、生津止渴之效，適用於中老年人夏日食欲不振，消化不良等。

骨皮清涼露 地骨皮、麥冬、竹葉各10克，加水適量煮30分鐘後取汁拌入蜂蜜，冷卻後飲服，每日數次。此露有清熱瀉火、生津止渴、涼血祛暑之功，對五心煩熱、口渴多汗、失眠多夢者有較好的療效。

荷葉三豆露 荷葉15克、綠豆100克、黃豆50克、白扁豆50克，先將荷葉切細用紗布包好，與綠豆、黃豆、白扁豆一同放入鍋內，加水煎煮至豆爛後，取濃汁加適量蜂蜜飲服。此露有清熱解毒、利濕祛暑、和中健脾之功效，對脾虛濕重、慢性腹瀉者尤為適宜。　　　　　　　　　　（歐陽軍）

花露水秋夏用處多

爽身止癢 洗頭或洗澡時，往水中滴加5～6滴花露水，能起到很好的清涼除菌、祛痱止癢作用。

清潔雙手 當您乘坐公共汽車、地鐵，逛商場或者外出郊遊時，雙手不可避免地要觸及公共欄杆和扶手，可將花露水滴入掌中，雙手揉搓，能起到很好的清潔作用。

擦拭涼席 如果每天用滴加了花露水的清水擦拭涼席，就可使涼席保持清爽潔淨。擦拭時最好沿涼席紋路進行，以便花露水滲透到涼席的紋路縫隙。清涼、舒適的感覺會更加持久。

浸泡口罩和毛布 用臉盆裝半盆清水，滴入4～5滴花露水，將洗淨的毛巾、口罩等置入其中，浸泡15分鐘左右；或者將口罩等先用水煮沸消毒，漂洗之後，放在陽光下暴曬，使用之前滴上1～2滴花露水，能夠起到一定的殺菌作用。

擦拭電話、手機用紙巾蘸少許花露水，擦拭電話機身、聽筒及按鍵或手

第一章
奇花異石　治病秘方

機，能使電話、手機保持潔淨。

噴灑居室 將清水與花露水按40：1的比例配好，裝入噴水壺中均勻噴灑居室地面（特別是房間死角），然後關閉門窗10分鐘，再開窗通風。早晚各進行一次（如有條件，也可多噴幾次），可使居室空氣潔淨清新。

清潔內衣 因內衣為貼身穿著，與皮膚直接接觸，故不可與其他衣服混在一起清洗，一定要單獨洗滌。洗滌時，先在洗衣水中加入幾滴花露水（一般半臉盆清水加4～5滴花露水即可），然後將內衣展開攤置其中，浸泡約15分鐘，再用香皂反覆揉搓，用清水漂洗乾淨，晾曬於戶外（最好是陽光充足的地方）。洗後的內衣清香舒爽。　　　　　　　　　　　　　　（張家瑋）

常到花間走，活到九十九

　　花香宜人，賞花益壽，民間早就流傳許多諺語，如「花中自有健身藥」；「賞花乃雅事，悅目又增壽」；「養花種草，不急不惱，有動有靜，不生雜病」；「種花長福，賞花長壽，愛花養性」；「常在花間走，活到九十九」等等。

　　自古到今，人們一直非常重視花對人體健康的影響。古人早就掌握了花香治病的方法，秦漢時的《神農本草經》中就有用花卉治病的記載；東漢神醫華佗曾用花草治療肺癆、吐瀉等疾病；明代李時珍在《本草綱目》中記載了數百種花卉的功能；到了現代，花香療法已引起世界各國的重視。

　　人們在緊張的工作之餘，常樂於徘徊花木之間，以悅目怡神，多種慢性病患者能夠從種植與盆栽花卉中得到不少益處。

　　當你滿懷憂愁之時，一旦步入花的世界，花香沁人心脾，你的憂愁就會煙消雲散；當你怒火中燒之時，來到鮮花叢中，香氣襲來，你會馬上心平氣和，大有「觀賞百花，飽餐秀色，隨境怡情，健身養性」之感。

　　花卉是天然的「芳香製造機」。花的香氣可以鎮靜安神，調和血脈。以下是幾種常見花對健康的益處：

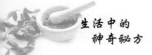

生活中的
神奇祕方

荷花和水仙花的香味使人感情溫順纏綿；紫羅蘭和玫瑰的香味使人身心舒爽、愉快；天竺葵的香味能鎮靜神經和消除疲勞；康乃馨的幽香有「返老還童」之妙，喚醒老年人對自己孩提時代純樸歡樂的回憶；檸檬香味可驅趕睡意，使人思路清晰；茉莉和丁香的香味可以讓人感覺輕鬆、文靜；桂花的香味使人疲勞頓消；金銀花的香味有明顯的降壓作用等等。人們把這芳香氣味作為健身祛病的「保健醫生」。

據觀察研究，經常從事園藝勞動的人較少得癌症，壽命比一般人長。這是由於花草樹木生長的地方空氣清新，負離子積累也多，吸進這些負離子，獲得了充足的氧氣；同時經常醉心於種植、培土、灌水、收穫，容易忘卻不愉快的事，從而調節了機體神經系統功能，為防癌與癌症的治癒，提供有利條件。栽培花卉，既能健身，又可陶情養性，增添生活樂趣，何樂而不為呢？

（曉彤）

金銀花、菊花治前列腺炎

金銀花30克，野菊花15克，生甘草6克，清水煎湯內服，隨意代茶飲用，限當日服完。在此期間禁用煙、酒及辛辣食物。

玫瑰花黃芪茶治慢性肝炎

原料：玫瑰花瓣6～10克，黃芪10克。
做法：將玫瑰花瓣和黃芪放入茶缸內，用沸水沖泡加蓋片刻，代茶飲。每日一劑，以十五日為一療程。
功效：玫瑰花氣味清香怡人，有理氣解鬱，疏肝健脾之功效。據《本草再新》記載：玫瑰花能「疏肝膽之鬱氣，健脾降火，治腹中冷痛，胃脘積

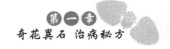

第一章
奇花異石 治病秘方

寒」；黃芪，功能補氣兼扶陽，是脾虛胃寒的妙藥。黃芪還有強心和利尿功能。二者合用，疏肝解鬱，健脾和中。

玉葉金花傳奇治病方

「玉葉金花」是一味中草藥，在這個美麗的名字背後，還有著一個動人的傳說故事。

一天，王母娘娘為了在蟠桃宴上給各路神仙一個驚喜，派茶仙陸羽到十萬大山的白石牙山培育仙茶，但一次次種下的仙茶籽都不翼而飛。經多次觀察發現是一條成了精的、周身黃黃綠綠的金花蛇在造孽，它把仙茶籽一顆顆摳出來，吞到肚裏作填腹物。陸羽好生氣憤，立即揮起王母娘娘給他的驅雲鞭向金花蛇抽去，猝不及防的金花蛇剛好被神鞭抽中身上七寸，痛得騰空打滾，掙扎著向海邊逃去，最終跌落到十萬大山南麓的密林裏，一命嗚呼。

金花蛇死後，仙茶籽在蛇肚裏孕育了一段時間便發了芽，茶芽撐破了腐爛的屍體，被適時而下的暴雨一沖，散布在山坡上落地生根，長成了一棵棵異樣的仙茶，經幾度春風秋雨，繁衍成一片片仙茶林。也許是因為受金花蛇顏色所影響，這些仙茶開的花也很奇特，碩大無比，金黃耀眼，它的葉子像美玉一樣晶瑩剔透。王母娘娘取回仙茶招待列仙，神仙們讚美之餘便給它取名「玉葉金花茶」。

據說，「玉葉金花茶」不單色香味美與眾不同，而且還有長生不老的特異功效！

當年，十萬大山裏有個叫廖三寶的看牛娃，他為了跟隨山中仙人學仙修道，把他看管的大水牛拴在仙茶林裏，自己卻一去不回頭。被拴著的大水牛餓得十分難受。正好水牛身邊有一石槽，無論天多旱，這石槽長年都有泉水滔滔流出，長年累月都有飄落的仙茶葉、仙茶花浸泡在石槽裏，長年散發出香氣。那牯牛吃不到青草，只好喝石槽裏的「仙茶水」充饑。牯牛專喝水，也自然只能專尿尿，喝得越勤，尿得越多，久而久之，黃澄澄的牛尿流遍仙

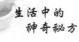

茶林間，成了仙茶林的特效肥。石槽的仙茶水滋養了牯牛，牯牛的尿又肥沃了仙茶。仙茶生得更粗更壯，仙茶葉更大更綠，仙茶花更是金瓣玉蕊，晶瑩光潔，蠟質透亮，點綴於玉葉瓊枝間，風姿綽約，美侖美奐，人見人愛。

那頭牯牛不吃青草，只喝茶水卻不饑餓，反能長膘，並且成了長生不老的神牛。神牛雖然上天去了，但它依然忘卻不了「玉葉金花茶」的故鄉，每當天清月朗夜，只要你有雅興觀天象看星星，便見那神牛在九天銀河邊眨巴著眼睛，邊俯視著十萬大山，思念著使它長生不老的「玉葉金花茶」呢。

如今，「玉葉金花茶」已不再為「神仙」們專用，成了普通百姓的杯中之物了。

玉葉金花生命常態茶的主要功能：「排廢解毒、健臟益腑」，為什麼它的價值會在今天被重新發現，顯得彌足珍貴呢？華佗曾在《中藏經》中說：「其本實者，得宣通之性必延其壽；其本虛者，得補益之精必長其年。」此話可謂一語道破天機。對於生活富足，日子「天天像過年」，已經頗有點「腦滿腸肥」的人們來說，都已成了「其本實者」，此時，要保持健康最需要的是什麼呢？誰都明白，最需要的就是一把能掃除人體內積毒的「掃帚」──即「得宣通之性」。於是，這就使那些昔日曾服務於皇宮貴族、達官貴人、富商大賈們的用於排毒、減肥、養顏、除穢的方劑，幾乎成了尋常百姓的普遍需求。而應運而生的「玉葉金花」生命常態茶，恰好滿足了人們的這種需求。

（舒景）

木魚石治病法

在山東省昌樂縣畢都鄉，有一種石頭，號稱木魚石，能治多種疾病。在當地誰家小孩子腹脹不用吃藥，用鐵鍋、沙鍋將木魚石粉末燒烤後，倒入杯中，站著服下，一喝就靈。夏季往地面上的木魚石的空腔裏注滿水，待到秋天上山工作的人喝了準不生病，當地人稱為「天然水壺」。當地人還說，在養魚缸裏放塊木魚石，不用換水，水常年不腐不混，且魚兒不易死。

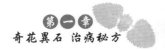
第一章
奇花異石 治病秘方

木魚石俗稱「鳳凰蛋」、「還魂石」，還有「太一餘糧」、「禹餘糧」、「石中黃子」等名稱。這種石頭內有空腔，形狀不一，大的比籃球略大，重約二十公斤；小的如雞蛋，僅幾兩重。木魚石外表多呈土褐色、橙黃色、紫紅色，用錘子敲開，內壁多呈土黃色，也有的呈紅、黑色，內部孔腔隨外形而變化，分有核和無核兩種，內核又分白、黃、赤、紫四色。

更神奇的是，在畢都鄉富藏木魚石地帶的村民，大都身體強壯，壽高八九十歲，乃至百十歲的老人數不勝數。西劉家溝村的山嶺上盛產木魚石，這個村現有320人，80歲以上的老人很多，有位89歲老大娘身體硬朗，除一切生活全部自理外，還照看兩個重孫子。一百多年來，這個村沒有人患過癌症，也沒有人得過心腦血管病。

據《本草綱目》記載，木魚石性甘平無毒，能治多種疾病。還有安定心肺五臟的作用，久服可使人有力氣、耐寒暑、不饑餓、延年不老等，是一種名貴的中藥材。用它做成的墨硯，所盛墨汁不變質。

地質專家對這裏的木魚石鑒定表明：這種海底沉積的石頭，富含鋅、鈣、鐵及矽酸鹽等。 （肖梅美）

精石補人又治病

曹雪芹的《紅樓夢》以「石頭記」行世數百年，有多少讀者愛不釋手，如醉如癡，對那無以「補天」而被遺棄荒山的頑石深為惋惜。這雖是藝術構思，而大自然確也存在真能「補人」治病的精美石頭，有的甚至是名貴的藥材。

水晶石 水晶具有壓電、反光等特性。中國古人認為，水晶石有解暑消炎的奇異功效。在古代皇室及達官顯貴家中，夏天常擺設一些晶瑩剔透的水晶球，使人看著它能產生爽心悅目的感覺，達到消除炎暑與煩躁感覺的目的。

《本草綱目》載：水晶「辛寒無毒」，主治「驚悸心熱，能安心明目，

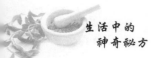

去赤眠，慰熱腫，摩翳障」，還能治療「肺痛吐膿，咳逆上氣」，「益毛髮，悅顏色」，久之則可「輕身延年」。

麥飯石　麥飯石產於內蒙古東部山區。據現代科學化驗分析，麥飯石富有鋅、鐵、鈷、鋰、鈦、磷、矽、銅、鉬、硒、錳、釩等五十多種微量元素，其中包括十多種有益於人體新陳代謝的礦物質和微量元素，能增強水的活性，促進機體的生長發育，增強人體抗疲勞、抗缺氧和免疫功能等生物活性。而用「麥飯石」浸漬過的水——活性水，可促進機體新陳代謝，加速離子交換，吸附人體內積蓄的有害物質，促進血液循環，並有保肝、保心、健脾、健胃之奇功。這種活性水對被污染的細胞則是一種理想的洗滌劑。經常在活性水中淋浴，可增加皮膚的彈性與毛細管的伸縮機能，起著護膚健美的作用，並對各種皮膚病、糖尿病和腫瘤有防治作用。

鐘乳石　鐘乳石是生在石灰岩洞頂，向下垂、狀如冰柱的結晶質石塊。在中東國家，鐘乳石被民間視為治療百病的「第一良藥」，幾乎所有疾病都用鐘乳石粉與其他藥物配伍治療。

在《神農本草經》中，鐘乳石被列為上品，可以益氣補虛，養陰安中，明目下乳，定咳平喘。鐘乳石入心、肺、腎三經，其味甘、性辛溫，無毒，能夠助陽、強壯，可以用於治療胃炎、胃潰瘍、肺結核、咯血、乳汁不通等疾病。將鐘乳石研成細粉，和相關的藥物配伍，煎湯服用，即可取得很好的治療效果。

嵩山石　醫學專家們發現，少林寺所在地河南嵩山有一種黛黑色的石頭——嵩山石，可以用來治療多種皮膚病。例如，一個雙手掌被膿痂疹折磨了近兩年的病人，用嵩山石泡洗四次就痊癒了；一個患尖銳濕疣患者，用嵩山石粉外敷二十天也獲痊癒。這是河南省人民醫院皮膚科主任醫師朱鉢介紹的典型病例。

據專家們對近千例皮膚病患者的療效觀察，證明嵩山石對手掌膿痂疹、尖銳濕疣、結節性皮炎、滲出性濕疹等確有療效。有效率一般達80％以上。經化驗，發現這種石頭含有六十多種元素。

琥珀　在國外，常見有甲狀腺肥大的婦女佩帶琥珀項圈。因為琥珀和皮

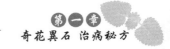

第一章
奇花異石　治病秘方

膚磨擦時會產生靜電荷，可以減輕疼痛，並減慢甲狀腺亢進。最近發現，琥珀還能幫助人們克服憂鬱症。

中國醫學認為，琥珀入心、肝、小腸經，性溫無毒，主要功能是鎮靜安神、散瘀止血、利水通淋。琥珀與朱砂、全蠍等同用，是治療小兒驚風的常用藥。對於心悸不安、健忘、失眠、多夢等神經衰弱症狀，將琥珀與酸棗仁、夜交藤、朱砂等配伍應用，有很好的療效。琥珀還可以利尿通淋，用於治療尿路感染和尿路結石引起的疼痛和淋濁，尤其對血尿的治療效果甚佳。用琥珀和人參、三七合用，可以治療冠心病。此外，在婦科、外科、骨科疾病的治療中，琥珀也有很好的效果。

珊瑚　目前，在臨床應用上僅以紅色珊瑚為藥材。它的主要成分為碳酸鈣。將珊瑚洗淨晾乾，研成細末即可入藥。它的功用為去翳明目，安神鎮驚，主治目生翳障、驚痛、心肺鬱熱等疾病。特別是小兒眼有翳障、視物不清時，將珊瑚研成粉末，取小米粒大小塗於患處，治療效果十分顯著。

雲母　雲母又稱雲英，為矽酸鹽類礦物。其中，白雲母性味甘溫，入肺、脾、膀胱經，能納氣墜痰，止血斂瘡，主治虛喘、眩暈、寒瘧、久痢等症，是入藥治病的佳品。

在中國傳統醫學的臨床實踐中，雲母作為強壯藥，食之能治虛勞等症。另據藥理分析，雲母有中和胃酸，促進白血球生長的作用。

李時珍《本草綱目》中說：「石者，氣之核，土之骨……與之人，可補可藥也。」

能夠「補人治病」的精美石頭還有許多：如紫晶能消疲解煩；藍寶石能靜神溫情；海藍寶石可緩解呼吸道系統的病痛；天青石輔療胃病及消化系統的疾患；紅寶石對男性陽萎者很有效；鑽石使人精力旺盛，增進男性生育能力；綠寶石既能提高人的生育能力，又能清除眼睛的疲勞；綠松石的作用更妙，如果把它製成掛件佩戴在身上，還能起到預示疾病的作用。因為綠松石的滲透性較強，它有很多毛細孔，外界物質容易入侵，使綠松石發生化學作用而改變顏色。人體皮膚上的脂和酸只要與平時稍有不同，綠松石的顏色就會變得偏藍，從而提醒你要注意身體的變化。　　　　　　　　　（龍夫）

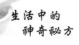
生活中的
神奇祕方

第二章

名家治病小偏方

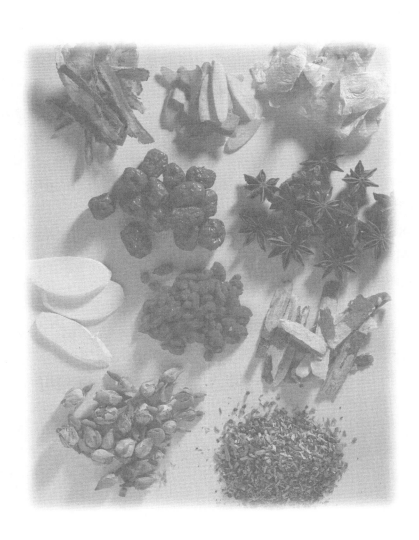

劉太醫治肝炎

　　《劉太醫談養生》一書，作者劉弘章，係金朝醫學家劉完素後裔，明朝永樂太醫劉純的承襲人。劉家提出的「三分治七分養」原則已經被廣泛採用，劉弘章結合行醫臨床近四十年的經驗，撰寫「劉太醫系列」。書中理論鮮明，真正打破了很多偏見陋識。用講故事的方法敘述醫案病歷，使人耳目一新。

　　病人男性，高中二年級體檢的時候，發現乙型肝炎表面抗原陽性，B型肝炎 e 抗原陽性，B型肝炎核心抗原陽性，這說明血液中存在著大量的B型肝炎病毒。在北京一家醫院門診治療，醫生給予益肝靈等保肝藥物。一年之後，各項指標正常。

　　1996年考取北京電腦學院以後，即感覺食欲不好，腹脹、右脅微疼，疲乏無力。又去這家醫院門診檢查，發現又是老問題，醫生又給予益肝靈等保肝藥物。一年之後，血檢各項指標依然不正常。由於疲乏無力，而且具有傳染性，校方讓他休學一年。1998年，他吃了大量的治療肝炎的中藥，然而血檢各項指標還是不正常。

　　1998年5月他找我來了。我看著一大堆化驗單和中藥處方，用眼睛的餘光看了看這個年青人。發現他坐立不安，這是一個急性子。

　　我突然說：「你多大了？」

　　「大夫，我二十歲！」他伸直了脖子說。

　　「你還想活幾年？」我漫不經心地說。

　　「大夫，您說什麼？什麼想活幾年？」他瞪大了眼睛看著我。

　　我掰著指頭算了算：「現在是肝炎，過十年是肝硬化，過五年是肝癌。你再活十五年，行不行？」

　　他安靜了，不說話。

　　「怎麼？我算得不對嗎？」我接著氣他。

　　病人說：「大夫，我明白您的意思。現在不把肝炎治好，將來是麻煩事。」

生活中的
神奇秘方

我說：「對了！好一個聰明人。」

病人說：「大夫，可是我要上學呀。」

我問：「不錯，要上學。可是為什麼要上學呢？」

病人說：「大夫，為了拿文憑！」

我說：「為什麼要拿文憑呢？」

病人說：「大夫，為了能夠找到好工作！」

我說：「為什麼要找好工作呢？」

病人說：「大夫，為了掙錢養家！」

我說：「是呀，是要掙錢養家。可是人死了，你養誰？」

病人說：「大夫，那您說怎麼辦呢？」

我說：「腦子裏不要想得太多，當務之急，除了治病，什麼上學呀，什麼文憑呀，什麼掙錢養家呀，都不要考慮！」

病人說：「好，大夫，我聽您的！怎麼治？」

我說：「要口服藥引子加味開胃湯：生北山楂100克，廣木香50克，豬苓50克，厚朴20克。每天一劑，水煎頻飲。同時要喝鯉魚湯，而且每天吃兩次變疤散，每次五粒。」

病人說：「大夫，不用吃別的藥？」

我說：「是的，不用！」

於是他告辭了。可是走到門口，他又站住了，小聲地問：「大夫，您說我能夠三月見效嗎？」唉，年青人的顧慮太多。我大聲地回答：「應當沒問題！」

過了三個月，1998年8月2日上午，他拿著化驗單興沖沖地來了，高興地說：「大夫，您看大三陽都轉陰了。我能上學了！」

肝炎是普遍存在的疾病。但是很多病人不以為然，尤其是無黃疸型肝炎，如果沒有入學體檢的規定，沒有參加工作體檢的規定，沒有從事食品行業體檢的規定，那麼這些病人就不去體檢，也就不去治療。為什麼不治療呢？因為能吃能喝，什麼事也不耽誤。只是體檢不合格了，才到處打聽快速治療的方法。而一些醫院為了迎合病人取快一時的心理，往往發明一些快

速降低轉氨酶、快速把大三陽轉陰的方法。其結果都是暫時的，甚至是有害的。

應當如何徹底治癒肝炎呢？

肝臟損害之後，要出現兩個問題：第一是肝臟合成蛋白的功能降低了，而低蛋白血症就會促使肝臟硬化，所以我們要大量喝肉湯去補充蛋白質。第二是肝臟解毒的功能降低了，所以我們越吃許多藥物，尤其是化學藥物，越容易加重肝臟的負擔，甚至引起全身中毒。但是許多肝炎病人不喝肉湯，而是大量吃藥，這就是許多肝炎病人越治越麻煩的原因。

既然肝炎是病毒感染，就應當知道沒有任何藥物能夠消滅病毒，只有提高非特異性免疫力，增加免疫吞噬細胞的數量和活性，才是唯一的出路。應當採取三分治七分養的方法，這種方法的治癒速度不是很慢的。需要指出的是，慢性肝炎痊癒之後，可能留下脂肪肝的毛病。脂肪肝是肝臟的脂肪太多了嗎？不，這是肝細胞功能減退的表現。怎麼辦？學習養生之道。

現在有許多人的穀丙轉氨酶很高，據說也屬於肝炎，我按照肝炎去治，效果並不好。父親說：「什麼『乾炎濕炎』的，這是養生之道出了毛病！」後來我按照養生之道，讓病人自己去調理，結果穀丙轉氨酶不治自降。我恍然大悟，原來單純的穀丙轉氨酶升高，這是肝臟受損的表現。不能再吃藥損壞肝臟了，而是要用養生之道去排毒。

世界上只有中國是疾病大國，尤其是肝臟的損害，諸如：各種肝炎、肝功能異常、脂肪肝太多了。中國大約有十分之一的公眾，具有肝臟的損害，這是我們的國難。許多人因為肝臟的損害而找不到喜愛的工作，也不能與人隨便交往，更要受到疾病的折磨，甚至還要提心吊膽地防備癌症的發生。許多外國人滿面紅光，而我們中國人面色萎黃。對此，我深感憂慮和羞恥。

然而民間學派在發國難財，他們大肆宣傳治療肝炎的仙丹妙藥，他們確實製造了醫藥繁榮，然而他們也犯下了令人髮指的罪行。因為他們製造了臨床假象，掩蓋了肝炎持續發展的進程。致使許多肝炎的病人不是發展到肝硬化，就是合併了肝癌。

肝炎的病因是多方面的，不遵守養生之道是主要原因；不去喝肉湯和果

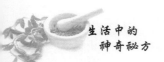

汁，偏要喝酒，偏要吃高熱量的食物，這是我們的通病。由於肝臟損害之後，肝細胞合成蛋白質的功能急劇減退，而且任何藥物都在肝臟解毒而增加肝臟負擔。因此，不去喝肉湯保護肝臟，而濫用藥物損害肝臟的結局是危險的。

我從醫三十多年，治了許多肝癌。幾乎每個病人都有肝炎的病史，並且不停地吃藥治療肝炎，然而最終還是逃不過肝癌。許多中國病人得了肝癌之後，又去做導管介入，又加重了損害肝臟。怎麼辦呢？於是許多肝癌病人只能使用七分養去拖延死期。然而許多外國病人得了肝癌之後，拒絕任何損害肝臟療法，而採取七分養去保護肝臟，於是輕易活命。這是為什麼呢？是中國人天生短命嗎？不是！都是肉做的肝臟，外國人不比中國人的好，只是我們中國人太迷信藥物了。

嗚呼，我的同胞何時明白這個道理？此時便是國難消失之日！屆時，老夫死而瞑目矣。

（劉弘章　劉浡）

李時珍水療法

聞名於世的明代大醫學家李時珍，字東壁，自號瀕湖山人。他自幼熱愛醫學，醫道精熟卓具成就。其不朽名著《本草綱目》成為後世醫藥之經典。在這部書中，李時珍以其淵博的學識對利用各種各樣的天然水治療人體疾病進行了深入細緻的探討。對我們今天的養生保健仍有著重要的現實意義。

節氣水

① 在立春、清明時節，所採貯的山泉、井水、溪水、東流水，主治諸風、脾胃虛損。用此水浸造的丹丸散及藥酒，久留不壞。採集之器皿為細瓷瓶、瓷碗或竹器、木器為佳。不用銅、鐵之器，最好在青山秀水、森林綠茵之中，環境力求乾淨，無污染，無菌毒，以便生飲。

② 立秋日深夜時採貯的淨水，無論老幼，健康與否，多飲一杯，可防治

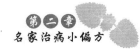

瘧疾、痢疾。

③ 寒露、冬至、小寒、大寒時節，以及臘月採貯的淨水，飲後可滋補五臟，治療痰火、積聚、蟲毒、燙火傷諸症。

④ 唯小滿、芒種、白露三時節的水不能飲用。李時珍明確指出：「造藥釀酒一應藥物，皆易敗壞，人飲之易生脾胃病。」一節主半月，水之氣味，隨之變遷，此乃天地之氣候相感，又非疆域之限也，說明在一些節氣之際採貯的淨水，可用於防治許多疾病。

陰陽水（生熟湯）

一指用剛剛打起來的礦泉水、井水、東流水；一指用火燒開後的開水。亦可用磁化水代替，總之水必須潔淨無病菌。

一個乾淨的杯子或茶缸或瓷碗均可，將生水、熱水（開水）各取一半，合在一杯、一缸、一碗之中，右手握住杯口，然後用手順時針方向輕晃，大約五六十次，使生熟水勻和調融，便可飲用。此水氣味甘鹹、無毒，主治痰火、腹脹、納差、腸胃不適等症。如上焦之病應先放生水，下焦之病應先放熟水，還可在此水中放少許食鹽。李時珍說：「凡霍亂、瘧疾欲發及嘔吐又不能進藥者，可先飲陰陽水數口即定。」

他還認真分析其醫理說：「上焦主納，中焦腐化，下焦主出。三焦分利，陰陽調和，升降周流，則臟腑暢達。一失其道，二氣淆亂，濁陰不降，清陽不升，故發為霍亂、嘔吐之病，飲此湯則定，分其陰陽，使得其平也。」

甘瀾水

此水臨床運用相當廣泛，氣味甘平無毒，其製作十分簡單。先取千里水（指源遠流長的大江大河水）或東流水（是指流向東方的河水），用大勺或大碗將其拋揚泛盪，反覆高揚千百遍，水中「有沸珠」即可（又稱「揚泛水」、「勞水」）。名醫陳藏器稱：「病後虛弱，揚之萬遍後，煮藥禁神最驗。」取水之際也有講究。江河之中，水可分為順流水、逆流水、緩流水、

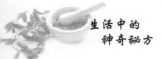

生活中的
神奇秘方

洄瀾水。其水形態不同，功用亦有不同，如順流水揚之，「順流水性順而下流，故治下焦腰膝之症及通利大小便之藥用之」。取急流水揚之，「急流水湍上峻急之水，其性急速下達，故通二便，風痹之藥用之。」取逆流水、洄瀾水揚之，「逆流水、洄瀾水其性逆流而倒上，故發吐痰飲之藥用之。」此外，李時珍指出：逆流水還可主治「上風、卒厥、頭風、瘧症、咽喉諸病，宜吐痰飲」，更強調指出此水「主五勞七傷，腎虛脾弱，陽盛陰虛，目不能瞑，及霍亂吐痢傷寒後欲作奔豚。」

冰雪霜雨露

是水的變化形態，水在形成冰凍霜雪露時「擠」掉了很多雜質，從而賦予了不少新的、對生命大有益處的特性物質。如鹹苦的北冰洋水中的冰山，其性味卻是淡的。科學家們注意到，人和一切生物體內充滿了水。過去人們常認為，構成生命的主要物質如蛋白質、脂肪等，都是大分子聚合物，水不過是大分子之間的填充物。但最新的研究表明，正是大分子聚合物吸引著水分子，以嚴格的順序排列在大分子的表面，形成結晶冰的水層。而細胞質的組織液體，則含有大量的「冰粒」，這就表明生物體內的水，非比尋常。而冰雪霜露所產的水，對生命有相當大的益處，它是「生命之水」。利用冰霜雪雨攝生治病，已有二千多年的歷史。

① 冰，味甘，大寒無毒。功用：退熱消暑，解渴除煩，主治傷寒陽毒、熱甚昏迷、中暑煩渴。李時珍說：「傷寒陽毒，熱甚昏迷者，以冰一塊置於膻中，亦解燒酒毒。」凡天行熱毒，傷寒陽毒，陽明燥熱，以至神氣昏迷者，置冰塊於心胸間，即可清醒，內服含化，外用貼敷。但內服不可過量，冰過食反傷陽，命火以衰，脾胃不能化矣。

② 雪，氣味苦冷無毒。功用解一切毒，治天行時氣、痰疾、小兒熱痛狂啼、大人丹石發動、酒後暴熱、黃疸，亦可用雪水洗目退赤，煎茶煮粥，解熱止渴，抹痱亦良，用雪水和丹丸散藥酒，療效倍增。

③ 霜，氣味甘寒無毒，功用解酒熱，或傷寒、酒後發熱、面赤。李時珍說：「丹收霜，以雞羽掃之瓶中，密掛陰處，久亦不壞。」

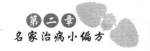

第二章
名家治病小偏方

④ 雨，氣味鹹平無毒，因其時節取之可治療一些疾病。李時珍釋曰：「立春節雨水，其性始是春升發之氣，故可以治中氣不足，清氣不升之藥。古方婦女無子，是日夫婦各飲一杯，同房有孕，亦了以其資始發育萬物之義也。」如立冬後十日，到小雪進節期間，所取之雨叫做「液雨」或「藥雨」，此雨可殺百蟲，可用於煎殺蟲消積之藥，效果甚佳。

⑤ 露，亦藥用，此為陰氣之液，氣味甘平無毒。其性稟肅殺之氣，宜用於煎潤殺蟲之藥，及調疥癬蟲癩諸散。如百草頭上秋露未晞時，用雞羽掃取藏入瓷瓶中，飲後「癒百疾，止消渴，令人身輕不饑。」八月朔日收取的露，用以磨墨，點太陽穴，止頭痛；點膏肓穴，治勞瘵，此法神妙，故謂之「天灸」。秋露繁忙，以磁片收取，煎飲之令人延年益壽，止飴渴。又如百花上露，取服令人美容好顏色。柏葉上露、菖蒲上露，並能明目清心，可取之清晨洗目洗臉。　　　　（周世明）

草澤醫治百病

明代，名醫盛寅為太醫院御醫，一天早晨，他到御藥房去，忽然覺得頭痛昏眩欲死。諸太醫不知何病，竟束手無策。皇帝命召集他人來治。有一位民間醫生（舊稱「草澤醫」）請求診視。用藥一劑，即獲痊癒。皇帝奇怪，召問所用何方？對曰：「盛太醫空腹進入藥房，卒中諸藥之毒，能解百藥毒者，甘草也。我以甘草煎汁進服，並無什麼奇方。」皇帝問盛寅，確實是空腹而進藥房，厚賞草澤醫而去。

滿朝太醫「不知何病」、「束手無策」之症，竟被一個草澤醫輕鬆治癒，實在不能不令人刮目相看。

草澤醫，又稱走方醫、串鈴醫、鈴醫，指遊走江湖的民間醫生，他們手持串鈴沿街搖動，四方遊走行醫。一般而言，鈴醫之技參差不齊。大都師徒口授，注重實效，理論多不足。長期以來，多被視為雕蟲小技，不登大雅之

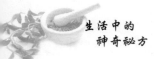

生活中的
神奇秘方

堂，屬於無名之輩。但他們中蘊藏著豐富的良方妙技。蛇醫季德勝、雲南白藥發明人曲煥章等原本就是地道的草澤醫，孰敢小瞧？而清代鈴醫趙柏雲還與名醫趙學敏編纂了鈴醫專著《串雅》，總結了鈴醫三字訣：一曰賤；二曰驗；三曰便。歷史上許多草澤醫都曾創造了奇蹟。有時，他們救治的竟是太醫、名醫束手無策之症，患者則是達官貴人，以致稗史留名。

唐時有一公主患喉癰數日，腫痛，飲食不下，召來醫官，言須針刀使得潰破。公主聞用針刀，大哭不肯治。痛甚，水穀不入。有一草澤醫入曰：「我不使針刀，只用筆頭蘸藥癰上，霎時便潰。」公主喜，遂令治之。方兩次上藥，遂潰出膿血一盞餘，兩日瘡已無事，遂酬謝補官，令供其方，醫者乃請罪云：「某方以針繫筆心中，輕輕劃破令其潰散耳，並無別方。」

歐陽修車前子止腹痛

宋代文壇大師歐陽修常苦於腹瀉，雖屢經名醫診治，其效不顯。一日，歐陽夫人對他說：「街市上有人出售治療腹瀉的藥，二文錢一帖，據講很有效，偏方能治大病，何不買來一試。」歐陽修不太相信，他說：「我們這些人腸胃與常人不同，不可輕易服用這些藥。」夫人出於無奈，便想出一個辦法，暗暗囑咐傭人去市上將藥買回，又請名醫診治處方，然後謊稱這是某名醫所開之藥，讓歐陽修用米湯調服，豈料一服即癒。事後，歐陽夫人以實相告，歐陽修大喜，馬上派人把售藥人請來，重金相贈以求其方，售藥人告之，藥只車前子一味而已。

皇妃蚌粉除痰喘

宋徽宗之妃咳嗽痰喘，御醫李某百治未效。面目浮腫如盤，徽宗深以為憂。叱責李曰：「三天內不效，拿你問罪。」李與妻相擁而泣。適巧街上有

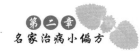

人喊：「冬治痰嗽，一文一帖，吃了今夜便得睡。」李遂購買十帖，恐其藥性太大，先以二帖自己服之，未見反應，乃攜入宮中給貴妃服用。竟一帖而癒，臉腫亦消。徽宗大喜，賜以千金。李怕皇帝索方，無法對答，遂以百金請來賣藥人，訪問其方，對曰：「我壯年從軍，年老而被淘汰，曾經看見主帥有此方，暗暗學之，因為容易治備，故且以此藥暫度餘生，別無長處。是方乃蚌粉一物，新瓦炒令通紅，再加青黛少許耳。」李謝之。按：此案偏方藥物平淡無奇，卻能起御醫「百治未效」之症，令人歎奇！中醫藥寶庫中此類偏方不少，應留心收集運用。

宋孝宗以藕解蟹毒

宋孝宗性喜吃蟹，某年秋季正值蟹肥臍滿，孝宗恣意大吃，得了痢下之病。眾太醫迭治乏效，滿朝文武無不憂心。一日，太后偶然見街旁有嚴姓小藥鋪，差人去問能否治痢，店主答曰：「本店雖小，治痢卻是專利。」太后遂宣其進殿，為皇上治病。嚴某診了聖脈，知因過食湖蟹引起，心想，蟹乃介類，性極陰寒，因涼致痢本屬常情，投以溫藥量當收效，然朝中太醫如雲，豈有不知！此常法已不中用，必須另想妙策。反覆思忖，告以新鮮蓮藕放入金杵臼內搗汁，加熱酒少許沖服，服了幾次，聖體果然得癒。太后大喜，將金杵臼賞賜於他，孝宗封他做了醫官。人稱「金杵臼嚴防禦」。明·繆希雍《本草經疏》已有藕「能解蟹毒」之記載。

慈禧太后三錢萊菔子治病

清代某年，慈禧太后做壽，因貪食佳餚而病倒，慈禧命御醫每日給予「獨參湯」進補，開始療效還可，後來非但不效，反而頭脹、胸悶、食欲不佳，還常發怒、流鼻血。眾多御醫束手無策，即張榜招賢：「凡能醫好太后

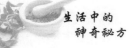

生活中的
神奇秘方

之病者，必有重賞。」轉眼三天，有位走方郎中對皇榜細加琢磨，悟出太后發病的機理，便將皇榜揭了下來。郎中從藥箱內取出三錢萊菔子，研細後加點麵粉，用茶水拌後搓成三粒藥丸，用綿帕一包呈上去，並美其名為「小羅漢丸」。囑咐一日服三次，每次服一粒。說也奇怪，太后服下一丸，止住鼻血，二丸下去，除了悶脹，三丸服下，太后竟然想吃飯了。慈禧大喜，即賜給郎中一個紅頂子（紅頂子是清代官銜的標誌）。這就是當時盛傳的「三錢萊菔子，換個紅頂子」的故事。按：醫須慎思明辨，善於思考。此案眾多御醫束手無策，竟被一個走方郎中一藥中的，靠的是思索，並無僥倖成分。三錢萊菔子治此等大症，正所謂「藥貴中病，不論貴賤，在善用之而已。」

徐母以蜣螂治病

鎮江府徐守臣之母，年逾六旬，忽患糞從上嘔出，諸醫不效。請名醫薛雪診視，診後曰：「熟思此病不特胃氣上逆，並且大腸傳導失司，現在卻無應對之方，急切不能施治，容緩數日再當造署。」歸而翻諸所藏，並無此一症，亦無此方。一日，遇一虎撐先生（即走方醫），問以有無治法？云：「有吾師能治之。」薛問：「今師安在？」云：「住南郊」，遂往見老翁，翁以藥末十服授之，問是何名？曰：「一味通幽散，乃蜣螂蟲也。」薛持歸而往診之，先以五服治之而癒。不一月又發，再予五服，乃斷其根。史載，薛雪一向恃才傲物，一般人不易請動他看病。本案中，此老卻能實事求是，知之為知之，不知為不知。尤其可貴的是不恥下問，詢方於草澤醫，精神可嘉。

（張存悌）

張仲景蜂蜜治便秘

東漢末年，河南南陽地界，年輕的張仲景隨同郡張伯祖學醫。一天，送

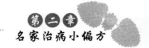

第二章
名家治病小偏方

來一位唇焦口燥、高熱不退、精神萎靡的病人，張伯祖診斷後認定是「熱邪傷津，體虛而便結」，須用瀉藥幫助解出乾結的大便。可是病人極度虛弱，要用猛烈瀉藥肯定受不了。張伯祖考慮半晌未能決斷，在一旁看著的張仲景，見其師束手無策，便沉思片刻上前一步道：「學生有一法！」於是他詳細談了治療此病的方法，取得張伯祖同意後，只見他取來一勺黃澄澄的蜂蜜，放進一隻銅碗裏，一邊用竹筷攪拌，一邊用燈火煎熬，漸漸地把蜂蜜熬成黏稠的團狀，趁熱把這團蜂蜜捏成細條，然後輕柔地塞進病人的肛門裏。

用了不到一頓飯功夫，只聽見病人肚子裏咕嚕作響，幾陣輕微的疼痛過後，拉下一大堆腥臭燥結的糞便，病情好了一大半，沒有幾天，由於熱邪隨著糞便排淨，病人完全康復。張仲景蜂蜜治便秘，實際上是後世灌腸法的最初創造。

華佗蒜醋驅蛔蟲

東漢末年，一位中年農民坐車去求醫。

呻吟聲驚動了迎面走來的一代名醫華佗，問清病況後，又為病人作一番詳細的檢查，說：「你們就買上三碗加有蒜泥的米醋，叫病人一口氣喝下去，病就治好了。」

他們聽從華佗的囑咐，給病人喝下加有蒜泥的米醋，沒有多久，只聽見病人「嘩啦」一聲，吐出一灘黃綠色苦水，還嘔出一條白白長長的蛔蟲，腹痛立即停止，病人和伴同的家人都笑顏逐開。華佗蒜醋驅蛔蟲的方法很快傳揚開，一直流傳至今。

孫思邈螞蟥吸血腫

隋唐時代（西元581～682），四十歲的孫思邈已是名揚四方的醫學家。

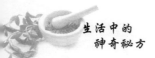

一天他正在長安城的寓所小憩，突然外面傳來喧鬧的吵罵聲，一群人簇擁著一個用手遮著右眼的大漢，來到孫思邈面前要求診治眼傷。孫思邈拉開他遮著的右手一看，右眼被人打得像一個熟透的紅桃，裏面鼓鼓囊囊充滿瘀血，眼睛根本不能睜開，得趕緊把血腫放掉。可是太近眼珠了，倘使用針挑或小刀割破放血，有戳傷眼珠的危險。

孫思邈開始有些躊躇，略加思索後，突然快步跑出客廳，不一會兒，手裏捏著一個小布包回來，打開布包抓出兩條剛從後院池邊捉來的小蟲，毅然地放在大漢瘀血的眼部。螞蟥在血腫部位痛快地吸血，身子越來越粗大，大漢眼部的血腫卻越來越小，最後完全癟了下去。孫思邈抓走兩條螞蟥，用清水洗淨患處，敷上消腫藥粉，於是孫思邈螞蟥吸血腫的神奇治法一時盛傳。

錢乙黃土克腎病

錢乙是宋代著名的兒科醫生，有「兒科之聖」的美稱。西元1079年間，他在汴京（今開封市）只是個不出名的翰林醫官。有一天皇帝宋神宗的兒子突然生起病來，請了不少名醫高僧診治，竟然毫無起色，病情反而日漸加重。有人向宋神宗推薦錢乙，於是被召進宮內，皇帝看錢乙身材瘦小，貌不出眾，有些輕視。

錢乙從容不迫地詳細診察一番，然後握筆寫下一張名叫「黃土湯」的藥方。宋神宗接過處方一看，見有一味黃土的藥物，不禁勃然大怒道：「黃土能入藥嗎？」錢乙不慌不忙地回答說：「太子之病在腎，腎屬水，水以土克為宜，用黃土無疑。」皇帝見他說得有些道理，加之太子又一陣接一陣地抽起筋來，宋神宗的姐姐也在旁邊催促道：「錢乙醫術高明，皇上勿慮。」宋神宗將信將疑地叫人從灶頭旁取來一塊焙燒過的黃土，用布包上後，混在眾藥中，一起煎汁。太子服了一帖，抽筋很快停止，用完兩劑，病痊癒。

李時珍蟲藥治怪病

明朝名醫李時珍（西元1518～1593）二十餘歲開始便隨父從醫，由於他對醫學深入鑽研，醫術突飛猛進，在當時薪州一帶很有名氣。他曾採用巴豆治腹瀉的奇特療法，治好一個六十多歲長期腹瀉的婦女，接著又用同樣方法治好將近一百多個腹瀉病人。人們感到很奇怪，巴豆是一種瀉藥，服用後會大瀉不止，怎麼能用來止腹瀉呢？原來李時珍經過反覆的研究與試驗，發現巴豆用量大時確實要引起腹瀉，用量小時會出現相反的結果，腹瀉反而會停止，可見他對藥物的研究很深入，很講究藥物的使用劑量。

一天，李時珍正忙碌地工作，門外進來一人，身旁跟著一個孩子，詢問之下，這個孩子既非發熱，又非腹痛，只是莫明其妙地喜歡吃生米、燈芯、木塊等東西，即使嚴加訓斥也無濟於事。可是一日三餐卻吃得不多，性情怪癖，面黃肌瘦。經多方醫治無效，最後慕名來找李時珍。李時珍根據前人的經驗和自己實踐的體會，診斷這是一種肚裏有蟲的怪癖饞病（現代醫學叫做異嗜癖，與腸道寄生蟲有關），應該用驅蟲藥來治。於是，他開出一張配有百部、使君子、檳榔等殺蟲治病的方劑。對症下藥，很快把孩子的病治好了。

葉天士分心治紅眼

葉天士是明末清初名醫。一日，一病人雙目紅潤，直流眼淚，神情憂鬱，前來就醫。葉天士詳診細察，詢問發病經過後說：「你這眼病只需幾帖藥便能治好，但眼病醫好七天後，你的兩個腳心會長出惡性瘡，那倒是關乎性命的！」病人大驚，懇求治瘡。於是葉天士告訴他：「唯有一法，你當按法而行，即每天睡前和晨起後，用手搓兩足心各360次，一次不少，如此堅持，方能渡過難關。」病人對名醫的話深信不疑，便誠心誠意每日去搓腳心。七天過去了，腳心不但沒長出惡瘡，眼病也不知不覺地好了。

病人去向葉天士求教道謝，葉天士笑著告訴他：「你的眼病是憂慮所

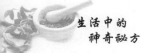

致，我告訴你要長惡瘡並教你搓腳心之法，不過是讓你分心，不要老記掛著憂慮的事情，況且搓腳心也有降火寧神，補腎強身的作用，所以你的心病治癒，眼病也就好了。」

葉天士這種分心治病之法，實際上是現代心理學家常用的注意力轉移法。在轉移病人對疾病的注意力之後，使其心理穩定，有利於疾病的康復。

張子和以驚平驚

金元年間，曾有一婦人，因在旅途中宿於樓上，夜裏有一盜賊行竊，嚇得驚墜床下。自此每聞聲響，則驚倒昏迷，不省人事。家裏的人只得躡足而行，不敢發出聲響，遍訪名醫，皆作心病論治。用人參、珍珠、定驚丸經一年多而不痊癒，最後請當時的名醫張子和治療。

張子和讓兩個侍女攙著病人的兩手，按在高椅子上，在她的面前放一張小桌子，子和對婦人說：「請看這裏。」然後，用一塊木頭猛擊桌子，病人大驚，子和說：「我敲桌子，你怕什麼？」待了一會，故技重演，病人的驚恐就輕了一些。連擊三四次後，又以棍子擊門，還暗地遣人擊打窗戶，這婦人也漸漸地不怕了。徐徐驚定，她問子和：「你這是什麼治法？」子和說：「《內經》說驚病用平的方法治療，平就是常，平時經常見的東西必然不驚恐。」夜裏又讓人擊打門窗，自夜晚一直敲到天明，自此以後，這位婦人就是聽到雷鳴也不驚恐了。

這個故事中，張子和就是應用了「以漸脫敏」的治療方法，巧妙地把致病原因轉化成醫療手段，讓患者頻繁接觸刺激信息，以提高適應能力，使之不再對這樣的刺激產生敏感，這可以說是最有效的「精神脫敏」療法。

第二章
名家治病小偏方

威儀寒涼鎮驚狂

明代醫學家張景岳曾給一青年婦女看病，其病因熱邪犯胃，擾動心神，自言鬼神附體，驚狂號叫，打人毀物，舉家恐怖。張景岳令人先到其家，高呼：「醫生張先生到！」先鎮懾其氣，然後張景岳整冠斂容，肅然而進其家。病人身穿內衣，瞠目而視張景岳。張景岳怒目相視，面對良久，病人面生羞怯，忽然跑入內屋，張景岳令人喚她出來，她害怕而不敢出。於是張景岳就給她開了一帖清胃泄熱的藥，服藥後病就痊癒了。

這個故事中，張景岳利用「以嚴動神」的心理療法，先以威嚴勝其褻瀆，然後用寒涼的藥物清其邪火，從而取得了很好的療效。

扁鵲宣導治未病

扁鵲是戰國時期一位著名的民間醫生。他在齊國治病的時候，見到了齊桓公，看到他面有病色，就對齊桓公說：「主公有病，目前在皮膚，若不及時治療，病要深入。」齊桓公聽後挺著胸脯說：「我沒有病，我很好。」他送走扁鵲就對左右說：「他硬說我有病，想邀功請賞。」五天後扁鵲又見到了齊桓公，說：「主公有病，病在血脈，若不治會更加嚴重。」齊桓公聽了很不高興，搖搖頭說：「我沒有病，你是嚇唬人！」又過了五天，扁鵲特地再看齊桓公，說：「主公有病在腸裏，若再不抓緊，以後就難治了。」齊桓公板著面孔乾脆不搭理。又過了五天，扁鵲見齊桓公，一句話沒說，轉身就走。齊桓公感到奇怪，使人問他。扁鵲說：「初次見到你，病在皮膚，用熱熨就可療好；病在血脈時，可以針刺治療；病到了腸裏，用藥酒之力，還能達到。現在你的病已深入骨髓，是沒法治了。」齊桓公聽了仍不相信。

又過半月，齊桓公果然病倒了。他派人四處尋找扁鵲，可是沒有找到。齊桓公悔恨莫及，自知「諱疾忌醫」害了自己，幾天後就命歸西天。　　（王樹元）

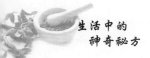

鳥飛式站樁功治遺精

養生者要做到元精不漏，有一個「鳥飛式」的方法是一服很好的對症藥，現在介紹給大家。

每天睡覺前，站立，腳後跟分開，前八後二（即兩後跟距離約二寸）。

第一步，臀部肌肉挾緊，而不是提縮肛門。提縮肛門久了會造成便秘，同時小腹收縮。

第二步，兩手慢慢舉起作鳥飛狀，動作要柔和，嘴輕輕地笑開，兩肩放鬆，兩手很自然地在身體兩側上下擺動。兩手上舉時，腳跟提起，配合姿勢向上。

第三步，手放下時，嘴巴輕輕閉上，同時腳跟配合姿勢慢慢落下。站立時，腳部大拇指要用力抓地。手擺動時越柔和越好。注意力在手指尖上，自然可以感覺到有一股氣到指尖上。

每晚睡前做十次，做時兩腿肌肉會發痛，以後慢慢就好了，再增加次數。如果要進一步使身體健康，還精補腦，還應加做頭部按摩動作。

（1）以大拇指指骨，按摩自己後腦的兩塊枕骨，先逆時針按摩36次，再向相反方向做36次。

（2）再以食指中間骨節揉兩眼內眥的鼻淚管，即靠鼻側的兩個小窩窩，各36次。

（3）兩手同時以掌心按揉兩眼眶，按揉越緊越好，各36次。

（4）手不離眼眶，兩手拇指按揉太陽穴，各36次。

（5）眼、口閉著，以手掌捂住耳朵，再以手指彈後腦心，即鳴天鼓36次。

如此則腦子越來越清醒，長期行此術，可達到還精補腦的目的。（南懷謹）

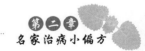

第二章
名家治病小偏方

八卦走轉治前列腺炎

　　為了治療前列腺炎，父親曾吃過十多年的各種藥品。父親因心臟病，半年之內住過二次醫院。我因為工作繁忙，就讓父親到北京指導他學練八卦走轉。走了二個月，父親的心臟病明顯見好，而且前列腺炎也好了。今年，父親與別人下象棋竟然連續坐四個多小時沒上廁所。

　　八卦走轉的基本方法很簡單，鍛鍊者可以散步的幅度轉圈走，一般以八步為一圈。當然，七步一圈或者十步一圈均可；繞樹走或畫一個圓圈沿圈走也可。

　　走轉時不能只向一個方向轉走，應該左（旋）右（轉）交替進行。走多少圈換方向，由練者自己定（如果走一小時，則半小時換一次方向）。左旋右轉換方向的練法是：左旋時，左腳直放，平鋪於地，右腳邁步至左腳前，右腳盡量橫扣左腳前，右腳尖指向圓心，隨之向內轉身的同時，左腳平起內旋180度落地，然後再邁右腳沿圈走轉。

　　走轉時，自然閉嘴，用鼻呼吸，呼吸要自然。全身各關節自然放鬆，兩肩下沉，兩腿內裹，兩膝內扣，腳心涵空，腳掌平抬平落，伸直腳面向前邁進（稱之為趟泥步）。

　　走轉時，兩膝保持一定的彎曲程度，身子微微下坐，命門自然向後放鬆。走的時候，身體不能高低起伏，也不能前傾後仰，左右歪斜。八卦走轉時，速度要均勻而不間斷（開始練時快點、慢點都沒有關係），姿態要輕鬆自然，如水漂木，如船行舟。

　　初習者每天早晚各練一回，每回連續走轉三十分鐘至一小時左右，逐漸增加。如為了治病，則最好能達到一次連續走轉一小時三十分鐘以上。如身體不適，可適當休息一下再走。

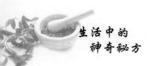

「逍遙散」治療現代病

「逍遙散」，其處方由當歸、芍藥、茯苓、白朮、薄荷、柴胡、甘草等藥組成。因其擅長舒逆和中，調達氣機而聞名於世。「逍遙散」是取古人「物任其性、事稱其能、個當其分、戲蕩往來於廣遠無極之中，閒暇放任不拘、悠然怡適自得、逍遙坦蕩」之意。

「逍遙散」藥性平和，配伍嚴謹，既可疏肝理氣以恢復其條達升發、曲直柔和之性，又能養血柔肝、保護肝內陰血氣機。在動物試驗中發現它能使血清轉氨酶降低，減輕肝細胞的脂肪變性，阻止脂肪在肝內蓄積，抑制肝內的纖維增生，促進纖維吸收，而使肝硬化程度減輕。

「逍遙散」中柴胡能對抗多種生物或化學毒物所致的肝損傷，促進肝細胞的再生與增殖，有顯著的利膽作用，使膽汁及膽鹽成分排除量增加，增強胃的排空功能，推進小腸的蠕動。甘草則可使肝臟變性壞死顯著減輕，肝細胞內糖原及核糖核酸恢復，血清膽固醇降低，尿膽紅素排泄增加。

現代人，不缺吃，不缺穿。但不是工作緊張、情緒壓抑、陰陽顛倒，就是飲食無度、缺少運動、生活規律紊亂。他們很容易出現肝氣橫逆、中土不健、痰濕內生，肝木氣機鬱積而引起的內臟疏泄障礙之病。這些症狀西醫檢查不出病，中醫理論認為，人體五臟六腑之中，唯有肝的生理特點與古人逍遙之意最為相近。肝臟「體陰而用陽」，臟血而主疏泄，性喜條達舒暢，厭惡壓抑鬱悶。

「逍遙散」可被應用於脂肪肝等所謂現代「富貴病」、「文明病」的恢復與治療，甚至還被人用於理氣減肥、調節情緒等其他用途。服用時可將「逍遙散」熬成湯藥，也可用現成的中成藥。丸藥吞服，一般每次為八克，一日兩次。

（石倩）

第二章
名家治病小偏方

魔幻數字養生法

一名國外醫生總結了與健康有關的一組魔幻數字，它們並不複雜，而且和我們每天的生活都脫離不了干係，記住它們，你將簡單地擁有健康的身體！有興趣的讀者朋友，不妨用自己的實際行動檢驗一下。

1個奇異果

奇異果（獼猴桃）除含有豐富維生素外，更含有其他水果少見的營養成分——葉酸、胡蘿蔔素、鈣、黃體素、氨基酸、天然肌醇。它的鈣含量是蘋果的17倍，維生素C的含量是柳橙的2倍，位居「水果營養金字塔」的頂層。對愛美女士來說，奇異果是最合適的減肥食品。奇異果的纖維素含量相當豐富，豐富的水果纖維能增加分解脂肪酸的速度，避免過剩脂肪在體內堆積。營養師認為，每天只要一個奇異果，就能提供人們一天所需能量的1／5。因此，奇異果是減肥與兼顧營養的最佳選擇。

1個雞蛋

每天吃一個雞蛋，並且和米飯一起吃。雞蛋裏含有人體必不可少的八種氨基酸和豐富的維生素等。米中缺一種物質，叫做蛋氨酸，而雞蛋中卻不乏該物質。二者一起吃，會使人更好地吸收米中的蛋白質，控制飯食的熱量，這也是日本人的長壽之道。

2次比薩

最近，一項義大利專家的研究顯示，經常吃比薩的人得鼻咽癌的概率比普通人低34％，得食道癌的概率低59％。這個消息，是不是讓一大批比薩愛好者欣喜若狂：以後可以更加理直氣壯地大吃特吃了。不過且慢，我們說的可不是那種厚厚的、堆滿了肉的比薩，研究中用的是傳統的義大利比薩：有著薄薄的硬皮，大量的番茄醬，還有一些乳酪。研究者認為，比薩中的防癌物主要來自於番茄中的茄紅素，而且比薩中的橄欖油對身體也很有好處。研

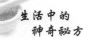

究認為，一周吃二次比薩就可以了。

2.5份水果或蔬菜

水果和蔬菜裏含有大量的維生素，是每天必不可少的選擇。如果你覺得2.5份水果或蔬菜這個概念過於模糊，那麼我們換一種直接一點的計量方式：你在餐廳吃飯時點的一份沙拉──那就是最低的標準了。不過蔬菜和水果各有特點，不能完全相互替代，所以不可以只吃水果，不吃蔬菜。水果和蔬菜可以有效地降低患心臟病和某些癌症的機率，而且它們最適合女孩子的特點就是：不會讓你的體重增加。不過有一點請記住：不要把調味的番茄醬和炸薯條也當作蔬菜，它們可不算數喲。

3勺素油

3勺素油是每天的烹調用油限量，最好不要使用過量，而且最好食用素油，即植物油，這對光潔皮膚、塑造苗條體形、維護心血管健康大有裨益。還要記住油煙對身體危害很大，是很多疾病的罪魁禍首，做菜時一定要打開抽油煙機。

4小時最佳鍛鍊期

鍛鍊身體的最佳生理時間，在下午4點到晚上8點。在這一時間段，人體機能能力──肌肉速度、力量和耐力都處於相對最佳狀態，體力、肢體反應敏感度及適應能力都達到最高峰，心率及血壓上升率最平穩。所以此時段內鍛鍊對身體健康更為有利，會達到良好效果，而且可以減少受傷的機率。

5種蛋白質食物

每天吃肉類50克，當然最好是瘦肉；魚類50克（除骨淨重）；豆腐或豆製品200克；雞蛋一個；牛奶或奶粉沖劑一杯。最好吃魚多於吃肉，因為魚肉含有能使細胞新生的核酸，還含有使血液變清、流通更暢的EPA，預防心肌梗塞，可使人更好地吸收動物蛋白質。

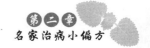

低脂防的植物蛋白質配膳非高脂肪的動物蛋白質，或用植物性蛋白質配膳少量的動物性蛋白質的方法，不僅經濟實惠，而且動物脂肪和膽固醇相對減少，被公認是一種「健美烹飪模式」。　　　　　　　　　　（一文）

夢療：給你神奇的心理享受

美夢有益健康，能給人最神奇的心理享受。許多發達國家正在研究造夢技術，以便讓美好的夢境來怡情益智，並巧妙利用夢來治療某些身心疾病。在入睡前對小腦智慧欠健全者，採用以下的方法製造美妙的夢境，不失為一種特殊的療法。

美食夢　臨睡前，不要進食難以消化的食物，可將甘草、旋覆花、山楂等份煎湯飲一碗入睡，就可能夢到進食美餐。因為甘草和胃，並產生綿長的甜味感，山楂可助消化，旋覆花則產生溫和的饑餓感，在共同的作用下，便可喚起睡眠中食欲，進而形成覓食、美食之類的夢境。夢中美食，對防治食欲低下、厭食症是一種有價值的療法。

解憂夢　睡前播放患者喜愛的音樂或歌曲，入睡後仍低音量播放。同時使用一鬆緊帶經過眉際和上眼瞼，圍纏頭部並輕輕壓迫眼球。音樂透過聽覺可怡神，鬆緊帶可解除頭痛腦悶，輕壓眼球可使夢中產生五彩繽紛的夢境。從而可使抑鬱症患者的不良情緒和意識，在夢幻世界中得到解脫。

壯陽夢　在雙足掌心塗上少許清涼油或貼一張傷濕止痛膏，可刺激脊髓低級神經中樞，產生勃起等睡眠反應，進而影響部分大腦皮層細胞的活躍，由此而產生的夢境多與性生活相關。此法對有夢中遺精者或有夢交的女性不宜，但對久治不癒的陽痿病人則行之有益。屬於性神經衰弱的陽痿，可取醫用橡皮膏3×5釐米，撒上馬錢子粉0.5克，臨睡前貼於足掌中央的湧泉穴，易產生春情夢，對治療陽痿不無裨益。

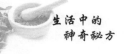

治病趣聞透天機

明‧都穆的《都公談纂》記載有這樣一件趣聞：永樂年間，嘉興人金晟任刑部主事。一次討賊中，官府捕到強盜多人。令金感到驚奇的是：強盜的頭目竟是一位「年八百二十五歲」的壽星，此人看上去卻毫無老態，「面如童子」。金初不信，於是擬文派人到犯人原籍調查取證，結果無誤。金於是親審該盜首，「問其以致壽之故」。犯人說：「少時居荊山（今屬湖南）時，聽一異人告之：常以草灸其臍，令人多壽。」於是自己長期操行此術，「遂知至此耳」。

類似的記載也見於其他古代醫書中，如宋代《針灸資生經》載：「有人年老，面顏如童子者，蓋每歲以鼠糞灸臍中一壯故也。」《清太醫院選方》中載有一名為「毓麟固本膏」的貼臍方，傳說慈禧太后曾以此膏攤貼來治療腸胃功能失調症。

熱蠟療法

熱蠟療法是中醫傳統自然療法的一種，它是用液態或半固態的黃蠟、石蠟或地蠟，塗布或熱敷局部以治療疾病的一種方法，簡稱「蠟療」。

蠟療在中國民間應用有悠久的歷史，清代外科學家祁坤在《外科大成》中詳細地記述蠟療的操作方法、適應症及注意事項等。蠟在加熱熔化後，塗敷在局部，皮膚微小血管擴張，促進血液和淋巴液的循環，增加汗腺的分泌，有利於血腫和水腫的消散。由於溫熱的作用，又能增強網狀內皮系統的吞噬能力，促進細胞的通透性和機體新陳代謝的進行，對各種慢性炎症，如關節炎、胃炎、盆腔炎、滑囊炎等有良好的療效。蠟含有油質，對皮膚及結締組織有潤滑、軟化及恢復彈性的作用；對關節強直、疤痕攣縮、術後黏連和關節活動功能障礙等，有改善運動器官功能的作用。蠟療又有促進皮膚營養、加速上皮生長的作用，對瘡痂的形成、慢性潰瘍和竇道的癒合均有一定

第二章
名家治病小偏方

療效。蠟療還有鎮痛解痛作用，故可用來治療神經炎和神經痛。液體蠟和半固體蠟在冷凝過程中，體積逐漸縮小，對皮下組織起機械壓迫作用，能夠促進滲出液的吸收，防止組織液及淋巴液的滲出，對挫傷及腰肌勞損有一定療效。

中國在清代以前，蠟療所用的是黃蠟。後來，隨著石油工業的發展，其副產品石蠟和地蠟產生了。黃蠟和石蠟都有熔點低、可塑性能好等優點。但石蠟價格便宜，藥源較廣，所以用石蠟治病的人越來越多。

常見方法如下：

黃蠟療法

令患者取合適體位，暴露出治療部位。用麵粉和成麵泥，搓成直徑1～2釐米的細長條，圍在患處四周，圈內撒上黃蠟屑或敷上黃蠟餅，外面圍橡皮墊或數層布，以防火熱薰烤健康皮膚。麵圈內均勻撒布黃蠟屑至0.8～1.2釐米厚，然後用銅勺盛炭火在蠟屑上面烘烤，使蠟熔化，隨化隨添蠟屑，上鋪艾絨。用火柴將艾絨點著，使蠟熔化，蠟冷後去掉。一日或隔日一次。治療期間忌房事。

石蠟療法

根據疾病的性質和部位，令患者取適當的體位（坐位或臥位）。治療前，局部要清洗擦淨，毛髮處塗以凡士林，然後按規定的方法進行治療。治療結束後，除去石蠟，拭去汗液，穿好衣服休息15分鐘至30分鐘。出汗過多的病人應補充鹽水飲料和熱茶。石蠟療法的常見方法有以下幾種：

液蠟塗搽法　石蠟的熔點只有54℃～56℃，在常溫下為固態，加熱到一定溫度時成為液態。將加熱到55℃～65℃的液體石蠟，用毛刷蘸取迅速在治療部位上均勻地薄塗搽幾層。薄蠟冷卻後，凝結成緊縮的軟蠟殼，形成導熱性低的保護層（此時病人不要亂動，以免保護層破裂後，外面熱蠟液進入蠟殼內燙傷皮膚。）。然後再在保護層外塗刷0.5釐米厚的石蠟殼，外面用蠟紙或油布蓋好，再依次用床單和棉被包裹保溫。每日或隔日治療一次，每次治

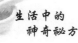

療30～60分鐘，20次為一個療程。

蠟布敷貼法　將消毒紗布墊浸蘸熱蠟液，冷卻到病人所能耐受的溫度，敷貼在治療部位上。然後再用另一塊較小的浸有60℃～65℃溫度蠟液的紗布墊蓋在第一塊紗布墊的上面，用油布、床單、棉被依次裹好保溫。每日或隔日治療一次，每次治療時間30分鐘至60分鐘，20次為一個療程。

蠟餅敷貼法　取一瓷盤，大小依病變部位的面積而定。盤內鋪一層膠布，將石蠟加熱熔化，倒入盤內，厚約2～3釐米。待表層石蠟冷卻凝固後（表層溫度約為50～53℃，內層溫度約為54℃～58℃），連同膠布一起取出，敷在患處。也可將熔化的石蠟液倒入無膠布的盤中，待冷卻成餅後，用刀子將石蠟與盤邊分開，取出放在患處。然後，蓋上油布，再用布單、棉被包裹保溫。每次治療30分鐘至60分鐘，每日或隔日一次，20次為一個療程。

蠟袋熱敷法　將加熱溶化後的石蠟液裝入橡皮袋內，石蠟液要佔據橡皮袋容積的1／3，橡皮袋的大小以病變部位的面積而定。待石蠟液冷卻到患者能忍受的溫度，敷於患處。

石蠟繃帶法　將石蠟加熱到100℃，經15分鐘消毒後冷卻到50℃～60℃，再用消毒的毛刷將石蠟蘸滴在已清除痂皮、膿液或其他分泌物的創面上，然後蓋上油紙和紗布墊，最後用繃帶固定。經24小時後解開繃帶，去掉石蠟，清潔創面，再進行第二次治療。

蠟霧噴灑法　石蠟加熱到100℃，經15分鐘消毒後，冷卻到70℃～80℃，然後倒入經過消毒的噴管直徑為2～3毫米的噴霧器中，再將蠟噴灑在已清除痂皮、膿液或分泌物的創面上，包括患部周圍2～3釐米的健康皮膚。最後用石蠟紗布或蠟餅敷蓋其上，以油布、床單、棉被分層包裹保溫。每日一次，每次30～60分鐘，20次為一個療程。

蠟液澆灌法　將石蠟加熱到100℃，經15分鐘消毒後冷卻到60℃～65℃。將蠟液用湯匙澆灌在已清除膿液、分泌物和痂皮的創面上，厚度為1.5～2釐米，然後蓋以油紙、布單和棉被保溫。治療時間為40～60分鐘，也可包紮持續24～72小時。

蠟液浸泡法　將石蠟加熱熔化，放在器皿內，溫度約為50℃左右，然後

將病變部位浸泡在蠟液中。每日一次，每次30～40分鐘，20次為一個療程。

地蠟療法

地蠟熔點為52～55℃，性質和作用與石蠟相似，使用方法也與石蠟相同。詳見「石蠟療法」部分。

（1）腰部扭傷及腰肌勞損用蠟餅敷貼法，將半固態的溫熱蠟餅敷在疼痛部位，每日二次，每次30～60分鐘。或讓患者俯臥，腰部患處露出，在病變的四周用生麵劑圍起來，然後將加熱熔化的液態石蠟（溫度不要太熱，以50℃左右為宜）傾入圈內。每日1～2次，每次30～60分鐘。

（2）神經炎和神經痛在疼痛的局部進行蠟療，在上述操作方法中選擇適當方法。

（3）關節炎、腱鞘炎、滑囊炎、關節強直、疤痕攣縮及術後黏連均可在病變局部進行蠟療，在上述操作方法中根據病情選擇適當方法。

（4）血腫和局部水腫可採用局部蠟餅敷貼法、蠟液塗搽法、蠟液澆灌法、蠟液浸泡法、蠟布敷貼法等治療。

（5）臁（小腿的兩側）瘡、化膿性瘡瘍用黃蠟療法。

（6）虛寒性胃痛、腹痛及泄瀉用蠟餅敷法、蠟液澆灌法等。

（7）慢性盆腔炎、卵巢功能障礙在下腹部及腰骶進行蠟療，用蠟餅敷法、蠟液塗搽法和蠟布敷貼法等。

（8）神經性皮炎、慢性濕疹用蠟布敷貼法、蠟液噴灑法和蠟餅敷貼法等。

（9）痙攣性結腸炎、血管痙攣以及其他痙攣性疾病用地蠟療法治療。

禁忌症

高燒、惡性腫瘤、活動性結核病、有出血傾向的疾病、腦動脈硬化、心功能衰竭、腎功能衰竭均禁用此法治療。嬰幼兒也不宜用此法。

注意事項

（1）石蠟加熱必須採用隔水加熱的方法，以免燒焦或燃燒。注意防火，

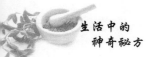

防燒燙傷。

（2）用過的蠟，可塑性及黏滯性均降低，影響蠟療的機械作用，所以每次重複使用時應加入15～25％的新蠟。

（3）應用在創面、潰瘍面和體腔部（如陰道內）的蠟不可再用於蠟療。

（4）蠟的溫度要因人因病制宜，過熱過冷都不好。對溫熱耐受力差的患者，宜用蠟餅敷貼法治療。

（5）醫用蠟中不應含有水分，以免引起燙傷。如在加熱熔化時出現啪啪聲和泡沫，則表示有水分。脫水的方法是將蠟加熱至100～110℃，同時不斷攪拌，泡沫及啪啪聲即消失。

（6）蠟療期間應戒房事。　　　　　　　　　　　　　　　　（劉道清）

珍珠養生法

一提起珍珠，人們就會想到它是一種高貴的首飾，珍珠不僅是珠寶飾品，還是名貴的中藥材，被廣泛應用於化妝、美容、養生及醫藥等方面，珍珠無論是內服、外敷或食用，在中外醫學界都有著悠久的歷史。

（1）南北朝陶弘景所著的《本草經集注》中指出，珍珠具有安神定驚、清熱滋陰、平肝明目、解毒生肌的作用，用於中風、小兒高熱、怔忡驚悸、癲癇、驚風抽搐、咽喉腫痛、目赤翳障、高血壓、皮膚糜爛、瘡瘍久不收口等疾病。

（2）明代李時珍的《本草綱目》將珍珠稱作「真珠」，書中記載說：「珍珠粉鎮心、點目，去膚翳障膜。塗面，令人潤澤好顏色。治小兒膚豆瘡入眼，安魂魄，止遺精白濁，解痘療毒，主難產，下死胎胞衣。」

（3）明代另一典籍《獨異志》記載說：「唐武帝李炎在位時，宰相李德裕將珍珠、雄黃、朱砂煎汁為羹，每食一杯藥，費錢三萬，三煎則棄其渣，認為服羹可長生不老。」

珍珠粉對氣喘、高血壓、肝炎及自律神經失調等多種現代疾病具有顯著

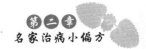

療效;對治療骨質疏鬆症、風濕症、消化系統潰瘍等也有所助益。

珍珠一般只作丸散,不入煎劑。　　　　　　　　　　　　　　(常宇)

中外帝王皆愛珍珠,珍珠可用於養生保健,卻是中國人所獨創。《本草綱目》中就有記載:「珍珠粉塗面,潤澤好顏色」,珍珠還具有鎮靜定驚、清肝除翳、收斂生肌等功效,中國民間亦有用珍珠治病的方術。

珍珠粉係珍珠貝外套膜表皮細胞分泌的珍珠質所形成,含24種微量元素及角蛋白肽類多種成分,人服後具有明顯降低氧化脂(此脂與人體中蛋白質結合即成為脂褐素而形成老年斑)的作用,從而起到護膚、養顏、抗衰老之功效。研究結果表明,珍珠粉能明顯改善記憶力衰退、失眠、多夢、疲乏、胸悶、煩躁、眼花、頭痛、眩暈、關節僵硬、肌肉酸痛、四肢冷感及浮腫等症狀,還能促進食欲及性欲。

作為養顏護膚品,珍珠粉的用法一般有兩種:

內服　每十天服一次,每次12克。可一次服完,亦可一天分3次服。可摻入稀粥中拌勻服之,亦可直接對白開水溶化後服之。

外用　將適量珍珠粉調水溶化後塗擦面部。

從養生保健、防病治病的角度來說,健康人平時能常服些珍珠粉是大有裨益的。現代人飲食大多膏粱厚味,煙酒過度,加上空氣污染和果菜中農藥化肥的殘留性污染,致使人體血液黏稠度增高。因此易患各種各樣的現代文明病症,而定時服些珍珠粉可起到清血毒、消髒熱、殺菌的作用,對預防疾病、延年益壽和美容健膚都是十分有益的。

另外,珍珠還可用於優生優育。當婦女知道自己已經懷孕就可佩戴上珍珠項鍊(海水珍珠最好)或手鍊,可心平氣和、安神養胎、消祛胎毒。

不少女性經期情緒不穩,易怒煩躁,佩戴珍珠項鍊後有較好的調節緩和作用。據統計,戴珍珠項鍊對防治咽喉炎、甲狀腺亢進、頸椎病、高血壓等有一定的療效。　　　　　　　　　　　　　　　　　　　　　　　　　(馬從偉)

九九陽數保健法

老年人因氣血虛弱，所以血液循環多不暢，尤以肢體末梢為甚，如果能堅持在早晚搓手心、腳心，是預防和治療疾病的最佳方法。

《素問‧陰陽應象大論》云：「陰陽者，天地之道也，萬物之綱紀……治病必求於本。」由此可見，要想擁有健康的身體，必須從根本處著手，預防乃為上策。

這裏宣導的九九陽數保健法，即是一種從根本上預防衰老的最佳方法之一。

九九陽數保健法可預防治療以下疾病：

心絞痛、高血壓、精神分裂症、頭痛、頭暈目眩、心悸、失眠、健忘、口乾、口臭、口瘡、失音、吐血、衄血、氣逆、手腳痙攣、胸脅疼痛以及便秘、疝氣等。

九九陽數保健法具體方法是搓手心、腳心。睡覺前或晨起後坐在床上便可進行操作。**搓手心：**以手相對互搓，重點在「勞宮」穴（在掌心橫紋第二、三掌骨之間，握拳時，在中指尖下方），以九為基本數，若能搓九九八十一次效果更佳。**搓腳心：**也是以九為基本數，以「湧泉」穴（在腳底，足趾蹠屈時呈凹陷處）為中心，以兩手大拇指向前後推動，搓九九八十一次，使腳心發熱。

九九陽數保健法貴在堅持，長此下去會起到意想不到的效果。此保健法既簡便又省力省時，也不需動腦筋，是在不知不覺中發揮防病治病、抗衰老作用的。

九九陽數保健看似簡單，其內涵深奧。

為什麼要以九為基數呢？《易經》推九為陽數。《素問‧生氣通天論》云：「陽氣者，若天與日，失其所，則折壽而不彰。故天運當以日光明，是故陽因而上，衛外者也。」又言：「陽氣者，精則養神，柔則養筋。」因此，應用九九陽數搓動四肢末梢，可促進人體血液循環的正常運行，使經絡氣機暢通，真正起到抗衰老、保健康、延年益壽的功效。

第二章
名家治病小偏方

晨飲清身術　腸道大清洗

便秘被稱為百毒之源、百病之源，會對健康造成巨大的危害，是需要認真對付的，來不得絲毫麻痺和大意。為此，我摸索出一個排毒減肥小訣竅——「晨飲清身術」，類似於瑜伽術吧，確實效果不凡，現在介紹給大家。

晨飲清身術可以從口腔到腸道消化系統、到肛門進行一次徹底的「大清洗」，是一種以簡單的自身運動方式，達到內臟清潔調整的溫和且實用的方法，下面就進入排毒減肥的步驟吧！

時間：清晨空腹靜坐冥想5～10分鐘。

準備工作：一瓶溫的淡鹽水（稍有鹹味即可）3公升（大概12大杯，20小杯，可用飲料瓶做量具）。

過程：首先快速喝2～3杯淡鹽水（大概200～300毫升），然後配合運動，做以下四式，每式做六次。

摩天式　兩腳分開同肩寬，手指交叉上翻，手臂高舉過頭頂，吸氣時抬起腳跟，雙眼注視手背，然後屏住呼吸數秒，呼氣時腳跟落地還原。

風吹樹式　兩腳併攏，手指交叉上翻，兩臂高舉過頭頂，抬腳跟，上身緩慢右側彎，保持數秒，再左側彎保持數秒（左右算一組，共做六組）。然後回到中間還原，自然呼吸（如果你抬腳跟做有困難，就腳跟落地完成，也不會影響太多效果）。

腰轉動式　兩腳分開，手指交叉翻掌，兩臂上舉吸氣，呼氣時身體前屈90度，兩眼注視手，吸氣時身體向右方，呼氣時轉向左方。共做六組，回到中間還原。

眼鏡蛇扭動式　俯臥，手掌放置胸兩側，緩慢支起上半身，腳尖蹬地，頭緩慢扭向右側，眼睛盡量去看左腳，保持數秒，轉向另一側相同。共六組，回到中間還原（注意：撐起上半身，腰背疼，可以把手往身體前方放一點）。

動作＋飲水規則　做完以上四式後迅速喝2～3杯淡鹽水，然後重新來一

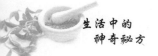

遍上面的四組動作。再喝2～3杯淡鹽水，共做3輪。最後一次做完後再喝2～3杯淡鹽水，接著到洗手間排便。我每次喝到第6杯的時候就開始撐了，肚子裏全是水，估計平時胃口比較小的姐妹感覺更明顯！全做下來基本都要排兩到三次便，最後基本排的都是水，估計腸子也洗得差不多了！不過你如果不是很敏感的話，沒有排便的感覺不要強迫自己排便，可以再做一輪動作，直到自己有排便的感覺為止。一般情況下喝12杯水就可以排便了！最後還可以蹲下放鬆一下自己。

事後要注意：做完清身術45分鐘內不要吃東西，不然你的運動就功虧一簣了！！第一次進食可以選擇米粥一類的流食，保護清洗乾淨的腸黏膜，一周內還要盡量禁用煙酒、咖啡、堅果，少吃含有添加劑的食品，過酸的水果也要少吃。

提醒：這個方法一個月用一次就行了，最多兩次，因為毒素不會囤積那麼快的，建議大家週末心情好和空閒多的時候試一試。但如果你患有胃潰瘍、十二指腸潰瘍等一些急慢性病，就不要嘗試這項活動了。　　　　（婷美）

午睡養生法

午睡是正常的生理反應不只是嬰兒、老年人或病人才需要午睡，在經過半天的活動後，有一股力量會驅使我們休息一下。早在遠古時代，祖先為了躲避午後的暑熱，會小憩片刻以保持體力。人類的身體傾向兩段式睡眠，一次在晚上，中心體溫和清醒程度會同時下降；另一次發生在下午，但程度較輕微。

不管晚上睡眠是否足夠，一天之中會想小睡片刻，是人類正常的生理需要。如果前一晚睡眠不足，那麼睏意恐怕會濃到無法抵抗。

以前人們會自然的在午後假寐打盹，某些拉丁美洲國家和歐洲國家到現在仍然保有此習慣，商家會在午後關門，以便小睡片刻。據估計，全世界有一半的人口，仍然生活在這種午睡的文化中，他們會在中午暫停工作，回家

第二章
名家治病小偏方

充電。

　　給午睡一個機會健康的午睡以15～30分鐘最恰當，若是超過30分鐘，身體便會進入不易睡醒的深睡期，還不如延長到1～1.5小時，完成一整個睡眠的週期。

　　午覺睡太久，剛起來的半小時會有輕微的頭痛、全身無力，這是「睡眠慣性」所造成。這時候別期望會馬上清醒，經過一個小時的緩衝就能恢復正常。

　　不過，這種較長的午睡只適用於補充前晚的睡眠不足，真正健康的午睡不應該超過30分鐘，否則就容易打亂生理時鐘，影響正常晚覺。

　　如果要午睡，要養成每天定時定量的習慣。午睡最好的時間是在早上睡醒之後的八小時，以及晚上睡覺前的八小時，也就是一天活動時間的中間。即使在那個時間不覺得睏，也可以稍稍休息一下。

　　咖啡因可能提供短暫的提神效果，接著會帶來昏沉遲鈍的感覺，也會減少晚上的睡眠週期。別用人工刺激品來哄騙身體，還是小睡一下來解決問題吧。

　　午睡要持之以恆，因為午睡習慣不規則也會攪亂生理時鐘，影響晚覺的規律。例如拖到傍晚才睡，不但對健康沒有幫助，也會延誤晚上的入睡時間。

　　有失眠現象的人，要避免白天的午睡。

　　晚上若是有重要的晚宴或活動，可能會耽誤晚上的上床時間，可以在下午預先儲存睡眠。這種預防性睡眠可長達兩三個小時，的確很有幫助。

　　休息，是為了走更遠的路。午睡，是為了讓整個下午的學業、工作、生活更輕鬆。

（藝明）

仰臥睡眠好

　　長期以來，人們總是以為睡眠以側臥為好，認為右側臥不會壓迫心臟，

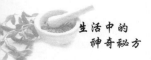

有利於肝和腸胃的蠕動。但是有調查表明，仰臥對老年人健康有益。

仰臥有利於降低腦血栓的發生　研究認為，在全身動脈硬化的情況下，由於側臥，加之枕頭高低不適，動脈血管扭曲擠壓，原已因動脈硬化、血管腔變狹窄的頸動脈血流速度減慢，就容易在動脈內膜損傷處聚集血液固態成分並形成血栓。老年人，尤其是冬季更宜仰臥姿勢，有利於降低腦血栓病發生率。

仰臥有利於防治頸椎病　長期側臥可以引起一側上肢血液循環不暢，使上肢麻木，久而久之會形成頸椎骨質增生。已患有頸椎病者，側臥會加重病情。如果採用平臥，保持頸部生理弧度，對防治頸椎病十分有利。

仰臥有利於延遲面部衰老　國外有關資料表明，仰臥有利於呼吸道暢通，改善面部血液循環，減少面部皺紋，皮膚不易老化，老年斑也較少。由於仰臥時兩耳不受擠壓，耳部血液循環好，可延緩老年人耳聾的發生。

仰臥有利於轉動身體　多數人在睡眠時要多次翻身，老年人身體多部位患有不同程度的疾患，加之睡眠時意識不太清楚，在翻身時容易造成扭傷。而在仰臥時，軀體自然放鬆，在保持枕骨、頸部不離開枕頭的情況下，容易向左或向右轉動，隨時調整睡姿，有利於提高睡眠品質。

當然，對於睡眠時打鼾和患有呼吸暫停綜合徵的人，仍以側臥好，並積極治療呼吸暫停綜合徵。　　　　　　　　　　　　　　　　　（陳玉）

團滾療法可治腰背痛

經常腰背痛的人，吃藥、打針、針灸、理療等雖能減輕症狀，但卻除不了病根。而採用古老的團滾療法，卻可以收到意想不到的效果。其具體方法是：仰臥在床上，兩眼看天花板，屈膝屈髖，兩大腿緊貼腹部。兩手十指交叉，抱住膝蓋下的兩小腿，並將兩小腿盡量向腹部壓擠，身體便成了像不倒翁一樣的圓團狀。然後用力向左滾動，以左側耳朵、肩膀、手臂挨著床為止，再回轉身向右側滾動，以右側耳朵、肩膀、手臂挨著床為止，如此反覆

第二章
名家治病小偏方

滾動30～50次，即感到渾身輕鬆，腰背部的疼痛減輕。每天早晨起床及晚上睡覺時各滾動一次，便可收到很好的治療效果。

屈膝團滾療法的原理是：屈膝抱腿使身體形成圓團狀，能牽伸腰背部的肌肉達到舒展狀態。滾動時讓腰背部的肌肉和床面接觸，發生機械的按摩作用，肌纖維拉長，血管擴張，血液循環旺盛，運送到腰背部的養料和氧氣增多，腰背部肌肉的抵抗力增強，牽伸開攣縮的肌肉和韌帶，防止瘢痕黏連和肌肉萎縮，維持了正常的腰背部功能，腰背痛的症狀逐漸減輕或消失。

此法簡便易行，沒有副作用，有腰背痛的朋友不妨一試。

雅致養生數丹青

中國的書畫藝術源遠流長，歷久不衰。習練書畫是一種動靜結合的藝術形式，需要坐著或站立於桌前，體力消耗不大，但一定要有耐力。認真說來，這是一種靜養功夫，它要求身體端直，鬆靜自然，呼吸均勻平穩，心境安然平和，心神內斂，定心一處。以這種狀態寫字繪畫，方能漸入佳境，從而充實生活，陶冶情操，令人志趣高雅。

初習書法應從楷書、隸書入手。楷書、隸書端正平穩，筆跡清晰；書寫節奏緩和均勻，快慢適中，容易臨摹。經過認真練習，具有一定基礎之後，方可練習行書與草書。書寫行書、草書時氣韻流暢，連綿不絕，令人暢快淋漓地抒發胸中意氣，是一種靜中求動，調理情緒，舒暢情緒的高品味健身法。有的中老年朋友，在一根短棍頭上紮起海綿削製的毛筆頭，另一方端握在手中，站在公園水泥地上，蘸著清水習練大字，也是一種很好的健身養心法。這種巨筆書法練習簡學實用，別出心裁，有益於身心健康及提高書法藝術水準，中老年朋友不妨一試。

繪畫藝術是一種靜中求動的功夫，需要心神安寧，排除雜念，同時也需要敏銳的觀察力。只有凝神靜氣、心神貫注地觀察，才能細緻入微地模仿寫生或者創作。畫一些健康明快、開朗活潑的畫面可對繪畫人帶來良性的視覺

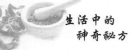

感受。此外，對中國的山水畫、花鳥畫的欣賞，也會令人感到胸納山川，氣度不凡，甚至令人倍感清新雅致。也就是說用心欣賞繪畫作品可以收到修身養性的功效，頗有利於身心的健康。

自古迄今，擅長丹青書畫並兼得養生保健的名流儒雅、山野隱士數不勝數。如古之畫聖吳道子、書聖王羲之；現代的書畫大師齊白石、張大千、董必武、趙樸初等。他們都可稱為養生保健的大師，這對於我們確乎是值得借鑒的。

（余琦元）

芳香保健法

芳香浴是透過鼻子吸入香氣，使芳香療法的效果作用於神經與身體。它具體分為直接吸入香味與讓香味瀰漫於空間後加以吸取這兩種方式。想放鬆身心時用薰衣草，而想神清氣爽時則可用桉樹油或薄荷油等。可以根據自己的心情和身體狀況選擇香味，充分享受適合自己的芳香浴。香精油還有抗菌作用，當你想驅除討厭的氣味時也能派上用場。

讓香味瀰漫於空間的方法主要有以下三條：

（1）往杯子中注滿開水，讓飽含香精油有效成分的蒸汽瀰漫於房內。

（2）充分利用香精油遇熱揮發的特性，使用香燈或香壺，經蠟燭或電加熱後，香精油的芳香就會瀰漫整個空間。

（3）把香精油稀釋後做空氣清新劑，直接噴灑。房內、辦公室及車內均可使用，且便於攜帶。

我們要在辦公室中度過一天的大半時光，為了能有效、愉快地工作，讓我們巧妙地利用香味吧！

如果我們能根據時間（早晨上班到下班的時間段內）、目的（工作內容的不同）而巧妙地區別利用香味的話，就為自己與周圍的人提供了一個令人心情愉快的工作氛圍。在辦公室使用芳香療法時，要注意不能給人帶來不便。因此我們主要以芳香浴為例介紹一下具體做法，如在辦公桌上放置素陶

瓶或是香石，或往手帕、棉花上滴香精油等。

　　香精油不是藥，不能直接治病，但能放鬆身心。當您感覺很疲勞，但又不至於要上醫院時，如果能在熟知香味作用的基礎上，加以巧妙使用的話，就能達到恢復體力的目的。這種芳香療法有很多種，也為大多數人所愛用。但要注意，生病的時候一定要去醫院診治或加強自我的運動康復。

　　（1）暈車或暈船時把薄荷、迷迭香、薰衣草香精油滴1～2滴於手帕上，然後放在鼻子下聞，就能使心情舒適起來。快要暈車、心裏感覺不安時使用也很有效。

　　（2）治療因空調引起的不適時，可用迷迭香、薰衣草、杜松的香精油沐浴。足部芳香洗浴也能達到好的療效。

　　（3）咽喉疼痛時用桉樹香精油的香味沐浴或是芳香浴，能有效作用呼吸道，減少咽喉疼痛。

　　（4）胃或腹部感到陰冷時選用柳丁作芳香沐浴，還可把浸有黃春菊的溫濕毛巾直接敷在腹部。

　　（5）因久站或保持同一姿勢引起腰痛時，可用三滴鹿蹄草、五滴薰衣草香精油滴在浴缸內，舒適地泡一個芳香澡。

　　（6）因工作壓力引起頭痛時，可洗薰衣草、玫瑰、菁草的芳香澡。

（陳娟　汪麗影　彭義）

色彩光療有奇效

　　醫學研究發現，顏色能夠滲入人體所有的細胞和腺體組織，增強個人的免疫系統，因而不同顏色的光線對治療疾病有奇效。

　　紅色　具有一種強力燃燒的能量，適宜去除體內多餘的液體，還可以用來直接照射胃部，治療胃潰瘍或治療腐蝕性傷口。

　　白色　具有保護性且可以給人能量。當人體感覺疲勞和缺乏能量時，白色光線照射在勞累者頭上，便可以使人體不同程度地緩解疲勞，重新獲得能

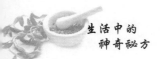
生活中的
神奇秘方

量。

藍色　有助於從傷口排出毒素，並能夠對抗由病毒或細菌引起的疾病，如傷風和流行性感冒等。

綠色　具有安定、和諧的功效，對心中鬱悶的人有幫助。

黃色　能夠提高人的警覺能力，對治療抑鬱症等有所幫助。

金色　能增加「陽氣」，擅長用於治療脊椎痛，因為脊椎痛顯示了脊椎的能量不平衡。還有助於治療眼疾、保護眼睛。

銀色　這種光線可醫治大腦或神經系統的疾病，但需要謹慎使用。

紫色　其主要功能是刺激正常組織生長，所以最適宜於被嚴重燒傷、燙傷的傷口或癌症病人，使受到破壞的纖維和組織重新生長。其他種類的傷口亦可用紫色光線進行治療，可加快傷口癒合。

粉紅色　或珊瑚色這兩種光線具有舒緩病況的功效，適用於頭疼和關節炎等疾病。如果病人感覺心神不寧，也可利用這些光線來緩解，而照射的部位以心臟或腹腔為主。

深藍色或靛青色　它主要是麻醉醫生使用的光線，能夠幫助病人減輕痛苦，有時臨終病人感到痛楚難當，就可以使用這種光線。　　　　　（黃愛群）

五光十色話浴療

花水浴療法

花水浴，是將一些花露或花瓣香精滴入浴水中洗浴的一種方法。戰國時期屈原在《九歌・東皇太一》中，曾有「浴蘭湯兮沐芳」的詩句，這是說在水裏煮上蘭草，入浴，以沐芳馨。用花瓣洗浴，還是一種宗教儀式。印度哈德瓦市，每隔十二年，數百萬聖徒到恆河洗澡，在河面上撒滿花瓣，說是能「洗去人的一切罪惡」。

香味能改變人的心境、情緒和精神狀態，可以用於治療疾病。

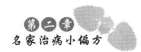

第二章
名家治病小偏方

（1）為了鎮定安神、消除疲勞和促進睡眠，可將天竺葵花、月季花、桂花或素馨花的花露或花瓣浸漬液，或具有這些花香的香精，滴入浴水中沐浴。

（2）為了使精神愉快、振奮精神等，可將茉莉花、紫羅蘭、玫瑰花、百合花、蘭花、白芷花的花露，或其花瓣浸漬液，或具有這些花香味的香精、香水，滴入浴水中沐浴。也可滴入具有柳丁或檸檬香味的香精、香水進行沐浴。

（3）為了降血壓，可將白菊花或金銀花的花露滴入浴水中沐浴，或將具有艾葉或蘋果香味的香精滴入浴水中沐浴。

（4）有人認為，經常將具有米蘭香味的香水滴入浴水中沐浴，有一定的防癌作用。

茶水浴療法

茶水浴療法，是指在浴水中加入適量的濃茶液（濾去茶葉），進行浸浴的一種浴療方法。茶葉汁中含有鞣酸，具有良好的收斂作用。洗茶水浴可治療夏季日光曬傷的皮炎。茶水浴還具有消炎作用。茶水浴有護膚功效，尤其對皮膚乾燥的人，浸泡過幾次「茶水浴」後，其皮膚就能變得光滑細嫩。花蓮縣的部分茶園，就設有「茶浴」服務。在浴盆中泡茶水，供人浸泡沐浴，可促進皮膚新陳代謝，消除疲勞，能夠治療某些皮膚病，並具有消炎和護膚等功效。

香橙及檸檬浴療法

香橙浴療，是指將兩個香橙的汁擠到溫暖的浴水中，沐浴者躺在浴水中浸浴十分鐘的一種浴療方法。香橙浴療適合於任何類型的皮膚，可使皮膚清潔。香橙汁中含有豐富的維生素C，有健美肌膚的作用。

檸檬浴療，是將兩個檸檬切成片，然後浸在浴水中。沐浴時，把檸檬片貼在肘部、腳跟、膝蓋等部位進行按摩，可去除老化的角質層，使皮膚嬌嫩。

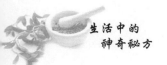

生活中的
神奇祕方

蜂蜜浴療法

蜂蜜浴療法，又稱為爽神浴療法。它是指在浴水中加入一湯匙蜂蜜，再浸浴10～15分鐘的一種浴療方法。經常進行蜂蜜浴療，能夠消除人體的極度疲倦。因為蜂蜜中所含的天然糖分能使人精神振奮。

牛奶浴療法

牛奶浴療法，是指在浴水中加入一杯全脂牛奶，攪均勻後，浸浴十分鐘左右的一種浴療方法。常用加入牛奶的浴水洗澡，具有療膚、爽膚的功效，尤其是在又熱又倦的時候洗浴則更適宜。牛奶浴療，能使毛孔收緊，使人有一種輕微的針刺感覺。英王愛德華八世（溫莎公爵）之戀人辛普森夫人慣用牛奶洗浴，曾轟動一時。中國也有一些女性用牛奶洗浴，以護養皮膚。

（陸恆　嚴春朝）

五音療疾方

音樂能養生、治病已被中外許多學者公認，尤其是中國古典音樂，曲調溫柔，音色平和，旋律優美動聽，能使人忘卻煩惱，從而開闊胸襟，促進身心健康。用音樂治療疾病在歷史上早已有跡可循，中國醫學的經典著作《黃帝內經》兩千年前就提出了「五音療疾」。《史記》云：「故音樂者所以動盪血脈，通流精神而和正心也。」西漢著名辭賦家枚乘的《七發》一文，就提到請楚太子欣賞悲歌，以驅逐邪念；請其參加娛樂晚會，以「蕩樂娛心」。大文學家歐陽修在《歐陽文忠公集》中記載，他曾因憂傷政事而形體消瘦，屢進藥物無效。後來他每天聽古曲《宮聲》數次，心情逐漸從憂鬱、沉悶轉為愉快、開朗。歐陽修深有感觸地說：「用藥不如用樂矣。」至今現存的民族、民俗療法的治療者，其實也多運用不同形式的音樂來治療各種心理及生理問題。

被動音樂療法　是經由聽音樂的方式使患病者的精神、神經系統得到調

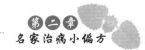

節，從而達到治療和康復的目的。

主動音樂治療　是一種親自參與音樂藝術之中的一種療法。患者透過參與音樂行為，如直接參與演奏、演唱等活動來達到治療與康復的目的。

音樂電流療法　又可分音樂電流的電極療法、電針療法及磁場療法等等。音樂電療是在以上兩種治療方式的基礎上結合傳統的電療、針刺療法、磁療等方式發展起來的，它將音樂療法與其他療法有機地結合在一起，各取其優點長處，使療效更加顯著。

音樂是一種時間藝術，也是一種物質；音樂是一種透過藝術手段，把物質傳感給人，給一切生物和大自然萬物。音樂具有五大功能，即聲、情、意、速、波。音樂療法不依賴任何藥物，而是利用人與音樂的特殊關係來改善人的健康狀態，是一種非常理想的「自然療法」。

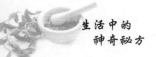

第三章

巧用藥物　治病驗方

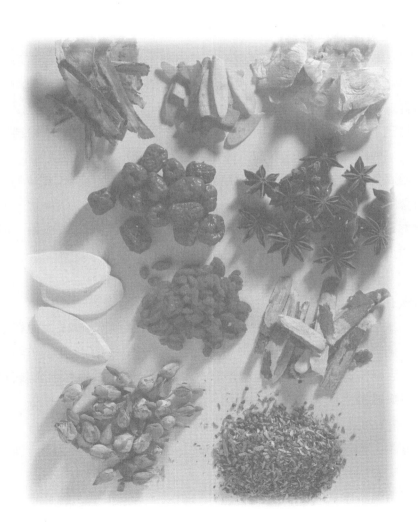

中成藥治急性咽炎

初夏是急性咽炎的多發季節，治療應以西藥抗菌消炎為主。同時，可以選配1～2種中成藥對症治療，對加快疾病的痊癒大有輔益。治療急性咽炎常用的中成藥較多，最好在醫生的指導下服用。如患者自己選用，須辨清症型，了解中成藥的功能與主治：，方能直達病所，藥到病除。

急性咽炎中醫稱為風熱喉痺，一般分為兩種症型：

邪熱在表，肺經風熱

症狀為咽部乾燥，灼熱，微痛，吞嚥不利，發熱惡寒，咳嗽有痰。檢查可見咽部輕度紅腫，咽後壁淋巴濾泡增生，舌邊尖紅，苔薄白或薄黃，脈浮數。治宜疏風清熱，消腫利咽。常用的中成藥有：

感冒清熱沖劑　由大青葉、板藍根、連翹、玄參組成。功能為清熱解毒。主治：外感風熱所致之咽痛、發熱。每次一袋，每日2～3次。

清咽滴丸　由青黛、訶子、甘草、冰片等組成。功能為疏風清熱、解毒利咽。含用，一次4～6粒（1～2粒連續含服），一日三次。

複方草珊瑚含片　由草珊瑚、薄荷等組成。功能為疏風清熱、解毒消腫、利咽止痛。含服，每次一片，每日4～6次。

邪熱傳裏，肺胃熱盛

症狀為咽部疼痛較劇，吞嚥困難，耳痛發熱，口乾舌燥，大便秘結，痰黃黏稠。檢查可見咽部紅腫，咽後壁淋巴濾泡增生，懸壅垂腫脹，頜下淋巴結腫大，舌紅苔黃，脈數。治宜泄熱解毒，利咽消腫。常用的中成藥有：

雙料喉風散　由人工牛黃、珍珠、青黛、冰片、黃連、北豆根、甘草等組成。功能為清熱解毒、消腫止痛。外用，每次噴撒少許於患處。

西瓜霜　由西瓜霜、冰片組成。功能為清熱解毒、消腫止痛。外用，取少許藥粉吹於咽喉患處。

猴耳環消炎膠囊　由猴耳環一味藥物組成。清熱瀉火、解毒祛濕之力較

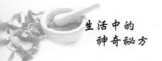

強，既能上清咽、肺之火毒，又能下清大腸之濕熱，對濕熱毒盛，上蒸咽喉所致之急性咽炎（症見咽喉紅腫、疼痛、吞嚥不利、舌質紅、苔黃膩、脈數，中醫辨證屬濕熱蒸灼咽喉者），用之頗佳。口服，一次二粒，一日三次。

青果丸　由青果、金銀花、黃芩、山豆根、玄參、白芍、麥冬、桔梗組成。功能為疏風清熱、解毒潤喉利咽。口服，每次一丸，每日2～3次。

西黃清醒丸　由藏青果、黃芩、金果欖、梔子、冰片等組成。功能為清利咽喉、解熱除煩。口服，一次二丸，一日二次。

治療慢性咽炎選用中成藥時，要注意辨清病變臟腑在肺還是在腎，區別用藥。在肺者，講話乏力、口乾咳嗽、口唇潮紅、咽微痛微癢、咽燥少痰；在腎者，頭暈眼花、五心煩熱、腰酸盜汗、咽灼熱疼痛、乾燥不適。

慢性咽炎（虛火喉痺）一般分為兩種症型：

肺陰虛
症狀為咽喉微痛、微癢，咽燥，發聲不揚，咽中少痰，不易咯出，吞嚥不順，咽異物感，常有「吭喀」的動作，口乾唇赤，午後顴紅。檢查可見咽黏膜暗紅，咽後壁少許淋巴濾泡增生，舌質紅，苔少，脈細數。治宜養陰清肺利咽。常用的中成藥有：

養陰清肺膏　由地黃、玄參、麥冬、川貝母、牡丹皮、白芍、薄荷、甘草組成。功能為養陰清肺利咽。口服，每次15克，每日二次。

玄參甘桔沖劑　由玄參、麥冬、甘草、桔梗組成。功能為清熱滋陰、潤肺祛痰、利咽止痛。口服，每次一袋，每日三次。

鐵笛兒　由貝母、玄參、麥冬、鳳凰衣、訶子肉、瓜蔞皮、青果、桔梗、茯苓、甘草組成。功能為清熱潤肺、利咽開音。口服，每次一丸，每日2～3次。

腎陰虛
症狀為咽部灼熱疼痛，咽燥不適，咽乾而癢，頭暈眼花，五心煩熱，盜

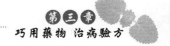

汗，腰膝酸軟。檢查可見咽部黏膜暗紅，咽後壁黏膜肥厚或乾燥而亮，附有乾痂，舌質紅嫩，脈細。治宜滋陰降火，清利咽喉。常用的中成藥有：

六味地黃丸　由熟地、山藥、茯苓、澤瀉、丹皮、山萸肉組成。功能為滋陰補腎。口服，每次一丸，每日二次。

知柏地黃丸　由六味地黃丸加知母、黃柏組成。知母、黃柏為清降虛火之品。本方用於治療虛火旺盛之症，症見咽喉微紅乾燥、大便秘結。口服，每次一丸，每日二次。

百合固金丸　由百合、熟地、麥冬、川貝母、玄參、生地黃、當歸、白芍、桔梗、甘草組成。功能為養陰清熱、潤燥化痰，主治：肺腎陰虛、虛火上炎引起的咽乾痛。口服，每次一丸，每日2～3次。

　　文中所述各藥，請在醫生指導下服用。　　　　　　　　　　（李玉瑋）

中藥薰洗治膝關節炎

　　老年性膝關節病，主要包括關節、骨骼、軟骨、骨膜炎症及骨質增生引起的病變。人體隨著年齡的增長，容易產生骨質疏鬆、關節纖維組織退化、關節液成分發生改變，使關節受到進行性破壞，關節邊緣骨質增生、骨贅形成，出現疼痛、腫脹和關節功能障礙等症狀，影響工作和生活。

　　老年性膝關節炎治療方法很多，但療程較長，見效較慢。如果輔以中藥薰洗和外敷療法，常能較快的使病變緩解和康復。

　　中藥薰洗和外敷療法的機理是：熱效應與藥物作用使局部毛細血管擴張，加速血液循環，增加局部血液灌注，溫通靜脈瘀滯，降低骨內壓力，改善微循環，加速新陳代謝，使炎症和瘀血吸收消散，腫脹消退，改善骨質疏鬆，阻止或減緩骨贅生成，達到疏通經脈，緩解疼痛，改善關節功能的作用。

　　下面從常用外治方中精選二則，對治療膝關節炎有顯著效果的外用良方，介紹給大家，患者朋友不妨一試，定有良效。

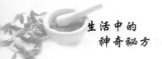

中藥薰洗方 川烏、草烏、紅花、桂枝、獨活、乳香、沒藥各15克，香附、牛蒡子、伸筋草、透骨草各30克。上方用水2000毫升，加熱煮沸30分鐘，然後加入白酒30毫升混勻進行薰洗，並對膝關節施以輕柔地按摩，約30分鐘。每劑藥液煎洗二次，每日一次。

中藥外敷方 當歸、赤芍、生地、元胡、血竭、乳香、紅花、威靈仙、薑黃、穿山甲、秦艽、紅麴、赤小豆各等份，共為細粉，醋調外敷患處。每日一次。

以上二法，一般應在中藥薰洗後十分鐘，再進行外敷治療。每日一次，連用十天左右。操作時要掌握熱度，避免燙傷。治療期間要絕對休息。注意，外用藥物切不可內服。 （高洪生）

坐藥療法治難言之隱

坐藥療法，是直接坐到藥物上治療疾病的一種方法，對下身疾病，有很好的輔助治療作用。一般多將藥物製成栓劑、丸劑或散劑，供臨床使用。下面將六種常見疾病的坐藥配方：介紹給大家。

念珠菌性陰道炎症 見陰道或外陰瘙癢，白帶增多，陰道黏膜輕度充血，或陰唇腫脹，分泌物菌落鑒定可發現白色念珠菌。用藿香600克，苦參、矮地茶各200克，分別切碎，然後混合水煎，共煎三次。混合三次藥液，濃縮至浸膏狀，烘乾研粉備用。給藥時有兩種方法：一是將藥粉裝膠囊中，每個膠囊內裝藥粉0.5克，每次一粒，每日二次，分別於中午及睡前納於陰道之中，保持臥位1～2小時。二是用粗線繫一棉球，線長6～8釐米，取藥粉0.5克，用淨水調成糊狀，再塗在棉球上，於晚上睡前納入陰道中，第二天清晨取出。每日一次，治療期間禁房事，下同此。

子宮頸炎及子宮頸糜爛 用黃柏、血竭、雄黃各9克，明礬12克，苦參、白芨、炙乳香、炙沒藥各15克，共為極細末，煉蜜調藥成膏狀，做成扁圓形藥餅，每丸重3克，陰乾備用。在月經淨後第三日，以消毒棉球或紗布擦淨

分泌物，再將藥餅貼於子宮頸上，外用消毒帶線棉球填塞，24小時後取出棉球，每週上藥一次。

陰縮 生薑1塊，將一端削尖，四周削光滑，粗如小指，長2～3釐米，用白紙包裹3～5層，水中浸濕，放灰火中煨，紙乾取出，去紙，將尖端蘸麻油趁熱（熱度適中，以免燙傷）插入肛門內，陰莖即出。此法還可治療便秘。

陰道滴蟲 陳大蒜（去皮）9克，苦參、蛇床子各6克，白糖3克，將上藥焙乾研細，裝入空心膠囊。用時先取蔥白8～10根加水煎煮，隨後坐浴10分鐘，再將藥物囊二粒納入陰道內。每晚一次，連用5～10日。

滴蟲性陰道炎 橄欖核3個（焙乾，研末），雞蛋、黃油少許（煮熟取蛋黃榨油），調和藥末，用消毒棉球（繫一根長12釐米的粗棉線）蘸藥糊塞陰道中。晚上塞藥，白天取出。

痔瘡 將地榆30克、槐角30克、生大黃10克、枯礬10克、丹皮10克共研細末，煉蜜調成膏狀，攤於醫用膠布上，為一貼。一貼可供坐藥二天，五次為一療程。

使用坐藥療法關鍵要注意清潔衛生，無論是所用藥物，還是治療器械，都要經過嚴格消毒。塞藥時要戴消毒橡皮手套，將患處沖洗乾淨。月經期間及妊娠期間禁止使用陰道坐藥。 （劉道清）

巧用中成藥——藿香正氣水

藿香正氣水是夏季家庭小藥箱中的常備中成藥，主要由藿香、蒼朮、陳皮、厚朴、白芷、茯苓、大腹皮、半夏、甘草、紫蘇等中藥組成，具有散寒化濕、和中祛暑的作用。人們常用它來治療脘腹脹痛、嘔吐腹瀉以及胃腸型感冒。近幾年的臨床研究表明，藿香正氣水還可以治療下列疾病。

小兒痱子 痱子是嬰幼兒及小兒常見病，多發於夏季，若不及時治療可引起痱子融合導致膿瘡從而繼發感染。用藿香正氣水治療小兒痱子，效果較好。可取藿香正氣水一支，按比例加涼開水或生理鹽水稀釋，稀釋濃度為：

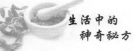
生活中的
神奇祕方

不滿三個月者,藥液與水比例為1：3；4～12個月者,藥液與水比例為1：2；超過一歲者,藥液與水比例1：1。用藥之前先用溫水將局部洗淨擦乾,然後用消毒藥棉蘸稀釋後的藥液塗擦患處。每日2～3次。

蚊蟲叮咬 夏日若不慎被蚊蟲「侵襲」,可用藿香正氣水外塗患處,半小時左右可減輕或消除癢感。

足癬 將患足用溫水洗淨擦乾,將藿香正氣水塗於足趾間及其他患處,早晚各塗一次,治療期間最好穿透氣性好的棉襪、布鞋,保持足部乾燥。五天為一療程,一般1～2個療程即可見效。

濕疹 每日用溫水清洗患處後,直接用藿香正氣水外塗患處,每天3～5次,連用3～5天。

暈車暈船 乘坐車、船前,可用藥棉蘸取藿香正氣水敷於肚臍內,也可在乘車前五分鐘口服一支藿香正氣水(兒童酌減),可預防暈車暈船。

慢性蕁麻疹 慢性蕁麻疹是皮膚科常見疾病,致病因素較多,發病機制複雜,藿香正氣水對本病有一定的治療作用,患者可口服藿香正氣水10毫升。每日三次,連服二周為一療程(若伴有喉頭水腫、休克、發熱者、近二周來曾用過皮質激素治療者以及陰虛火旺者不宜採用此方法)。

嬰幼兒腹瀉 取乾淨紗布一塊,摺疊成4～6層置於患兒肚臍處,將藿香正氣水置水中預熱,待藥溫適宜時倒入紗布上,以充盈不溢為度,用塑膠布覆蓋紗布後,再用醫用膠布固定。2～3小時後取下,每日2～3次,一般二日即可見效。對於腹瀉較重、中度以上脫水者要及時到醫院進行補液治療。

外陰瘙癢 外陰瘙癢者,可將藿香正氣水用涼開水稀釋50倍後清洗外陰(男女皆可用),洗後不但瘙癢等症狀緩解或消失,而且局部有清爽感。

外痔 取藿香正氣水20毫升,加涼開水1000毫升稀釋後,以藥棉擦洗。每日二次,有消炎止痛的作用。

俗話說「是藥三分毒」,藿香正氣水也不例外,近年來的臨床報導表明,個別患者服用本品後出現過敏性皮疹、過敏性休克、過敏性紫癜以及心動過速等不良反應,在此提醒廣大患者使用本藥時注意用藥安全,特別是有過敏體質者,最好在醫生的指導下服用本藥。 (莊乾竹)

第三章
巧用藥物 治病驗方

中藥泡腳可療胃寒

　　所謂胃寒痛，是指在受寒冷刺激或飲食寒性、冰涼食物後，胃部即感疼痛，怕冷，熱敷上腹部則感到疼痛緩解。得熱痛減，得冷痛增，如此反覆發作。常常還伴有形寒肢冷，面色無華，喜熱飲，舌苔薄白，脈沉緊等症。對這類患者，有一種簡便的方法，那就是用中藥煎水泡腳來治療，往往可起到很好的效果。

　　取乾薑、肉桂各30克，香附子、高良薑各50克。將上藥加清水適量浸泡半小時後，火上煎煮兩次，分別取兩次藥液混勻，待藥液溫度適宜時，將雙腳浸入藥液中熱浴浸泡。每次約三十分鐘，冷後再加熱，如此每日三次。一劑藥可連續使用兩天。堅持此方法半個月左右，寒性胃痛即可得到明顯的緩解或痊癒。

　　必須提醒的是，胃寒痛者，平時應注意避風寒，增衣被，忌煙酒，少食或不食寒涼和冰凍的食物和飲料，特別是在運動後，不宜立即飲用冰水和冰棒等。

（嚴豔）

藥物臍療治百病

　　臍部歷來被養生家們推為養生延齡的要竅，其在人體先天胚胎發育和後天生命活動中起著特別重要的作用。

　　臍，在中醫學上稱為神闕穴，現代生理學研究發現，臍部為腹壁最薄處，其表皮角質層也最薄，這有利於藥物的穿透彌散。臍部的神經、血管比較豐富，且與胸腔、腹腔、盆腔內器官的神經、血管相關，因而透過臍部能很快地影響到這些內臟器官。如有人用乾薑粉、細辛粉加酒調糊熱敷臍部，約五分鐘全身即感到有溫熱感。

　　臍療是將中藥敷於臍窩達到治病目的的傳統療法，具有療效好，無痛苦，無副作用等特點。

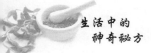

下面介紹一些臍療實用驗方：

慢性氣管炎　將蒼耳子、蒼朮、細辛、白芥子各50克，公丁香、肉桂、半夏各30克，麻黃100克，人造麝香10克，共研末，混合備用，每次5克填入臍窩，外用紗布覆蓋，膠布固定，隔48小時換藥一次，十次為一療程，治三個療程。

失眠　取珍珠粉、丹參粉、硫磺粉各等份，混合備用，每次取藥粉0.25克填於臍內，外貼膠布，每天換藥一次。連用3～5天為一療程。

前列腺炎　蔥白200克，硫磺20克，兩藥共合搗爛成糊狀，敷臍部，上用熱水袋熨之。熨一小時後，再將藥糊熨膀胱區。

又方　將白礬、生白鹽各7.5克，共研末，以紙圈圍臍，填藥在內，藥上滴數滴冷水即可，用於老年性前列腺肥大。

便秘　甘遂3克，麝香0.3克，食鹽5克，上藥混合共研細末，為一次量。把藥末填入臍內，以艾葉揉碎做成圓柱形，放在藥粉之上，用火點燃灸之，一般5～7次即通。如輕症用藥粉填入臍內，蓋紗布，膠布固定亦有效。

（袁超）

中藥沐浴潤膚澤面

「頭有瘡則沐，身有瘡則浴。」利用沐浴時的水溫作用，再加入一些中草藥（中藥房有售，價格低廉），可使藥性作用於皮膚毛竅，吸收後起到活血化瘀、潤膚澤面效果。下列數方可試用，操作的方法為：方中原料50克加水三大碗，煎二十分鐘去渣後倒入浴水中。

（1）血壓偏高、背脊強直、皮膚偏黑者適用葛根浴，葛根含大豆素、大豆，能解人體各種大毒，提高血液、肌肉供氧能力，淡化老年斑，還能解熱，解肌肉酸痛，去除疲勞。

（2）皮膚鬆弛、凍瘡（潰破）者適用芫花浴，芫花利五臟，輕身益氣，殺蟲療癬，可去肌膚黑斑、皺紋。

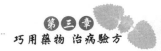

第三章
巧用藥物 治病驗方

（3）中暑、腹瀉者適用藿香浴，藿香含廣藿香醇等揮發油，能抗螺旋體和真菌，治療各種癬症。

（4）皮膚粗糙、感冒者適用桑葉浴，桑葉含多種氨基酸和維生素以及植物雌激素，養肝明目，護膚不脫脂，解表不傷裏，使皮膚逐漸變得細嫩。

（5）妊娠黃褐斑、身有斑塊者適用玉竹浴、蒲公英浴，玉竹含皂貳、門冬醯胺、葡萄糖、胡蘿蔔素、維生素C及A等，蒲公英驅散滯氣，解熱毒。二者皆可淡化斑點。

（6）頭昏胸脹、濕熱重者適用橘皮浴，橘皮含橙皮、檸檬烯、肌醇、維生素B及C等，能使毛孔收縮，感覺輕鬆，肌膚清香滑爽。

（7）患粉刺、痤瘡者適用益母草浴，益母草含生物鹼、維生素A、精胺酸等，可興奮子宮，調整月經紊亂，光滑皮膚。

（8）過敏、斑疹患者適用大力子浴，大力子含脂肪油、維生素B及A，能消斑疹，除過敏，通經絡，醒腦提神。

（9）雀斑、疥瘡、皮膚斑駁者適用蒼耳草浴，蒼耳草含蒼耳貳、氫醌、脂肪油，能抗皮膚真菌。

（10）腳氣患者適用萊菔浴（俗名白蘿蔔，一斤，搗爛入浴水），萊菔含脂肪油、植物抗菌素、生物鹼，抗菌、抗病毒，感覺爽快。

還須提醒的是，不管選擇哪種浴法，都不要忘記浴前喝一杯溫開水，以補充沐浴時流失的汗液，進而達到美化肌膚的最佳效果。　　　　　（鄭濱）

中藥促進胃腸活動

逢年過節，親朋好友團聚，許多人還是老習慣，少不了美酒佳餚。但是如果不加節制，暴飲暴食，就會引起上腹部脹痛，不思飲食，甚至有噁心、嘔吐或腹瀉等症狀。有些人由於身體虛弱、胃腸功能低下，也經常有厭食、腹脹、大便乾燥秘結等症狀。

遇到這些病人，醫生經常給他們開些能增加胃腸道分泌、加強胃腸道蠕

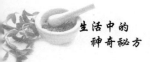

動、促進排空的藥物。這些藥就是所謂「胃腸動力藥」。

中藥裏也有一些藥物，具有更好的降逆止嘔、消痞除滿、攻積導滯的作用，這些藥可稱為「胃腸動力中藥」。常用的有以下幾種：

白豆蔻 能化濕健脾、溫胃止嘔，適用於濕濁內阻、脾為濕困、運化失職引起的胸脘痞滿、不思飲食、嘔吐反胃、大便稀溏、舌苔白膩等。

雞內金、山楂 能消食化積、健胃和中，適用於飲食不節、積食停滯引起的脘腹脹滿、不思飲食、噁心嘔吐等。

枳實、枳殼、檳榔、大腹皮 能疏通氣機、消除氣滯，適用於脾胃氣滯所致的脘腹脹悶、痞滿疼痛、噁心嘔吐、大便秘結或瀉而不暢。

大黃、芒硝、番瀉葉、火麻仁 這些藥物具有排除胃腸積滯、通下大便作用，適用於胃腸食滯、燥屎內結引起的腹滿脹痛、大便秘結。

小茴香、高良薑、胡椒 具有溫中祛寒作用，適用於寒邪內侵、陽氣被困引起的嘔逆瀉痢、脘腹冷痛、食欲不振。

胃腸動力中藥的臨床應用十分廣泛，並不是所有的胃腸道疾患都可以使用胃腸動力中藥，特別是對胃酸分泌過多，胃腸排空過快，以饑餓性疼痛為主的患者，則應用具有解痙、制酸的中藥進行治療。

使用胃腸動力中藥，需注意調劑煎法。有些藥物根據劑量的不同，對胃腸道有著不同（甚至是相反）的作用。如枳實、枳殼在低濃度時，可使胃腸收縮、節律增強，以促進排空；高濃度時則對腸管產生抑制作用，解除痙攣。有些藥物則不宜久煎，如大黃導瀉，久煎止瀉，且常繼發意外。而且此類藥物多易傷津耗氣，不可濫用。特別是一些峻猛攻下品，最好在醫生的指導下配伍使用，以免攻逐太過，正氣被傷。　　　　　　　　（鄭柏菁）

冬季藥物補肺陰

肺乃嬌臟，秋燥、冬溫，常能灼傷肺陰，進而引起一系列全身症狀。故中老年人秋冬季節應注意護養肺陰。一旦出現肺陰虛徵候，可酌情選用藥膳

第三章
巧用藥物 治病驗方

調補。

　　滋補肺陰藥膳是選用滋補肺陰的中藥，配合一定的食物，經烹調而成的藥膳食品。這類藥膳具有滋陰潤肺的功效，適於肺陰虛的人。

　　肺陰虛症常見於慢性支氣管炎、肺心病、肺結核、肺癌等疾病，主要表現為乾咳少痰，或痰中帶血，氣短喘息，咽乾口燥；重者可出現午後發低熱（37攝氏度左右），手腳心燒，潮熱汗，舌質紅，舌苔乾，脈細而快等症。凡具上述徵候，可選用這類藥膳。滋補肺陰藥膳常選用的中藥，包括銀耳、麥門冬、沙參、冬蟲夏草、川貝母、梨、銀杏、百合等。銀耳：現代醫學研究表明，銀耳含有17種氨基酸、多種維生素和果糖，並含有豐富的蛋白質、脂肪、碳水化合物（糖類）、鈣、鐵、磷、維生素。臨床證明，銀耳能提高人體免疫力，有一定的抗癌作用。

　　麥門冬　含有多種甾體皂甙、黏液質、葡萄糖。動物實驗證明，麥門冬可阻止血管內瘢痕形成，能明顯提高耐氧、抗缺氧能力，防止血管因肺部疾病氧氣不足而引起的破裂出血。它對咳嗽、咯血有治療作用。此外還有一定的抑菌作用，對治療肺部炎症有效。

　　沙參　含有揮發油、糖類等成分，能刺激支氣管黏膜，有祛痰作用，並有一定的解熱作用，能退虛熱（潮熱、手腳心熱）。

　　冬蟲夏草　又名蟲草，含蟲草酸、冬蟲夏草素、蛋白質、脂肪、維生素B等，是高級滋補品。它能解除支氣管平滑肌痙攣，擴張小支氣管，使氣道通暢，又能加強腎上腺素的作用，所以能平喘。冬蟲夏草對結核桿菌、肺炎雙球菌有抑制作用，還有提高免疫力的作用。臨床上用以治療肺癌較有療效。

　　川貝母　含有多種生物鹼。它有潤肺化痰和止咳的作用，但對於痰多的咳嗽不適宜，主要用於肺陰虛的乾咳無痰或少痰等症。

　　梨　品種很多，能滋肺陰，有生津止渴、潤肺止咳的功效。梨的營養價值很高，每百克鮮梨中，含有蘋果酸、果糖、葡萄糖、蔗糖、蛋白質、脂肪、鈣、磷、鐵、維生素等多種人體必須物質。

　　銀杏　又名白果，含有植物油、澱粉、蛋白質、氨基酸，有收斂肺氣、

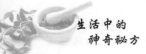

平喘止咳的作用，但食不可過量。

百合　含有澱粉、蛋白質、脂肪和微量秋水仙鹼等。它具有潤肺止咳作用，並對過敏性哮喘有對抗作用，還有清心安神及抗癌作用。

滋補肺陰藥膳常用的食物有鴨子、燕窩、金龜等。現介紹幾款常用的滋補肺陰藥膳方。

珠玉二寶粥

配方：　生山藥60克，生薏苡仁60克，柿餅霜24克。

功效　滋養脾肺，止咳祛痰。

應用　適用於脾肺陰虧，飲食懶進，虛勞咳嗽及陰虛之症患者。

製作　將山藥、薏苡仁搗粗粒，放鍋內，加水800毫升，置武火燒沸，文火煎35分鐘，加入切碎的柿霜餅即成。

雪羹湯

配方：　海蜇20克，鮮荸薺15克。

功效　養陰清熱，潤肺止咳。

應用　適用於陽虛內熱的咳嗽，痰黃而黏稠，口燥咽乾等症。

應用　將海蜇用溫水泡發、洗淨、切碎，備用。將鮮荸薺洗淨，去皮。把切碎的海蜇和荸薺一起放入砂鍋內，加水500毫升，用大火煮一小時。煮好後，將湯倒入碗內，分次食用。

白果圓子羹補肺陰

配方：　糯米小圓子30個，白果90克，香蕉1條，橘子1個，生梨半個，蘋果半個，白糖90克，紅棗30克，菠蘿蜜100克，桂花25克。

功效　潤肺止咳，生津解渴。

應用　適用於肺陰虛乾咳，或津液不足的口渴、便結。飯後飲用，有解酒、助消化的功效。

製作　將蜜餞用刀切成粒，將香蕉等水果也切粒，將黑芝麻、白糖、生

板油、玫瑰醬、白果末、紅棗泥製成餡，用糯米粉包成糯米小圓子，將水燒沸，投入糯米小圓子。煮至變色，浮在水面上時，放入白果、蜜餞、水果、桂花燒開，灑上濕澱粉，用勺推勻，煮熟即成。

蟲草全鴨

配方： 冬蟲夏草10克，老公鴨1隻，料酒、生薑、蔥白、胡椒粉、鹽、味精適量。

功效 補肺腎，益精髓。適用於虛勞咳喘，自汗盜汗，陽痿遺精，腰膝軟弱，久虛不復等症。

製作 冬蟲夏草用溫水洗淨，將鴨頭順頸劈開，取冬蟲夏草8～10枚裝入鴨頭內，再用棉線纏緊，餘下的冬蟲夏草和生薑、蔥白一起裝入鴨腹，然後放入盆內，注入清湯，用食鹽、胡椒粉、料酒調好味，用濕棉紙密封盆口，上籠蒸二小時，出籠後去棉紙，揀去生薑、蔥白，加味精即成。

杏仁豆腐

配方：苦杏仁150克，洋菜9克，白糖60克，奶油60克，糖桂花30克，菠蘿蜜100克，橘子30克，冷甜湯500毫升。

功效 利肺祛痰，止咳平喘。

應用 適用於各種咳嗽、氣喘的輔助治療。

製作 將杏仁放入適量水中，帶水磨成漿，即成杏仁漿。將鍋洗淨，放入冷水150毫升，放入洋菜，置火上燒至洋菜溶於水中，加入白糖，拌勻。杏仁漿拌透後，放入奶油拌勻，燒至微沸，出鍋倒入盆中，冷卻後，放入冰箱中凍成塊，即為杏仁豆腐。用刀將其劃成梭子塊，放入盆中，灑上糖桂花，放上菠蘿蜜、橘子，澆上冷甜湯或汽水，即可食用。　　　　　　（彭銘泉　賴得輝）

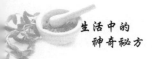

生活中的
神奇秘方

中藥減肥方

在一個減肥熱持續升溫的年代裏，人們都在煞費苦心，搜索枯腸地尋求減肥的靈方妙藥。有先見之明的古人，卻早已為我們設計好了許多減肥的妙方。中醫學不但對肥胖病的病因、病機、辨證分型有較詳細的論述，而且對其治療亦積累了豐富的經驗。現將治療肥胖病的有效古方簡要介紹如下：

防己黃芪湯 為漢代張仲景的《金匱要略》方。由防己12克、白朮9克、黃芪15克、炙甘草6克、大棗1枚等藥物組成。具有益氣健脾，利水消腫之功效，並有調節水鹽代謝的作用。主要用於因脾虛不運的肥胖者。

澤瀉湯 漢代張仲景的《金匱要略》方。由澤瀉30克、白朮12克組成。具有消飲、利濕、行水之功。主要用於水濕壅盛，脾失健運所致的肥胖。

大柴胡湯 漢代張仲景的《金匱要略》方。由柴胡15克、黃芩、芍藥、半夏、枳實各9克、大黃6克、生薑15克、大棗5枚等組成。具有疏泄肝氣，清熱瀉下的功效，適用於肥胖屬實症者。

桃仁承氣湯 漢代張仲景的《傷寒論》方。由桃仁12克、大黃12克、桂枝6克、炙甘草6克、芒硝6克組成。具有活血祛瘀、潤腸通便的作用，適用於肥胖屬實症，並有嚴重便秘者。

麻子仁丸 漢代張仲景的《傷寒論》方。由麻子仁500克、芍藥250克、枳實250克、大黃500克、厚朴250克、杏仁250克組成。上藥研為末，煉蜜為丸。每次服9克，每日1～2次，溫開水送服，具有潤腸泄熱，行氣通便之功效。用於肥胖屬實症，嗜食肥甘厚味所致的肥胖者。

實脾飲 南宋嚴用和的《重訂嚴氏濟生方》。由厚朴6克、白朮6克、木瓜6克、草果仁6克、大腹皮6克、附子6克、白茯苓6克、乾薑6克、甘草3克組成。具有溫陽健脾，行氣利水之功效。主要用於因脾虛腎陽虛，陽不化水，水氣內停所致之肥胖屬虛症者。

荷葉散 明代元禮的《證治要訣》方。用荷葉，碾末，米飯調下，每次3克，一日二次。有消腫及降脂之功，對肥胖病伴有高血壓、高血脂症者有一定的療效。

第三章
巧用藥物 治病驗方

辨證分型減肥

脾虛濕阻型　肥胖、浮腫、疲乏無力、肢體困重、尿少納善、或有腹瀉、脈沉細、舌苔薄膩、舌質淡紅，治宜健脾益氣，除濕消胖，擬用六君子湯加味：黨參15克、白朮15克、茯苓30克、半夏9克、陳皮9克、炙甘草6克、澤瀉12克、豬苓12克、桂枝6克、炒萊菔子15克、生薑3枚、大棗3枚。

胃熱濕阻型　（濕阻不化，鬱久化熱）肥胖、頭脹、眩暈，消穀善饑、肢重、睏倦怠惰，口渴、喜飲、脈滑小數，舌苔微黃而膩，舌質紅，治宜清胃泄火，方用瀉黃散加味：藿香9克、石膏9克、甘草6克、生地9克、丹皮9克、夏枯草9克、薏苡仁仁12克、厚朴9克。

氣滯血瘀型　肥胖、胸脅痞滿、月經不調、閉經、大便偏乾、失眠、多夢、脈細弦，舌苔白或薄膩，舌質暗紅，治宜疏肝理氣，化瘀消胖，應用丹梔逍遙散加味：丹皮9克、山梔9克、當歸12克、白朮12克、茯苓15克、甘草6克、薄荷3克、桃仁9克、龍膽草12克。

陰虛內熱型　肥胖、頭暈眼花、頭脹、頭痛、腰痛酸軟、五心煩熱、低熱、脈細數微弦，苔薄，舌尖紅，治宜滋陰降火，補腎消胖，方用知柏地黃丸加味：知母9克、黃柏9克、生地12克、山藥12克、山萸肉9克、澤瀉12克、茯苓15克、丹皮9克、梔子9克。

脾腎陽虛型　肥胖疲乏、無力、腰酸腿軟、陽痿、陰寒、脈沉細無力，苔白，舌質淡紅，治宜溫腎壯陽，健脾消胖，方用右歸丸加減：熟地20克、山藥15克、山萸肉15克、杜仲9克、枸杞9克、菟絲子12克、鹿角膠12克、當歸12克、茯苓15克、丹皮9克、澤瀉9克、黨參12克、車前子12克。

中成藥減肥

中成藥具有服用方便，副作用小，適合長期服用的優點。現介紹幾種常用的減肥中成藥。

消胖美　由柴胡、澤瀉等多味中藥配製而成，適用於單純性肥胖併發高血壓、控制飲食有困難者。其有效率達80％以上。此藥對肝腎功能無不良影響，各種年齡均可服用。

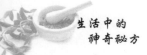

生活中的
神奇祕方

輕身減肥片 由黃芪、防己、澤瀉、山楂、丹參等組成。作用平穩、全面。

月見草油膠囊 作用緩和、安全。

三花減肥茶 由玫瑰花、茉莉花、玳玳花、荷葉等組成。具有寬胸利氣、祛瘀逐飲、利水消腫、降脂提神的功效。藥性甘平，無偏寒偏熱傷胃之弊，藥味芬芳可口，長期服用無不良反應。　　　　　　　　（焦東海）

生活裏的妙藥療法

治老人視神經萎縮方 珍珠母50克（打碎先煎），蒼朮18克，人參3克。水煎，分早晚兩次飯後服，每日一劑，一般連服七天為一療程，服2～3療程可獲滿意療效。

治頭痛 將傷濕止痛膏剪成小塊，貼於頭部兩側的太陽穴上，頭痛可止。

治牙痛 取傷濕止痛膏貼於患牙相應的面部，3～4小時即可止痛。

治氣喘 取傷濕止痛膏貼於頸背部脊椎兩側的「肺俞」穴上。

治感冒 發燒將傷濕止痛膏貼於曲池穴上，半小時即可退燒，尤其對於兒童療效更加顯著。

治胃痛 將傷濕止痛膏貼在腹部「劍突」偏左處，對胃脘疼痛有良效。

治消化不良 將傷濕止痛膏貼於兩小腿「足三裏」穴上，對單純性腹脹腹瀉等消化不良症狀療效良好。

治心絞痛 將傷濕止痛膏貼在左胸心前區，心絞痛可立即停止。

治凍瘡 將傷濕止痛膏貼於洗淨的患處，每天一次，2～3天可見效。

治皮膚皸裂 根據裂口大小，將傷濕止痛膏剪成大小不等塊狀貼於裂口上，2～3天可癒合。

治蟯蟲病 夜間蟯蟲爬出肛門產卵，患者會感到肛門奇癢。此時將傷濕止痛膏貼在肛門上，次日揭下，上面可見黏有小蟲，每晚一次，連貼一周可

第三章
巧用藥物 治病驗方

治癒。

治雞眼疼痛　取傷濕止痛膏半塊貼在雞眼上，可止行走時疼痛。

防暈車、暈船、暈機　在出發前半小時，將傷濕止痛膏剪成一寸見方的小塊，貼在肚臍眼或雙前臂的「內關」穴上，可防頭暈、嘔吐。

益母草治療脂溢性皮炎　益母草100克，加水煎煮半小時後，取汁400毫升，200毫升口服，200毫升加入一小匙醋（約5毫升），用消毒紗布蘸濕後，溫敷患部（如為頭皮部皮炎，應洗淨頭髮後，用上述藥劑均勻淋於頭皮部，用手輕輕按摩，保留10～20分鐘後，再用清水洗淨），每天二次，每次10～20分鐘。

薏苡仁治老年斑　取薏苡仁40克左右煮熟或蒸熟，再加入白糖適量，一次吃完。老年斑輕者兩個月左右可痊癒，重者可繼續服用至有效為止。

百合蓮子治盜汗　百合20克，蓮子30克，冰糖30克。將百合、蓮子洗淨，放鍋內加適量水，燉至百合、蓮子爛熟，加入冰糖溶化後即可食用。每天一次，連服數天。

（文瑛）

麻仁丸治便秘

　　痔瘡患者多有慢性便秘，尤其是痔瘡發作時，排便疼痛、出血導致患者懼怕排便，進一步加重了便秘。而潤腸通便的麻仁丸很適合痔瘡性便秘患者服用。一般來說，大便一旦通暢，能促進痔瘡癒合，防止痔瘡復發。

　　痔瘡患者有時一連好幾天都解不下大便來，苦不堪言。遇到這種情況時，若單獨使用番瀉葉、大黃、芒硝等攻下藥，又易引起腹瀉，且止瀉後便秘依然如故，根本不能解決問題。麻仁丸出自中醫經典名著《傷寒論》，是漢代名醫張仲景創制的名方之一，屬潤下之劑，具有潤腸通便的功效，非常適合痔瘡性便秘患者服用。

　　麻仁丸主要由火麻仁、苦杏仁、大黃、枳實、厚朴、白芍、蜂蜜等藥物組成，方中火麻仁為主藥。它是古今常用的潤下藥，且藥性較為緩和。

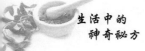

方中大黃通便瀉熱，杏仁降氣潤腸，枳實、厚朴下氣破結，加強通便之力，白芍養血斂陰、緩急止痛，蜂蜜補中緩急、潤腸通便。本方配伍最獨具匠心之處是將瀉下藥與潤腸藥、理氣藥、補益藥合用，具有瀉而不峻、潤而不膩的特點。麻仁丸不僅可以刺激腸壁蠕動，有利於排便，還可以潤滑腸壁，阻止大便中的水分被直腸過多地吸收，有利於軟化大便，進而起到減少痔瘡患者排便的痛苦，促進排便的作用。因麻仁丸主要是透過潤腸而達到通便的目的，所以不會引起腹瀉等。

麻仁丸對中醫辨證屬腸胃燥熱、津液不足者療效最佳。患者服藥後通便時間最短的為四個小時，多數在48小時內通便。個別患者服藥三天後症狀未改善，或出現其他症狀時，應及時去醫院就診。

中藥治療骨質增生

當歸尾、紅花、醋延胡、威靈仙、玄參各30克，共碾碎，紗布包好，放入瓷罐裏，再倒入1500毫升米酒，浸泡十天，過濾後裝瓶飲用，每日飲兩次，每次20毫升。

此方可隨病變的不同部位增加用藥：跟骨和膝關節增生加川牛膝、炒杜仲、雞血藤各30克，木瓜15克；腰椎肥大加懷牛膝、炒杜仲各30克，鹿角6克，白芍60克，當歸尾改為全當歸30克；若是頸椎病，則加葛根、羌活各12克。

此方實有消瘀通絡、行氣止痛、滋陰降火、軟堅化骨的功效。　（程偉枝）

歸脾丸治慢性疾病的新用途

歸脾丸是常用中成藥。它由黨參、白朮、黃芪、龍眼肉、酸棗仁、木香、當歸、遠志、甘草、茯苓、大棗、生薑共十二味中藥組成。具有健脾養

第三章
巧用藥物 治病驗方

心、益氣補血的功效。適用於食少體倦、面色萎黃、健忘失眠、心悸及各種氣虛型出血等症。近年來，經臨床實踐與研究證實，本藥對許多慢性疾病的康復有很好的促進作用。

治療小兒慢性特發性血小板減少性紫癜　有臨床報導，本方用於治療氣血兩虛型小兒慢性特發性血小板減少性紫癜患者，獲得顯著效果。用法：每日三次，每次9克，一個月為一個療程，一般1～2個療程卻可痊癒或好轉。

治療神經衰弱　據報導，有人用歸脾丸治療氣血兩虛型神經衰弱患者多例，均獲佳效。用法：每日服藥二次，每次9克，一周為一個療程，一般兩個療程即可好轉或痊癒。

治療竇性心動過緩及陣發性心動過速　本人用歸脾丸治療氣血兩虛竇心動過緩及陣發性心動過速患者多例，亦獲得滿意效果。用法：每日三次，每次9克，一周為一個療程，一般兩個療程即可好轉或痊癒。多位患者服藥10～15天後，諸症顯著減輕，其抗心律失常的作用，具有明顯的雙向調節效應。

治療更年期綜合徵　有人採用歸脾丸治療氣血兩虛型婦女更年期綜合徵25例，其中，治癒者20例占80％，時間最少者12天，最多者31天。用法：每日服歸脾丸三次，每次9克，半個月為一個療程。

治療腦外傷綜合徵　本人以歸脾丸為主，輔以西藥治療腦外傷綜合徵患者93例，經用藥30～45天後，痊癒者58例，顯效者32例，總有效率為96.8％。用法：每日三次，每次9克，半個月為一個療程，一般1～2個療程即可好轉。

治療冠心病　用歸脾丸治療氣血兩虛型冠心病患者31例，經服藥20～30天後，心慌、胸悶、胸痛等自覺症狀消失，食欲明顯增加，舌上瘀點消失，心電圖顯著改善，患者日常生活完全可以自理。用法：每日二次，每次9克，半個月為一個療程。

治療高血壓　用歸脾治療心血不足、氣血兩虛型高血壓患者18例，經用15～24天後，諸症消失、血壓穩定在正常水準，追蹤六個月至一年，患者均感覺良好，血壓穩定。用法：每日三次，每次9克，半個月為一個療程。

治療缺鐵性貧血　用歸脾丸治療缺鐵性貧血26例，用藥30天後，顯效者

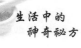

18例，有效者6例，總有效率為92.3％。用法：每日三次，每次9克，半個月為一個療程。

治療甲狀腺機能亢進　有人應用加味歸脾丸加昆布、海藻治療甲狀腺機能亢進患者7例，總有效率為71.4％。用法：每日二次，每次9克，三個月為一個療程。

治療胃十二指腸潰瘍　用歸脾丸治療胃十二指腸潰瘍39例，經用藥3～5個療程後，其中治癒者24例，好轉者3例，總有效率為94.8％。用法：每日三次，每次15克，開水沖服，半個月為一個療程。

如有以上症狀須用歸脾丸治療的患者，宜請醫生加減處方。注意，高血壓忌服。　　　　　　　　　　　　　　　　　　　　　　　　　　　（王豪）

解決口味苦、甜、鹹、酸、臭、淡的方法

對付口苦的方藥　口苦多為肝膽有熱所致。口感苦者常兼有頭痛、眩暈，苔薄黃，脈象弦數等症狀，治宜清瀉肝膽鬱熱。方藥選用龍膽瀉肝湯：龍膽草15克，柴胡、澤瀉、車前子、木通、當歸、梔子各10克，生地、黃芩各12克，甘草8克。水煎服，每日一劑，日服二次。

對付口甜的方藥　又稱「口甘」，多為脾胃功能失常所致。臨床上，分為脾胃熱蒸口甜和脾胃氣虛口甜。脾胃熱蒸口甜多因過食辛辣厚味之品，滋生內熱或外感邪熱蘊積於脾胃所致。表現為口甜而渴、喜飲水、多食易饑，或唇舌生瘡、大便乾結，舌紅苔燥，脈數有力等，治宜清脾瀉火。方藥選用瀉黃散：藿香15克，梔子、石膏各10克，甘草8克，防風2克；或清胃散：黃連、當歸、升麻各10克，生地、丹皮各12克。水煎服，每日一劑，日服二次。

脾胃氣虛口甜多由年老或久病傷及脾胃，導致氣陰兩傷，虛熱內生，脾受津灼所致。表現為口甜而乾、氣短體倦、不思飲食、脘腹作脹、大便時乾時軟，治宜益氣健脾，和胃養陰。方藥選用益胃湯與四君子湯加減：沙參15

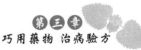

第三章
巧用藥物 治病驗方

克，麥冬、玉竹、白朮、茯苓各10克，生地、藿香各12克，砂仁、炙甘草各8克。水煎服，每日一劑，日服二次。

對付口鹹的方藥　口鹹多為腎虛所致，如伴有腰膝酸軟、頭昏耳鳴、五心煩熱、盜汗遺精、苔少、脈細數等症狀，屬腎陰虧損，虛火上炎，即「腎陰虛口鹹」，治宜補益腎陰，滋陰降火。方藥選用知柏地黃湯加減：知母、黃柏、山藥、丹皮、茯苓各10克，熟地15克，山茱萸、澤瀉、附子12克，肉桂8克。水煎服，每日一劑，日服二次。

對付口酸的方藥　口中自覺有酸味，但並無酸水吐出，多為肝膽之熱乘脾所致。口感酸者常伴有胸悶脅痛、噁心、食後腹脹、舌苔薄黃、脈弦等症狀，治宜瀉肝和胃。方藥選用左金丸與六君子湯加減：黃連、吳茱萸、茯苓、白朮各10克，人參6克、甘草3克，陳皮15克。日服二次，每日一劑，水煎服。

對付口臭的方藥及中成藥　口中出氣臭穢，一般有三種情況：
①胃火上蒸：舌紅或口舌糜爛生瘡，或牙齦腫痛，口氣熱臭，並兼有口渴、喜冷飲，尿黃便乾，苔黃等症狀，治宜清瀉胃火。方藥選用三黃瀉心湯：大黃、黃芩各10克，黃連5克。水煎服，每日一劑，日服二次。
②胃腸食積：口臭如酸腐，或夾有生食味，伴有脘腹脹滿，不思飲食，噯氣腐穢，舌苔垢膩等傷食症狀，治宜消食化積。可服用中成藥保和丸或山楂丸。每日二次，每次1～2丸。
③平時不注意口腔衛生，患有齲齒或口腔炎症。可用黃芩、藿香、石膏、生地各10克，甘草4克，煎水漱口。

對付口淡的方藥　口中味覺減退，多伴有食欲不振等症狀，臨床上主要分為脾虛和濕阻兩型。前者除口淡外，尚有神疲氣短，腹脹便溏，舌淡脈弱等脾虛症狀，治宜益氣健脾和胃。方藥選用六君子湯加砂仁、焦穀麥芽等。後者可見口淡黏膩，噁心胸悶，苔膩脈濡等濕阻脾胃症狀，治宜芳香避濁，化濕醒脾。方藥選用藿朴夏苓湯：藿香、赤苓、杏仁、豬苓、淡豆豉、澤瀉、厚朴各10克，半夏8克，白蔻仁2克，薏苡仁12克。水煎服，每日一劑，

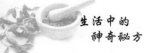

日服二次。

　　此外，要想治癒口中異常味覺，除積極用藥治療外，還應注意少食辛辣油膩食物，忌煙酒嗜好，防止房勞過度，保持口腔衛生。如果口味異常持續時間較長，應去醫院詳細檢查治療，不可疏忽大意。　　　　　　（譚家峰）

吃幾片維生素，解頭痛

　　眾所周知，維生素是人體必須的營養物質，有極其重要的生理使命。但維生素還是治療頭痛的「良藥」，就鮮為人知了。由於頭痛原因複雜，維生素又是一個「大家族」，每個成員並非萬能，所以應找準原因，有的放矢，才會有最佳效果。

　　維生素A　坐辦公室裏的白領人士，經常會因眼睛疲勞而引起頭痛，可每天服用維生素A 2.5萬國際單位每日三次，相當於一根胡蘿蔔或100克豬肝的維生素A含量。

　　維生素B$_1$　無論腦力或體力勞動者，因任務重、勞動強度大，疲勞過度而導致頭痛，服用維生素B$_1$有良效，口服每次10毫克，每日三次，也可用200克瘦肉或300克雞肉代替藥片。

　　維生素B$_3$　因人際關係緊張、心情不舒暢而致的抑鬱性頭痛，可透過補充維生素B3而獲得改善。一天補充15～20毫克即夠，相當於200克瘦肉或100克花生的攝取量。

　　維生素B$_5$　天氣驟然變化，忽冷忽熱或濕度過大，導致血壓降低，大腦缺血而致頭痛者，維生素B5有良效，每天服用5～10毫克，恰好是一杯葵花子的含量。

　　維生素B$_6$　節假日飲酒過量，引起大腦血管收縮、血液循環不暢而造成頭痛者，可服用維生素B$_6$，口服每次10～20毫克，每日三次，也可從海魚200克、香蕉約五條中獲取。

　　維生素B$_{12}$　女性經期頭痛，多與人體缺乏維生素B$_{12}$有關，神經細胞的保

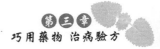

第三章
巧用藥物 治病驗方

護層因此而變薄，引起神經緊張，所以每天補充2～4毫克維生素B$_{12}$可獲得解脫，也可以用500毫升牛奶代替。

維生素C　無論男女老幼，因患感冒而頭痛者，不妨試用維生素C，每次200～300毫克，每日三次，或吃四個檸檬。

玉屏風散治百病

玉屏風散是一種常用中成藥，方由黃芪、白朮及防風三味中藥組成。具有固表止汗的功效，適用於體虛自汗，容易感冒傷風等症。近年來，經廣大醫藥界同仁臨床實踐研究證實，本方還有不少較好的新用途。現將全國中醫期刊報導的玉屏風散的幾則新用途，結合我個人用藥體會介紹給大家。

治療腎炎易患感冒者　用本藥治療各類腎小球腎炎患者中，易患傷風感冒而使致病情反覆發作者，效果滿意。

用法：在原用藥基礎上，加服玉屏風散，每次6～9克，每日三次，溫開水送服，一個月為一個療程。

治療慢性蕁麻疹　慢性蕁麻疹多為氣虛外受風邪所致。脾為後天之本，氣血生化之源，健脾才能益氣和血、調和營衛，使腠理固密，而使病癒。玉屏風散治療急、慢性蕁麻疹，效果頗佳。如本人用玉屏風散治療急、慢性蕁麻疹患者49例，經用藥5～10天後，其中治癒41例，好轉6例，無效2例，總有效率為95.9％。

用法：玉屏風散每次9克，每日服二次，溫開水送服，一周為一個療程，一般1～2個療程即可好轉或痊癒。臨床治癒的41例患者中，追蹤一年以上，均未見復發。

治療面神經麻痺　用玉屏風散治療面神經麻痺患者，效果顯著。

用法：取玉屏風散（丸）每次9克，每日三次，五天為一個療程，未癒者可進行第二個療程。如用玉屏風散治療面神經麻痺患者21例，經用藥1～4個療程後，其中治癒16例，明顯好轉3例，無效2例，總有效率為90.5％。

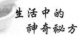

治療多發性癤腫　用玉屏風散輔助抗菌素治療多發性癤腫患者35例，患者全部獲癒，明顯提高了抗菌素的療效。

用法：取玉屏風散，每次9克，每日三次，溫開水送服，半個月為一個療程，一般1～2個療程即可好轉或痊癒。

治療胃下垂　中醫認為，胃下垂多由脾胃虛弱，中氣下陷，清陽不升引起。如用玉屏風散治療胃下垂患者80例，經用藥2～4個療程後，其中治癒48例。

用法：同上，七天為一個療程，連續服至痊癒時止。

治療美尼爾綜合徵　本病屬中國醫學「眩暈」的範疇。用玉屏風散治療美尼爾綜合徵患者61例，經用藥1～3個療程後，其中顯效45例。

用法：同上，七天為一個療程，一般服藥3～5天即可收到明顯的效果。

治療習慣性便秘　用玉屏風散治療習慣性便秘患者19例，效果顯著。

治療口腔潰瘍　用玉屏風散治療口腔潰瘍32例，經用藥5～10天後，其中治癒25例，好轉4例，無效3例，總有效率為90.6％。

用法：同上，一周為一個療程，一般1～2個療程即可好轉或痊癒，服藥期間，忌食辛辣、生冷刺激性食物。

治療慢性結腸炎　用玉屏風散治療慢性結腸炎41例，經用藥2～5個療程後，其中治癒33例。

用法：同上，十天為一個療程，一般服藥6～8天即可見效。

防治兒童支氣管哮喘　用玉屏風散防治兒童支氣管哮喘患者，效果頗佳。

用法：取玉屏風散（丸）口服，每日三次，每次4.5克，連續服用一個月以上。據臨床觀察，應用本藥防治兒童支氣管哮喘的作用，優於干擾素，使哮喘發病次數明顯好轉。

治療原發性血小板減少性紫癜　本病是一種與自身免疫有關的疾病，屬中國醫學的「血症」、「虛勞」等範疇。用玉屏風散加減治療原發性血小板減少性紫癜40例，經用藥10～60天，有效率達78.5％。

用法：同上，半個月為一個療程，一般1～4個療程即可好轉。

患者朋友治療疾病時，如何服用玉屏散，一定要請醫生診治開方，切勿自行判斷。

（王豪）

身手不凡的雲南白藥

聞名中外且備受青睞的雲南白藥是中國傳統治療跌打損傷、祛瘀止血的良藥，具有活血散瘀、消腫止痛、祛腐生肌功效。近年，醫務工作者們在臨床實踐中發現，僅僅用它來止血祛瘀委實有點「大材小用」了，它的許多新用途具有更為重要的醫療價值，足以在醫療保健領域中大顯身手。以下就是新發現的雲南白藥的新用途，可作為許多疾病的輔助治療用藥。

小兒秋季腹瀉　它可以增強肌體非特異性免疫機能，促進腸循環，抑制輪狀病毒。方法是取雲南白藥1克與75％酒精調成稠糊狀填於臍窩處，用4釐米×6釐米麝香虎骨膏貼在臍周封嚴，每日一次，連續2～3次即可，有效率為100％。外貼麝香虎骨膏不但可固定藥物，且其辛香走竄能增強雲南白藥的作用，而達到增效目的。

急慢性蕁麻疹　服用該藥見效快，療效鞏固，對急慢性蕁麻疹均有效，無毒副作用。雲南白藥一瓶，成人每次口服1／12瓶，首次加服保險丸；9歲以下每次服1／16瓶；10～15歲每次服1／12瓶，每日服三次，小孩不加服保險丸。溫開水溶化後吞服，倘連服二瓶無效者不要再用。

帶狀皰疹　用菜油或鮮菜汁將雲南白藥調成糊狀敷於患處。用菜油調者每日換一次，用鮮菜汁調者每日換二次，能消炎止痛，一周左右結痂癒合。

過敏性紫癜　內服雲南白藥每次0.25克，每日二次，一周後症狀好轉。

黃水瘡　先將患處用生理鹽水洗淨擦乾，然後將雲南白藥粉塗撒於患處，2～3天後，瘡口開始癒合結痂而癒。如病情較重，可早晚各塗藥一次。

燒傷燙傷　用雲南白藥以菜油或茶水調成糊狀搽於患處，每日三次，可以止痛，並促進傷口癒合，減少疤痕形成。

凍瘡潰爛　睡前洗淨患處，將雲南白藥均勻地塗撒於患處，次日醒來便

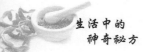

生活中的
神奇秘方

能結痂。或用消毒紗布紮縛患處，局部未結痂者，可重複用藥。

外痔 口服雲南白藥0.3克，一日三次，同時用生理食鹽水與適量白藥調成糊狀，敷於外痔上，每日更換一次，一周左右可癒。

肋軟骨炎 雲南白藥1克用75％酒精調成糊狀外敷患處，用傷濕止痛膏固定，一天換藥一次，一般用藥1～2次痊癒，最多四次。

腮腺炎 （俗稱「痄腮」）將雲南白藥適量與醋或白酒調成糊狀敷於患處，2～3天後局部疼痛腫脹減輕。

鼻腔血衄 取雲南白藥適量，撒在無菌棉球上填塞於患側鼻腔，12～24小時後取出。如仍有出血，重新用上法填入。

嘔吐 雲南白藥膠囊二粒口服，一日一次，治胃痙攣引起的嘔吐不止。

甲狀腺結節病 先用米酒或白開水沖服瓶子內紅色保險子一粒，然後將雲南白藥與50°～60°米酒調成糊狀，直接均勻塗在腫物上，用紗布敷蓋，再加一層塑膠薄膜，最後用膠布或繃帶固定，數小時後再用米酒重新將乾涸的藥粉濕潤。每日浸潤3～4次，1～2天重新換敷一次，二周為一療程，一療程後可見腫物有不同程度的縮小或顯著縮小。一般1～3個療程會明顯見效。

抗癌 國內及日本醫學專家最近發現，雲南白藥有抗癌作用，已用於白血病、胃癌、腦腺癌等治療。能明顯抑制腫瘤細胞的異常增殖，阻止其生長，使瘤體縮小至消失。雲南白藥對腫瘤止痛效果極為明顯，且止血迅速，在應用足量的白藥同時，配合強有力的補益藥能提高療效。用藥劑量由醫師根據腫瘤程度、範圍決定。

儘管雲南白藥是一種中成藥，有適應症的朋友還是應該先請醫生全面診斷後開方用藥。

（凌晨　汪濤　吳慧）

精選丹藥治腎病

在當今世界保健熱潮中，有一個十分有趣的現象，即西方人重視心臟和大腦保健，而中國傳統養生法非常重視包括生殖功能在內的腎氣的滋養，認

為腎精充足陽氣旺盛，是健康長壽之本。

　　冬天到了，這是一年之中補腎壯陽、保精蓄氣的最佳季節。今特從古今補腎名方中精選十五則驗方，供廣大讀者參考。在這裏要提醒大家，腎氣充足後，生命力旺盛了，性功能增強了，更要注意節制房室，以便引導性荷爾蒙去滋養五臟。

內服壯陽方

補益地黃丸

　　配方：：熟地黃乾60克，五味子、鹿角屑（微炒）、遠志（去心）、桂心、巴戟、菟絲子（酒浸三日，曝乾）、石龍芮、肉蓯蓉（酒浸一宿，刮去皺皮，炙乾）各30克，天門冬（去心，焙）45克。

　　上述藥，搗羅為末，煉蜜和搗三五百杵，丸如梧桐子大。每服食前以溫酒下30丸。

　　主治：虛勞精少，陽事衰弱。

溫通壯陽丹

　　配方：乳香、丁香、木香各6克，麝香1.5克，沒藥、辰砂各3克，穿山甲9克（燒，存性），柏子仁、茴香各9克，陽起石各4.5克。

　　上為細末，酒糊為丸，如梧桐子大。食前酒下30丸。

　　功用：興奮陽事，使陽事堅硬。

鹿茸丸

　　配方：烏藥、鹿茸（酒浸一宿，瓦上焙乾）、紫梢、花檳榔、牛膝（酒浸一宿，瓦上焙乾）各30克，紅豆60克。

　　上為末，加遠志不拘多少，煎至七分，去渣，用汁，麵糊丸，梧桐子大。每服30丸，細嚼，茴香湯吞下。

　　功用：行氣散寒，溫通腎經，興奮陽事。忌豬肉、魚、雞，忌房事，七日後行。

立陽丹

　　配方：石燕（炒七次）、陽起石、蛤蚧（酒浸黃色）、鹿茸、天麻子

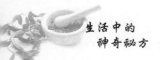

（去油）、肉蓯蓉（酒浸一宿，瓦上焙乾）、腦麝各9克，海馬1對，全蠍1個（炒）。

上為細末，以甘草熬膏為丸，如梧桐子大。每次服七丸，鹽酒空心下。

功用：補腎填精。

驛馬丸

配方：麻雀50隻，蛇床子150克。

先將麻雀殺死，去毛及內臟，煮爛去骨，然後與蛇床子煎熬成膏，煉蜜為丸。每丸9克，一日二次，每次服1～2丸，溫開水送服或酒送服。

功用：補腎助陽益氣。主治：老年人腎陽虛衰，性欲減退，陽痿，兼見氣虛神疲，腰膝冷痛，足跟痛，四肢乏力，小便不利等。

《本草綱目》記載：「小雀肉甘溫無毒，有壯陽益氣……起陽道，有子」之功。根據現代研究，蛇床子有類似激素樣作用。二藥合用，當藥到病除。此方對於腎陰虧虛、濕熱下注者禁用。

鐘乳粉丸

配方：鐘乳粉、菟絲子各60克，蛇床子9克，石斛、桂心、肉蓯蓉各30克。

上為細末，煉蜜和搗三五百杵，丸如梧桐子大。每服食前以溫酒下30丸。

主治：虛勞衰弱，絕陽陰萎，膝冷。

葆真丸

配方：鹿角膠250克（銼作豆大），杜仲（去粗皮、切碎，用生薑汁30克，同蜜少許，拌炒斷絲）90克、乾山藥、白茯苓（去粗皮，人乳拌，曬乾，凡五、七次）、熟地黃各60克，菟絲子（酒蒸搗焙）、山茱萸肉45克，北五味子、川牛膝（去蘆，酒蒸）、益智仁（去殼）、遠志、甘草（煮去骨）、小茴香（青鹽9克同炒）、川楝子（去皮核，取淨肉酥炙）、川巴戟（酒浸去心）、破故紙（鹽酒浸一宿，曬乾）、葫蘆巴（同故紙入羊湯內煮，焙乾）各30克，伯子仁（去殼，另研如泥）15克，穿山甲（切碎，土焙成珠）、沉香各9克，全蠍（去毒）4.5克。

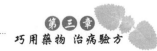

第三章
巧用藥物 治病驗方

上藥研製為極細末，把好嫩肉蓯蓉120克用酒洗淨，去鱗甲皮垢，切開將黃白膜亦去之，取淨60克，好酒煮成膏，同煉蜜和前藥末搗千餘下，丸如桐子大。每服50丸，淡秋石湯溫酒服下，漸加至百丸，服七日，四肢光澤，手足溫和，面目滋潤，又可消食理氣，輕身和氣是其效也。

功能：補十二經絡，起陰發陽，能令陽氣入胸，安魂定魄，開三焦積聚，消五穀，進食，強陰益精，安五臟，除心中煩熱，強筋骨，輕身明目，去冷除風，此藥平補，多服常服最妙，雖七十歲老人服之，尚能有子。

主治：陽事痿弱不振，精稀冷弱而無子，體力不支，記憶力減退。

光緒皇帝滋陰益腎暖精丸

配方：生地30克（乾），淮山藥（炒）、鹽杜仲、沙苑蒺藜、當歸身、豆皮、白茯苓各18克、山萸肉12克、骨碎補、韭菜籽（炒）、炒杭芍、金毛狗（去毛，炙）、懷牛膝各12克，益智子9克，石蓮蕊15克，廣縮砂4.5克。

用法：共研極細末，棗泥糊為丸，小綠豆粒大。每早、晚各服6克，淡鹽湯送服。

功能益腎暖精。

主治：遺精，精少而清。

光緒皇帝患遺精病數年，且有陰囊濕冷，精少而清等症，其身體虛弱，陰陽俱虧，故以雙理陰陽法徐徐圖之。

牛鞭壯陽丸

配方：牛鞭1根，韭菜籽25克，淫羊藿、菟絲子各15克，蜂蜜適量。

用法：將上藥焙乾為末，蜜煉為丸，黃酒沖服。

功能：補火助陽。

主治：性欲低下，陽痿，下肢常有冷感，腰膝酸軟而痛，面色蒼白，小便不利，神疲乏力。

方中牛鞭、韭菜籽、淫羊藿、菟絲子皆為補陽藥，具有補火助陽之功。其中，菟絲子性平味辛甘，既可補陽，又能益陰，還可固澀陰精。再配以蜂蜜，則可防止補陽太過而傷陰礙胃。

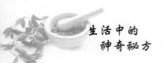

海狗三腎丸

配方：海狗外腎1具，黑驢外腎1具，花鹿外腎1具，大海馬1對，大蛤蚧1對（去頭），大熟地180克，胡桃肉120克，鹿茸、附子片、人參、懷山藥、桑螵蛸、山萸肉各60克，母丁香、貢油桂、紫梢花、韭菜籽、覆盆子、枸杞子、肉蓯蓉、巴戟天、破故紙、淫羊藿、菟絲子、上仙茅、蛇床子、畢澄茄、大茴香、小茴香各30克。

用法：將三腎及海馬、蛤蚧均各用滑石燙法，燙成存性，再和群藥一起研為細末，煉蜜為丸，如梧桐子大。每日三次，早、午、晚服之，每服6克，淡鹽水送下。

功能補腎壯陽，添精填髓，興元陽，種子嗣，烏鬚髮，壯形體，具培元助化之功。

主治：陽痿，滑精，早洩，夢遺，腎虛痛，房勞過度等疾患。　　　（鳳森）

外用壯陽方
光緒皇帝毓麟固本中藥膏

配方：杜仲、熟地、附子、肉蓯蓉、牛膝、破故紙、續斷、官桂、甘草各120克，生地、大茴香、小茴香、菟絲子、蛇床子、天麻子、紫梢花、麝角各45克，羊腎1對，赤石脂、龍骨各30克

用法：用香油4000克將上述諸藥熬枯去渣，下黃丹140克，再入雄黃、丁香、沉香、木香、乳香、沒藥各30克，麝香0.9克，陽起石1.5克。婦人貼臍上，男子貼左右腎俞穴各一張，丹田穴一張，用汗巾縛住，勿令走動，半月一換。

功能：補腎固精，溫經散寒。

主治：陽痿早洩，精子清冷。

鹿茸膏

配方：麻油620克入甘草60克，熬至六分下諸藥：第一下芝麻120克；第二下紫草6克；第三下天門冬、遠志、生地、熟地、牛膝、蛇床子、虎骨、菟絲子、鹿茸、肉蓯蓉、川斷、紫梢花、木鱉子、杏仁、穀精子、官桂各9克，

第三章
巧用藥物 治病驗方

文武火熬至枯黑色，去渣，下黃丹150克；第四下松香240克，使槐柳枝不停攪，滴水不散；第五下倭硫黃、雄黃、龍骨、赤石脂各為末6克，再上火熬半小時；第六下乳香、沒藥、木香、母丁香各為末15克，再熬，離火放溫；第七下蟾酥、麝香、陽起石各6克，滴水不散；第八下黃片30克，用瓷罐盛之，以燭封口，入水浸三日去火毒，用紅絹攤貼之。

用法：每日一貼，貼臍上。

功能：滋補強壯，生精補腎。

主治：五勞七傷，半身不遂，腹痛疝氣，陽痿早洩，婦女白帶，腰痛崩漏，虛冷腹痛。

茴香炮薑敷臍膏

配方：小茴香、炮薑各5克、鹽少許。

用法：烘乾共研為細末，過篩，用人乳或蜂蜜調成膏，紗布包裹，敷神闕穴，上蓋塑膠薄膜、紗布，膠布固定，5～7天換藥一次。如伴早洩，加龍骨、五倍子各4克。

功能：溫暖下元，扶陽治痿。

主治：陽痿，面色蒼白，頭暈目眩，精神萎靡，腰膝酸軟，舌淡，苔白，脈沉細。

壯陽興痿敷臍膏

配方：大附子1個（大約重50克），五味子、炙黃芪、硫黃各6克，穿山甲2片，寸香0.3克，白酒250毫升。

用法：先將大附子挖空後，將五味子等藥共搗細，納於大附子中，加白酒用微火煮大附子至酒乾，取出大附子搗如膏，先將寸香放在臍眼內，再將附子膏蓋在寸香上，包好固定，三天後取下，十日一次，三次有大效。

功能：壯陽治痿。

主治：腎虛陽痿，神疲乏力。

蛇床五味臍療方

配方：蛇床子、五味子各60克，冰塊10克，麝香3克。

用法：共研細粉，裝瓶備用。用溫水將臍部洗淨擦乾，取藥粉1克，用適

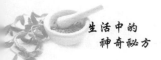

量凡士林調成膏狀，外敷臍中，蓋以軟塑膠紙與紗布，膠布固定，每24小時換藥一次，七次為一療程，休息五天，再行第二療程。

功能：溫腎益氣，強精興陽。

主治：下焦寒濕陰遏腎氣之陽痿。

以上內服、外用方藥，均適用於腎精不足、陽痿性力衰減者，陰虛體弱者不宜。故有適應症狀者，應請醫生按脈診斷，明辨陰虛還是陽虛後，持醫生處方用藥。

（鳳森）

群藥使你白髮轉黑

人到中年，毛囊中的黑色素細胞功能減退，數目逐漸減少，直到消失，毛髮遂成白色。白髮出現的早晚與速度，主要取決於遺傳因素。還有一些因素也會影響毛髮變白，如極度焦慮可使毛髮迅速變白，患有惡性貧血、甲狀腺機能亢進或其他甲狀腺疾病的人頭髮也比正常人變白得快；患有心絞痛、心肌梗塞、高血壓、心血管疾病的人頭髮也易變白。此病除特殊的精神刺激因素外，較多是由於長期緊張與壓力使人未老先衰所致。

中國醫學對白髮認識很早，並多以血虛、血熱等症，留下了許許多多偏方、驗方、食療方，以及養髮、護髮之方。現向大家介紹一些效果良好的治療驗方。

白髮的內服方劑

烏髮丸　主治：青少年白髮、斑禿。當歸、黑芝麻各90克，女貞子、旱蓮草、桑椹子、側柏葉各60克，共為細末，煉蜜為丸。每丸重9克，早、晚各服一丸。

烏髮蜜膏　和血養陰，治白髮。首烏、茯苓各200克，當歸、枸杞、菟絲子、牛膝、補骨脂、黑芝麻各50克，水浸泡後煎煮三次，合液，先武火、後文火，熬膏，加蜂蜜攪勻，加熱至沸。每次20克，開水沖化或吞服，每日二

次。

真人換白丸 治氣血不榮，髭髮衰白。白芷、甘菊花、肉桂、巨勝子、旋覆花、白茯苓各30克，牛膝、蓽澄茄各45克，覆盆子20克，旱蓮草90克，研細為末，煉蜜為丸，如梧桐子大。每服20～30丸，每日三次。

胡麻丸 治髭髮白。由炒胡麻仁、杏仁各90克，黑豆60克，肉桂30克，生地黃汁600毫升組成。將地黃汁入沙鍋中煎沸，餘藥研末煎稠，丸如梧桐子大。每服10丸，早、晚各一次。

柏子仁丸 主治：髭鬢早白。由柏子仁、沙秦艽各90克，酸石榴皮、何首烏、馬齒莧、旱蓮草、旋覆花各60克組成。共研細末，煉蜜為丸，如梧桐子大。每服30丸，開水送下，每日二次。

加味蒼朮膏 固齒生髮，治白髮。蒼朮500克，人參、生地、黃柏、遠志、杜仲、川芎、胡桃肉、川椒、故紙、當歸各120克，精鹽60克，朱砂30克，旱蓮草汁800毫升，白蜜1000克，諸藥為末，蒼朮熬膏入藥末，放入瓶中封固，大鍋水煮4小時，取出埋土中七日去火毒。每服20～30克，開水送下，每日二次。

女貞子膏 主治：肝腎兩虧，鬚髮早白，耳鳴目眩。由女貞子（酒蒸）400克，製成膏劑。每服15克，每日三次。

芝麻棗膏丸 主治：白髮。芝麻、棗膏各適量為丸。每丸9克，每日二次。

地黃丸 治40歲後髭髮俱白。生地黃250克，五加皮、牛膝各150克，研末，煉蜜為丸，如梧桐子大。每服20丸，每日二次。

人參丸 治髭髮白。人參150克，熟乾地黃、天門冬、白茯苓各200克，胡麻仁100克，共研細末，煉蜜為丸，如梧桐子大。每服40丸，每日三次。

含香丸 烏黑髭髮，悅澤顏色，清爽語言，並治口臭。由零陵香30克，甘松香60克，沉香90克，乳香120克，木香150克，草豆蔻180克，檳榔210克，肉桂240克，赤茯苓270克，炙甘草300克組成，研末，煉蜜為丸，如黃豆大。晨起、睡前含化1丸。

黑芝麻炒麵 烏髮。黑芝麻120克，麵粉500克，分別炒熟研粉拌勻。

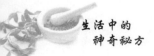

早、晚各服10克。

烏鬚髮丸 烏髮黑髮。由黃柏120克，茴香30克，川楝子、菟絲子、肉蓯蓉、川牛膝、白芍、白茯苓、杜仲、石斛、生地黃、熟地黃、威靈仙、地骨皮、枸杞子、乾山藥、五味子、山茱萸、麥冬、蓮花蕊、生芡實、藿香、當歸、川芎、澤瀉、白朮、人參、巴戟、黃芪、羌活、菖蒲、獨活、黃連、廣木香、沉香、吳茱萸各15克組成，共為細末，醋糊為丸，如梧桐子大。每服50丸，空腹溫酒或開水吞下，每日二次。生長固本方。烏鬚黑髮，駐顏輕身，令人悅澤。人參、枸杞子、懷山藥、北五味子、天門冬、麥門冬、懷生地、熟地各60克，切片，酒15千克，入罐封口，水煮1小時，埋地下49天去火毒。每日適量飲用。少陽丹，黑髮。制蒼朮、地骨皮各500克，桑椹子汁1000克，將藥汁調勻露曬50日，再搗末，煉蜜為丸，如赤豆大。每服10丸，每日三次。

白朮酒 黑髮固齒，面生光澤。白朮15千克，去黑皮洗淨搗碎，以水漬30日，壓濾去渣，浸麴釀酒。每日適量飲用。

固本酒 烏鬚髮，美容顏，並治脫髮。熟地黃、白茯苓各60克，天門冬、麥門冬、人參各30克，黃酒適量，浸泡3日，文、武火煮1～2小時。空腹飲用15毫升，每日二次。

變髭髮令黑方 黑髭髮。旱蓮草250克，杏仁、熟乾地黃各500克，共研細末，煉蜜為丸，如梧桐子大。每服30丸，共研細末，煉蜜為丸，如梧桐子大。每服30丸，空腹溫酒下，每日二次。

玉真丸 黑髭鬢，悅顏色。由龍骨、菟絲子各240克，鹿茸18克，韭籽135克組成，共研細末，煉白蜜為丸，如小豆大。每服20丸，每日二次。

首烏人參酒 烏黑毛髮，健壯身體。何首烏20克，人參10克，白酒1000毫升，浸泡二周。每飲25毫升，每日二次。 （顧奎琴）

第三章
巧用藥物 治病驗方

蔬菜水果　治病秘方

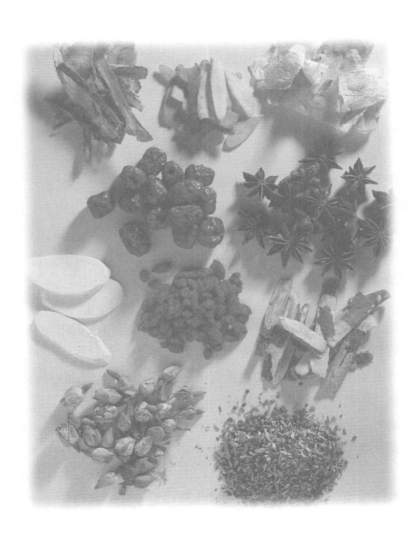

蘿蔔、芹菜降壓法

蘿蔔　據現代醫學研究認為，經常吃胡蘿蔔，不但有降糖、降血脂和防癌症的作用，而且還有降血壓的功效。

芹菜　芹菜的蛋白質、鈣、鐵、維生素的含量均高於一般蔬菜，其葉子的營養高於莖。芹菜富含多種維生素和微量元素，具有降低毛細血管通透性，加強維生素C作用及降壓作用，可降低血中膽固醇，並具鎮定作用，是高血壓和冠心病患者的保健佳蔬。

胡椒巧用療小疾

感冒咳嗽　取8粒胡椒研末，放在暖臍膏的中央，貼於第二與第三胸椎之間，貼後若局部出現癢感，乃藥物反應，無須處理。

消化不良　胡椒粉0.5克，敷臍部，用膠布固定，隔日一次。

胃寒胃痛　取生胡椒10粒，大棗3枚，甜杏仁5個，混合搗末，用溫水調服。成人每日服一劑，兒童及體弱多病者酌減。

赤白痢疾　胡椒10粒，綠豆80粒，共研末，開水沖服。

缺鈣抽搐　白胡椒20粒，雞蛋殼2個，焙黃研末，分成14包，每天一包，開水沖服。

小兒腹瀉　患兒平臥，將胡椒粉適量倒在肚臍部位，用膠布貼上，一般3～6小時可停瀉，伴有高熱，小便赤黃而少的患兒忌用。

牙痛　將少許白胡椒粉，加適量食鹽，塞入齲齒洞中，可緩解疼痛。

胃下垂　取白胡椒15克，燉豬肚一個，吃肉喝湯。

噁心嘔吐　因受寒濕而反胃嘔吐者，可用等量的白胡椒、半夏共研細末，再用薑汁麵糊製成小豆大小的丸劑，每次服30丸，生薑湯送下，每天兩次。

流行性腮腺炎　取胡椒粉1克，麵粉5～10克，溫水調和為糊狀，塗於紗

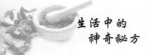

生活中的
神奇秘方

布上貼敷在腫大的腮腺處。

豆芽芹菜治結石

取綠豆芽、芹菜各30克，將芹菜切碎與綠豆芽一起用開水燙兩分鐘，每天午飯和晚飯前食用。堅持一段時間，可祛除泌尿系統小結石。

蘿蔔能止咳

去年冬天，我患了重感冒，高燒伴有咳嗽。後來感冒好了，但是咳嗽卻不見減輕。這時得一偏方：選一個頭小、水分足的蘿蔔，洗淨放置火中燒至全熟。趁蘿蔔熱氣騰騰時剝開表皮，蘸蜂蜜吃下。每次吃二個，每天早晚各一次。連用數日後，咳嗽竟痊癒了。

大蒜治療腳氣

大蒜對於沒有特效藥的腳氣也有著明顯的治療作用。腳氣這種病非常頑固，通常治得差不多了，以為已經治好了的時候，腳氣病又再次發作了。

對於頑固的腳氣病，大蒜的效果特別驚人。長年為頑固的腳氣煩惱不已的日本大學生物資源科學部的有賀豐彥教授，以自己為實驗品，用大蒜治好了多年的頑疾腳氣病。

治療方法：

（1）將患部清洗乾淨，將一瓣大蒜剝乾淨後磨碎；

（2）將磨碎的大蒜抹在患部，敷10～20分鐘；

（3）用水飛快地沖洗掉大蒜後，為了不殘留下氣味，要在溫水下用香皂

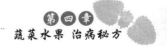

第四章
蔬菜水果 治病秘方

好好清洗。

只要不是過於頑固的腳氣，一般一次就能完全治好。

番茄治療心臟病

哈佛大學一項新研究認為，每天吃一次番茄食品（如比薩餅或番茄醬等）就可以將心臟病危險降低30％以上。

新研究由來自哈佛大學公共衛生學院的副教授霍華德・塞索和波士頓市布萊姆婦科醫院共同完成。塞索及其同事仔細研究了大約四萬名婦女經常吃的食物，這些婦女是正在進行中的婦女健康調查的研究對象。該追蹤調查開始於十一年前。那時候，所有參試者沒有一人患有癌症或心血管病。

透過對年齡、家族病史、吸煙情況及其他健康指標因素的監控，研究者發現，與每週吃番茄食品（包括番茄汁、番茄、番茄醬或者比薩餅等）不足1.5次的婦女相比，每週食用番茄食品七次以上的婦女，罹患心血管病的危險降低近30個百分點。

塞索說：「無論是什麼原因，我們的研究提供的初步證據表明，每週多次吃番茄食品可以降低心血管病危險。」新研究結果刊登在《美國營養學會會刊》上。

塞索指出，食用番茄而受益的人，其總體飲食習慣可能比少吃番茄的人更健康。他說：「這可能是飲食本身的關係，其中包括多吃各種水果和蔬菜。這些人的心血管應更健康。」

辣椒藥用小秘方

辣椒義名辣子，番椒，其性味苦辛、大熱、無毒。入脾、胃、肝、大腸，其功效祛寒健胃、消食化滯，主治胃納欠佳、胃寒飽脹、消化不良。凡

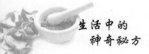

生活中的
神奇秘方

患有目疾、肝炎、腎炎、胃熱、痔瘡、鼻衄、咳血、咽痛等熱性病患者忌食。其藥用治療方有：

治胃寒腹痛、氣滯腹脹　辣椒適量拌菜吃。

治功能性子宮出血　辣椒根50克，雞腳2～4隻，加水適量，煮熟，一天分二次服，連服5～10天。

治胃痛　新鮮辣椒葉60～90克，雞蛋2個，雞蛋去殼，入花生油煎黃，再加水700～900毫升與辣椒葉同煮湯，食鹽調味佐膳。此法有祛寒止痛、養血的功效。常用以治療虛性胃痛、噯氣、口淡，涎多清稀之症。

治偏頭痛　辣椒根50克，加水400毫升，煎至約200毫升時去渣，加白糖溶化，分二次服，連服一周可癒。

治風寒感冒　辣椒粉2克，大蒜4瓣，紅糖30克，加水25毫升，煮沸後趁熱服下。

治久痢脫肛　青辣椒籽（辣味較重為佳）研末。成年人每天2～3次，每次9克，病癒為度。兒童禁用。

治類風濕性關節炎　辣椒、生薑、大蒜各9克，用麵條煮食，趁熱服下，以出汗為度。每日二次，連服十天。

治關節痛　辣椒麵適量，冬天用酒，夏天用醋調和，塗敷患處。

治禿髮　辣椒酒擦患處，一日數次。

治腋臭　辣椒適量切碎，泡入碘酒中七天，適量搽患處。每日1～2次，一般一周可治癒。

治凍瘡　初起未潰辣椒入麻油煎成辣油，用油外塗患處。一天1～2次。

（梁煥環）

番茄加酵母治肝硬化

一位消瘦的中年嗜酒者的名字叫羅伯托，他被診斷為肝硬化。但是，他卻恢復了健康，而且恢復得很快。他每日三餐適當地吃些番茄。番茄有各種

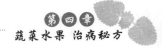

第四章
蔬菜水果 治病秘方

各樣的吃法，生吃、熟吃與燒菜吃等等。早餐之前，他要喝一杯不放鹽的番茄汁，在裏面加一湯匙啤酒酵母粉末。中午，他將啤酒酵母撒在涼拌蔬菜上。晚餐，他將啤酒酵母末攪在湯裏。在令人難以相信的短時間內，就達到了這樣的目的：阻塞他肝臟的肝門靜脈血循環得到了恢復，壞死的肝細胞得到了新生，這曾被認為是不可能的。健康的肝組織代替了脂肪浸潤。

很多年來，羅伯托一直嗜酒。現在，他用以取代酒類飲料的是大麥茶，這就是他每天必不可少的飲料。他的涼菜全是新鮮的、生的小蘿蔔，取代麵包的是糙米乾飯。葵花子和南瓜子是他的主要蛋白食品。他在麥芽穀品食物裏，加入些固體卵磷脂片。在三個月內，他的健康幾乎完全恢復，同時體重增加了12公斤。

羅伯托在開始這項治療三個月後說：「我現在全好了，而且真的很健壯。可是，僅僅三個月之前，我的家庭正在為我找墓地，他們準備要送我到老祖宗那兒去了。」

海藻降血脂

食物纖維越來越受到青睞，蘑菇和海藻保健品也隨之面市。這些食品熱量較少，有利於防止肥胖，有降低膽固醇的作用，無論對年輕人還是老年人，無疑都是一個好消息。

海藻的代表物是裙帶菜，是拌涼菜時必須使用的。同蔬菜一起煎雞蛋時，不僅可以控制雞蛋量，還可以抑制膽固醇的吸收。海帶也是如此，海帶同黃豆一起煮，不僅是一道美味的湯，還有提高抑制膽固醇的效果。不論是海藻還是蘑菇，都含有豐富的碘及其他成分，所以，不贊成每天多食，一天吃一次就可以了。

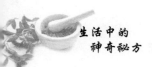

大蒜精護膚法

洗澡時，因身心比較放鬆，所以是消解皮膚病症的絕好機會。雀斑、暗斑比較明顯的人，在洗澡時可將加入大蒜精華素的面膜塗於臉部，並進行按摩，然後靜置十分鐘。洗澡時的蒸氣效果能夠促進大蒜成分迅速被吸收，皮膚新陳代謝加快，黑色素自然被淡化，同時也會促進皮膚的漂白。

睡前利用大蒜的強力殺菌和消炎作用製作的局部面膜，可治癒青春痘。做完面膜後用溫水洗淨，再用冷水拍臉使皮膚緊繃。方法是大蒜精華素2.5毫升加入現有的雪花膏5克中，攪拌均勻。洗完臉後，將面膜用指尖抹在痘痘上，第二天早晨再洗掉。

（郭嘉）

香蕉、大蒜降壓法

香蕉　香蕉含有豐富的鉀質，適量的鉀町使血壓維持在正常水準。高血壓患者每天吃上一根香蕉，有助於血壓趨向正常。

大蒜　外國一項研究顯示，凡有中等至嚴重程度的高血壓患者，連續幾周每天食用大蒜，血壓就可降至正常水準。

讓蔬菜走進抗癌菜單

「夫妻癌」與其他類型癌症一樣，完全可以預防，關鍵在於改變不健康的生活方式。以華先生與王女士為例，夫妻倆反省了患癌前「劣跡斑斑」的生活，決定改弦更張，重新過好每一天：倆口子相互支持積極抗癌，少了矛盾多了和諧；與不良飲食習慣決裂，增加果蔬在餐桌上的比重，減少鹽分與脂肪的攝入量；遠離煙酒；清晨、餐後散步，勤上運動場；按時就寢，不熬更守夜。並積極配合醫生治療，夫妻倆一直快樂地生活著。

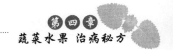

新近，世界衛生組織列出了一份防癌菜單，筆者轉錄於後，供天下夫妻參考：

（1）多食草莓、葡萄、櫻桃等水果。理由：瑞典科學家驗證，含有豐富的排毒物質，有利於清除血液中的致癌物質。

（2）每週生吃大蒜2次。理由：能顯著降低胃中亞硝酸鹽的含量，減少亞硝胺合成的比率；且含有微量元素硒，能促進處於癌變前期的細胞回歸正常分裂。資料顯示，常吃大蒜者的胃癌發病率比不吃者低50％。

（3）常吃洋蔥、花椰菜、捲心菜、洋白菜。理由：洋蔥含有櫟皮黃素，能阻止癌細胞生長，常吃者比不吃者癌症發病率減低25％。常吃花椰菜等，能減少結腸癌與乳癌發病率50％。

（4）多吃胡蘿蔔、番茄。理由：胡蘿蔔富含維生素A，缺乏者癌發病率為正常人的2倍多；番茄則為番茄紅素的富礦，對於抑制乳癌、胃癌、腸癌、前列腺癌有益。

（5）常吃大豆。理由：富含異黃酮，可斷絕癌細胞營養供應，餓死癌細胞。有資料為證：日本女子乳癌發病率僅為美國人的25％，膀胱癌發病率僅為美國人的20％，即歸功於日本人愛吃豆製品。

（6）多吃柑桔類。理由：含豐富胡蘿蔔素、類黃酮、維生素C等抗癌物質。

（7）常吃海洋蔬菜，如海帶、紫菜等。理由：富含抗癌物質褐藻膠。

同時，還要注意以下幾點：

（1）避免長期接觸致癌物質。如勤開門窗，保持室內空氣新鮮；不用劣質裝修材料；丈夫不要在家中吸煙，避免使妻子被動吸煙等。

（2）夫妻一方得了胃病或B肝，要積極治療，治癒前要做好預防工作，如分餐、接種B肝疫苗等。

（3）有癌症家族史者定期做體檢。

（4）保持樂觀心態。當夫妻一方不幸患上癌症時，另一方不要過分悲傷而給癌症以可乘之機。

（曉雁）

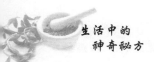

蔬菜是降血脂的生力軍

蔬菜經加熱後就會損失一部分維生素C，而生吃損失會相對少一些。如果考慮損失量，每頓飯所需的蔬菜量應該是100～150克。蔬菜中含有包括食物纖維、胡蘿蔔素和維生素E等在內的有效降低膽固醇的各種成分，不論是捲心菜、白菜等淡色蔬菜，還是胡蘿蔔、南瓜、菠菜等綠黃色蔬菜，經過煮、炒、燉等，吃起來都別有風味。

各種蔬菜的治病方法

香菜 肛門脫出，用香菜100克切碎，燒煙薰患處即有療效；小兒麻疹初起，用鮮香菜煮湯，趁熱放在患兒鼻旁薰或蘸湯擦顏面和頸部，能使麻疹快出並出透。

芋頭 治慢性腎炎，用芋頭100克，紅糖25克，將芋頭洗淨切片，放在鍋內燒灰研末後與紅糖和勻，每日三次，每次服30克。芋頭15克，水煎服可治痢疾；治胃痛，可將嫩芋頭切薄片拌白糖，早晚佐飯，常服有效。

山藥 手足凍瘡，取山藥一截，磨細敷上。治糖尿病，用山藥加水熬煮、取汁服即有效；乳腺炎腫痛，可研生山藥泥外敷。

大蔥 蔥白3根，蘿蔔3片，黃豆100克，水煎服，治感冒療效頗佳。

茄子 癰腫、蜂螫、蜈蚣咬傷、肌膚受損腫痛，可將茄子搗爛，敷患處。老爛腳、傷口久不癒合，可用紫茄皮外敷。

苦瓜 嚼服4～5片苦瓜，可治急性痢疾。將鮮苦瓜洗淨、搗爛成泥，敷在癤子上，每日二次，數日即癒，不留痕跡。用炒熟的苦瓜子研末，以黃酒送服，可治療陽痿。

常食生薑增智壽

生薑的功用無人不曉。但對其散寒解表以外的提神醒腦、強脾健胃和殺菌抗毒等作用，人們便知之不多了。為全面認識生薑的神奇功效，須先從幾則歷史故事說起。

佛門愛生薑。相傳釋迦牟尼有次傷風發熱，弟子阿難用生薑粥將他治癒。於是，釋迦牟尼就召集僧人，將生薑的好處宣揚了一番。佛祖宣導食薑，弟子便代代相傳，並衍生出許多新吃法來。蘇東坡監郡錢塘（杭州）時，曾遊淨慈寺，見一位綽號為「聰藥王」的壽僧，年已八十有餘，卻「顏如渥丹，目光炯然」。蘇東坡問其故，他答道：「自服生薑四十年，故不老。」自此以後，蘇東坡也美滋滋地吃起生薑來，領悟了「薑能健脾溫腎，活血益氣」之功能，且作《服生薑法》等文，張揚食薑之妙。

孔門也喜薑。《論語‧鄉黨》在描述孔子「食不厭精，膾不厭細」之「食風」時，還說他「不撤薑食，不多食」。在2400多年前，孔子能活到七十三歲高壽，這同他一年四季餐餐離不開生薑有一定關係。

醫門更知薑。明代藥物學家李時珍說，薑「可蔬、可和、可果、可藥，其利博矣。凡早行、山行，宜含一塊，不犯霧露清濕之氣，及山風不正之邪」。李時珍不僅指出生薑的多種用法和清濕祛邪作用，還從藥理上深刻地描述了生薑的性能。

如果說上述「三門」對生薑認識還停留在感性經驗基礎上的話，則現代科學已使人們對生薑功能的認識，向理性層面大大推進了。

生薑為薑科多年生草本植物薑的根莖。中國各地均有出產。從中醫視角看，生薑味辛、微溫，歸肺、脾經，能發汗解表，溫中止嘔、溫肺止咳。生薑的生化成分頗為複雜，除同其他根莖類植物一樣含有水分、蛋白質、纖維、碳水化合物、胡蘿蔔素、硫胺素、核黃素、尼克酸、抗壞血酸、各種維生素以及鉀、鈉、鈣、鎂、鐵、錳、鋅、銅、磷、硒等元素外，還含有薑辣素、含芳香氣味的揮發油、薑烯酚、γ-氨基丁酸、天門冬氨酸、穀氨酸、絲氨酸、甘氨酸等。其中，薑辣素和含芬芳氣味的揮發油，能使血液得到稀

釋，流動更加暢通，向大腦供應更多的氧氣和養分。而薑中的薑烯酚、γ-氨基酸等物質，對神經系統的信息傳導，具有催化作用。因而長期的適量食薑，就會使人思維變得更為敏捷，頭腦變得更為聰慧。

　　生薑不僅有祛寒、提神、醒腦等作用，還有健脾胃、助消化的功用。如果在吃飯或在烹製蔬菜食物時，用上幾片生薑，則薑辣素能刺激舌頭上的味覺神經和胃黏膜上的感受器，透過神經反射促使胃腸道充血，增強胃腸蠕動，促進消化液的分泌，使消化功能增強。另外，薑辣素還能刺激小腸，使腸黏膜的吸收能力加強，從而起到健脾胃、促消化、增食欲、補營養、強肌體的作用。

　　在此頗值一提的，還有英、德、日、荷諸國科學家發現並證實的生薑的一系列新功能。英國科學家的動物實驗證明，生薑能大大降低血液中的膽固醇水準，防止動脈硬化形成，從而降低腦血管病和冠心病的發生率。德國、日本的科學家證實，鮮薑含有抗癌物質，能在一定程度上抑制癌細胞產生。日本西部佐賀醫學院的一個研究小組認為，鮮薑中含有一種名為多元酸人參萜三醇的物質，可以抑制癌細胞的擴散。其機理為，多元酸人參萜能減少細胞膜的滲透性，它可以抑制細胞自力黴素的滲出，從而可防止癌細胞的增殖。荷蘭醫學家研究發現，生薑具有某些抗生素作用，尤其是抗擊消化道沙門氏菌效果明顯。對某些真菌、葡萄球菌及陰道滴蟲均有抑制作用。

　　常食生薑增智壽，你願意一試否，若長期食用，相信你也會不斷創造出新的吃法，使食薑更富情趣？　　　　　　　　　　　　　　　（蘇開源）

辣椒酒巧治面部痙攣

　　面部神經麻痹症曾經困擾了我七年之久。病在我左側面部，症狀表現為：由上眼皮跳動到下眼瞼跳動，最後又跑到地倉穴處跳動，在這三點循環跳動。在眼皮跳動最厲害時，痛苦得都難以睜開眼睛。同時還伴有頭疼、頭暈、面部肌肉麻木、發緊、疼痛諸多症狀。在這七年當中，我曾多次看醫

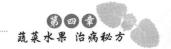

第四章
蔬菜水果 治病秘方

生，吃中藥，扎針灸，但效果都不明顯。

後來一個偶然的機會，同事的親戚給我推薦了一個驗方，就是「辣椒酒塗穴位」療法：取乾紅辣椒約7個（以朝天椒為佳）、二鍋頭酒2兩。將辣椒洗淨晾乾後裝入瓶酒裏浸泡7～10天，即可使用。用時取棉花棒簽蘸辣椒酒塗抹跳動處及五個穴位（四白穴、地倉穴、夾車穴、下關穴、厲兌穴），然後從上到下進行按摩，先按摩跳動部位，每次每個穴位按摩40～50下，每天三次為宜。此外，在易跳動的患處，隨跳動，隨塗辣椒酒，隨按摩。

用辣椒泡酒，塗擦面部的穴位，然後再進行穴位局部的按摩，應該說對促進面神經痙攣康復是一個好療法。

中醫認為，辣椒辛溫，有散寒通絡的功效。酒辛溫，有通血脈，散寒氣，行藥勢的功效。用辣椒泡酒，用酒塗穴位，有祛寒邪，活血脈，通經絡的功效，對治療面神經痙攣有一定的治療效果。

在面部的穴位塗酒後，借酒的藥力而進行各個穴位的局部按摩，使面部的經絡達到氣血通暢、通達表裏，從而達到治療面神經痙攣的目的。

但需要提醒的是，在依照此驗方治病的同時，需要做到：不吃刺激性食物。貴在堅持，忌三天打魚兩天曬網。如果患者病程較長，一瓶不夠用時，可照此方法再浸泡一瓶，繼續治療。

(張英)

生薑蜂蜜水預防老年斑

當人進入老年期後，面部、手背等處會陸續出現脂褐色的「老年斑」。老年斑的產生與自由基對機體的損傷有關，隨著年齡的增長，人體清除自由基的能力下降，這些物質就會迅速氧化體內的不飽和脂肪酸，形成老年斑。專家建議，老人每天喝杯蜂蜜生薑水可預防老年斑。

中醫認為老年斑的產生與氣血運行不暢有一定的關係，生薑具有發汗解表、溫中止嘔、溫肺止咳、解毒等功效，其辛溫發散的作用可促進氣血的運行。現代醫學研究也表明，生薑裏含有的辛辣成分「薑辣素」具有很強的抗

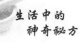

氧化效果，可以快速清除自由基，抑制體內過氧化脂質的產生。因而可防止或減少脂褐素的沉積，其抗氧化作用比目前最常用的抗氧化劑——維生素 E 的作用更強。而蜂蜜具有補中潤燥，緩急解毒的作用，透過其補益作用可促進人體氣血的化生，維持氣血的正常運行。現代醫學研究亦表明，蜂蜜中也含有大量的抗氧化劑、維生素C和黃酮類化合物等，對自由基有很強的「殺傷力」。生薑具有發散作用，年老體弱，表虛自汗者不宜久服，否則易耗氣傷陰。蜂蜜的補益作用則可以避免服用生薑後出汗過多，導致人體陰液過度耗傷的不良反應，二者「互補互利」。

飲用方法：取新鮮生薑片10～15克，用200～300毫升開水浸泡5～10分鐘，待水溫冷卻至60℃以下時，加入10～15克蜂蜜攪勻飲用。需要注意的是，加入蜂蜜時，水溫不可過高，否則會破壞其中的維生素C，降低其抗氧化能力。長期堅持服用，不僅能從一定程度上防止老年斑繼續生長，而且還可能使已經出現的老年斑漸漸變淺、縮小。

但需要提醒大家，生薑性溫，有牙齦腫痛、口腔潰瘍、便秘等「上火」症狀的老年朋友，不宜過多飲用生薑蜂蜜水。　　　　　　　　　　（大慶）

胡蘿蔔素降血脂效果好

同維生素E一樣，最近，胡蘿蔔素也引起了大家的注意。胡蘿蔔素是維生素A的原材料，有 α、β、γ 三種。它不僅可以增強視力、保護皮膚和黏膜，也是骨骼和牙齒成長中不可缺少的成分。根據最近的研究結果，發現 β 胡蘿蔔素能夠有效地預防癌症，α 胡蘿蔔素也有一定的抗癌作用，並因此掀起了一股胡蘿蔔素熱潮。

胡蘿蔔素易溶於油，炒著吃比焯後吃更容易被吸收。如將胡蘿蔔與黃豆一起煮著吃，效果更佳。

植物的葉綠體中含有胡蘿蔔素，胡蘿蔔、菠菜、茼蒿、韭菜、南瓜、油菜、甘藍等黃綠色蔬菜中都含有很多胡蘿蔔素。

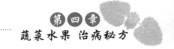

第四章
蔬菜水果 治病秘方

馬鈴薯汁治十二指腸潰瘍

取鮮馬鈴薯1000克洗淨，切成細絲，搗爛，以潔淨紗布絞汁。將馬鈴薯汁放在鍋中先以大火，後以小火煎熬至黏稠時，加入等量蜂蜜，再煎至黏稠如蜜時停火，待涼裝瓶備用。每次食一匙，每日二次，空腹食用。可治十二指腸潰瘍及習慣性便秘等症。

熱薑水，保健良藥

生薑，是人們熟悉和常用的佐食調味佳品，除供食用之外，還可用於藥療。近年來研究表明，用生薑炮製的「熱薑水」具有良好的藥用功效，可以預防和治療多種常見病症。

口腔潰瘍　用熱薑水代茶漱口，每日2～3次，一般6～9次潰瘍面即可收斂。

牙周炎　先用熱薑水清洗牙石，然後用熱薑水代茶飲用，每日1～2次，一般六次左右即可消除炎症。

咽喉腫痛　用熱薑水代茶漱口，每日早、晚各一次。如果喉嚨痛癢，可用熱薑水加少許食鹽代茶飲用，每日2～3次，一般9次左右便可化解炎症、消除痛癢。

齲齒　每日早、晚堅持用熱薑水漱口一次，並每日代茶飲用數次。此法對保護牙齒，預防和治療齲齒頗為有效。

感冒頭痛　將雙腳浸於熱薑水中，水以能浸到踝骨為宜。浸泡時可在熱薑水中加點鹽、醋，並不斷添加熱水，浸泡至腳面發紅為止。此法對風寒感冒、頭痛、咳嗽治療效果顯著。

麥粒腫　取熱薑水一杯，借助其熱氣薰眼，薰時睜開患眼，一般每次薰10～15分鐘，每日薰2～3次，止痛消腫效果良好。

偏頭痛　當偏頭痛發作時，可用熱薑水浸泡雙手，大約浸泡15分鐘左

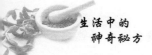

生活中的
神奇秘方

右，痛感就會減輕，甚至消失。

神經衰弱　每天早、晚空腹各飲用熱薑水1～2杯，可收到補氣、提神之效。持續下來，對神經衰弱、頭暈、煩躁等症具有良好療效。

醉酒　用熱薑水代茶飲用，可加速血液流通，消化體內酒精。還可在熱薑水裡加適量蜜、糖，讓身體直接吸收，以緩解或消除酒醉。

面部暗瘡　用熱薑水清洗面部，每天早、晚各1次，持續約60天左右，暗瘡就會減輕或消失。此法對雀斑及乾燥性皮膚等亦有一定的治療效果。

頭皮屑　先用生薑輕輕擦洗頭髮，然後再用熱薑水清洗頭髮，可有效防治頭皮屑掉落。此外，經常用熱薑水洗頭，對禿頭亦有一定治療效果。

腰肩疼痛　先在熱薑水裡加少許鹽和醋，然後用毛巾浸水擰乾，敷於患處，反覆數次。此法能使肌肉由張變弛、舒筋活血，可大大緩解疼痛。

蟯蟲病　每天睡眠前，先用熱薑水清洗肛門周圍，然後再飲用熱薑水1～2杯，持續十天左右即可治癒。

腳臭　將腳浸於熱薑水中，浸泡時加點鹽和醋，浸泡15分鐘左右，抹乾，加點爽身粉，臭味便可消除。

食道癌　平時，堅持一日兩次用熱薑水代茶飲，可起到止痛、延長生命或緩解病情的作用。

高血壓　血壓升高時，可用熱薑水浸泡雙腳15分鐘左右。熱薑水浸泡雙腳，可反射性引起血管擴張，使血壓隨之下降。

動脈硬化　每天早、晚堅持用熱薑水漱口，並在每天臨睡前飲用熱薑水一杯，可促進血液循環，防止動脈硬化。　　　　　　　　　　（徐美雲）

蘋果治療前列腺炎

前列腺液中的主要成分中除了蛋白質、各種酶類、有機物外，還含有許多的微量元素，其中鋅佔大多數。

由於鋅在血液和前列腺液中之含量與前列腺抗菌殺菌能力有關，所以採

第四章
蔬菜水果 治病秘方

用含鋅的藥物來治療慢性前列腺炎，其藥物能否有效地被吸收，以及其適當劑量的正確掌握將是一件十分重要的事。這是因為前列腺內鋅含量過高有阻止中性和巨噬細胞的作用，降低這些細胞的活力，有礙白血球發揮正常抗菌作用。國外有的臨床醫學研究人員發現蘋果汁對鋅缺乏症具有驚人療效，這項研究就是「蘋果療法」。

慢性前列腺炎患者除前列腺液的含鋅量減少以外，尚可有皮膚發炎、脫髮等給患者帶來不少煩惱的症狀。與過去常用的含鋅藥物療法相比，蘋果汁比含鋅高的藥物更具有療效，且具有安全、易消化吸收，並為患者所歡迎、易接受的特點。療效與蘋果汁濃度成正比，越濃療效越佳。故慢性前列腺炎患者經常食用一些蘋果是一種非常有益的飲食療法。

紅棗柿餅治病方

柿子性味甘、澀、涼，功能清熱解渴，降脂止血。棗性味平、甘，功能補脾和胃，益氣生津。山茱萸性味甘、酸，微溫，功能補益肝腎，收斂固澀。二者組合後具有健脾、滋陰、益肝功能，肝陰不足，患有虛火上升、倦怠懶動，動則氣喘、易煩、急躁等症者適用。用柿子餅30克，紅棗30克，山茱萸10克，麥粉100克，紅棗、柿子去其核與山茱萸等共研成末狀，與麥粉加水適量和麵，製作成小餅，在餅鐺上烤熟或烙熟即可。每天一次，連續半月到一月，必要時可重複食用。

果蔬治療前列腺炎

患了前列腺病，除堅持運動外，還可透過飲食調整來強化治療效果。

多吃番茄 科學家研究發現，多吃番茄有助於男士預防前列腺癌，並增強性能力。調查表明，一些地中海國家，男人們前列腺病發病率低，且性能力多

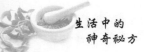

半維持到60歲以上，推測是因為當地盛產番茄，而男人們又喜歡吃的緣故。一些研究提示，男性一周吃5～10次番茄，患前列腺癌的可能性減少一半。

生食南瓜子　南瓜子中藥別名北瓜子、倭瓜子。民間秘方，用生南瓜子治療前列腺增生，簡便有效。患者每日將100克生南瓜子分三次食之，服用三天，尿頻症狀明顯緩解；連續服用半月，夜尿由4～5次可降到1～2次，睡眠也隨之好轉。

多飲用蘋果汁　國外透過一項實驗研究發現，在患慢性前列腺炎時，病人的前列腺液中的鋅含量明顯降低並難以提高。蘋果汁對鋅缺乏症具有驚人療效，且安全、易消化吸收。其療效與蘋果汁濃度成正比，越濃療效越佳。

飲用胡桃殼水　胡桃殼約500克，用鋁鍋加水以覆蓋為宜，燉沸後以文火保持水沸，計2小時，加入4個雞蛋（不去殼）再燉2小時，共計為4小時，取出濾殼，每次服一個雞蛋、一大碗胡桃殼水（無毒副作用），一天三次，連服三劑。

中醫茶飲　取金銀花60克，野菊花30克，生甘草20克，清水煎湯內服，隨意代茶飲用（限當日服完）。服藥期間，禁用煙、酒及辛辣食物。

患前列腺疾病是一個讓男人們很尷尬的事情，透過以上五個方案的實踐，前列腺疾病一定會遠離你。　　　　　　　　　　　　　　　　（藍晟）

大自然的恩賜（果蔬治療）

飲一杯富含維生素的果汁，會使整天精力充沛，每天都飲一杯果汁，則會使身體和容顏產生意想不到的美好。

新鮮的水果與蔬菜，不但風味好，而且營養豐富。這些產品經過千百年的進化和改良，其所含成分已經十分接近人類的需求了。蔬菜有綠黃色蔬菜、淡色蔬菜等之分，水果有果實類、柑橘類、瓜類等之別。綠黃色蔬菜主要包括青菜類、胡蘿蔔、南瓜、番茄、洋芹、甜椒、紫蘇等，這些都含有豐富的A、B、C、D、E維生素及胡蘿蔔素、食物纖維及葉紅素，可預防老

第四章
蔬菜水果　治病秘方

化、增強對癌細胞的抵抗力，攝取不足時，會導致皮膚黏膜乾燥，使病原菌易於侵入，還可導致血液成分改變而影響血液循環，進一步影響到各臟器組織。每人每日平均應攝取100克以上此類食品。淡色蔬菜包括白菜、蘿蔔、馬鈴薯、芹菜等，含有豐富的維生素C與D及食物纖維，具有活化合成膠原物質的作用，可減弱細菌及病毒的活力，提高免疫力，降低膽固醇。維生素D還具有治療胃腸潰瘍病的功效，選擇此類食品，每人每日平均攝入量應不低於200克。水果所含營養素大致同於蔬菜。

選擇果蔬食品，當然是以新鮮的為好。在暴露的條件下，其內在的維生素會隨著時間流逝而逐漸喪失。所以，凡是有葉的菜類宜用潮濕的紙包好，放入塑膠袋內再置於冰箱中冷藏。水果買來之後應盡快食用或放進冰箱保存，尚不十分成熟的果類則需在室溫條件下存放，待熟後食用，或是與成熟的蘋果一起裝入塑膠袋中促其成熟。應視不同的狀況，選擇適當的保存法。值得一提的是，因為果蔬都存在著表面殘存農藥或化肥的問題，所以在食用前必須清洗乾淨。果蔬類食品雖是自然之物，但有些食品口感麻木，有些食品澀滯，甚至還有的食品含毒，在食用前均須使用相應方法去除有異味和有害的成分。

鮮果汁，如果每日早晨飲上一杯，可以使你的頭腦和心身煥然一新，整天充滿活力。有些果汁適宜熱飲，有些果汁冷飲味道更佳。喝果汁時如能慢飲，細細品味，則更能提高果汁營養成分的吸收。果汁與唾液充分混合後，更有助於消化功能。要切記持之以恆，長期飲用。

甜橙鳳梨汁　橙去皮，鳳梨去皮心，再取番茄、洋芹少許，全部置於壓榨器中榨汁，隨喜好添加蜂蜜。特點為維生素A含量較高。可提高皮膚代謝氧化，增強肌膚抵抗力，促進血液循，預防皮膚老化。

草莓什果汁　草莓、白菜、檸檬、乳酪混合榨汁後，再放冰塊與甜料。具有調理腸胃作用，對面疱、粉刺、痘疹也有療效。

芹菜什果汁　胡蘿蔔、番茄、蘋果去皮榨汁，再加檸檬汁及蜂蜜和鹽。有增強皮膚活力功效，營養均衡，汁色誘人。

甜橙木瓜汁　甜橙、木瓜去皮、籽、果袋，加檸檬榨汁。富含維生素

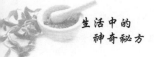

A、C，深具美容效果。

橘柑番茄汁　去皮切塊，與洋芹一起榨汁，加冰塊及鹽飲用。富含多種維生素，賦予肌膚光澤彈性。

葡萄什果汁　選無籽葡萄洗淨，香蕉去皮，葡萄柚1個去皮，榨汁。此品幫助消除疲勞，預防肌膚乾燥。

胡蘿蔔蘋果汁　兩品去皮切塊共榨，與豆漿混合，再放冰塊與檸檬切片。為強化體力，解除便秘，預防粉刺，防止皮膚乾裂之美容佳品。

紅豆甜橙汁　紅豆洗後加水煮沸成湯，再加甜橙汁及適量脫脂奶粉，加蜂蜜共飲。美容髮膚，防止老化，且對貧血及腳氣甚具療效。

雷克果汁　將去皮去核的梨、檸檬榨汁。加蜂蜜，再於乾碗中將雞蛋清拌打出泡，混合後加冰塊飲用。本品營養豐富，清淡可口，且能控制糖分攝入。

芹菜檸檬汁　取芹菜新鮮菜葉，洗淨後切碎，去皮檸檬、蘋果切塊，共榨後加鹽及冰塊。風味頗佳，營養豐富。

洋李仙酒　洋李與甜橙去皮籽，榨汁。洋李也可用生杏代替。此品能調整體能，預防肥胖。

西瓜什果汁　西瓜、甜橙、檸檬去皮籽，榨汁後注入加冰杯中，再加冷碳酸水。本品有利尿、祛腫之效。西瓜內含鉀，對肌體軟組織有強健功效。

以上各法，選料均為市場常見食品，組合後營養均衡，配比充分。為健康美容佳品，長期飲用效果頗佳，請君一試。　　　　　　　　　　（胡華）

咽喉乾痛的蔬果療法

咽喉腫痛患者在藥物治療的同時，選用一些蔬果食療方也有輔助治療效果，可加速疾病康復。

（1）雪梨3個，搗爛，加蜂蜜50克，水煎服，一日分兩次服。

（2）鮮荸薺200克，洗淨，去皮，絞碎榨汁，每日三次，冷服。

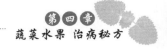
第四章
蔬菜水果 治病秘方

（3）鮮獼猴桃3個，去皮，每日分三次吃。

（4）草莓洗淨，擠汁，每日早晚各服30毫升。

（5）鮮橄欖（去核）60～120克，搗爛絞汁，頻頻嚥服。

（6）柑皮煎水代茶頻飲。

（7）白蘿蔔絞汁，加些薑汁，頻頻嚥服。

（8）甘蔗、蘿蔔、荸薺榨汁，每次飲100毫升。

（9）百合10克，綠豆15克，同煮加糖食用。

（10）馬蘭頭30～60克，水煎經常服用。

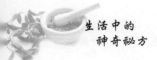

第五章

豆類五穀　治病妙方

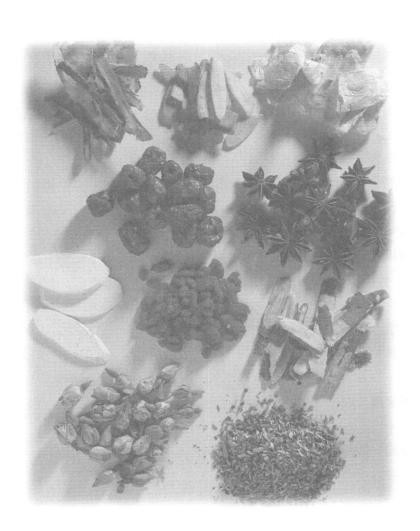

黑豆

黑豆降糖

黑豆的營養價值很高，除了擁有黃豆所含的大部分營養素外，還含有「鉻」，可調整血糖代謝，所以糖尿病患者適當地食用對血糖控制有好處。

黑豆中含有能降低惡性膽固醇的大豆球蛋白、亞油酸、卵磷脂以及降低中性脂肪的亞麻酸等，能軟化血管、擴張血管、促進血液流通。

黑豆是較滋補的食材，對肝腎陰虛型耳聾症尤為適宜，黑豆豆漿也適合體質虛寒或經期貧血的女性飲用。

黑豆治病養顏

中醫認為黑豆甘溫、無毒，入腎、脾、心經，有補腎強身，除濕利水，抗老延年的作用。《延年秘錄》載：「服食黑豆，令人長肌膚，益顏色，填精髓，加氣力，補虛能食。」

黑豆營養豐富，含有蛋白質、脂肪、碳水化合物、維生素B_1、維生素B_2、尼克酸、胡蘿蔔素等，以及鈣、磷、鐵、鉀等礦物質，黑豆有預防肥胖和動脈硬化的作用。

補腎填精　取黑豆50克，狗肉500克，一起煮爛，分1～2次服食。

烏髮　用醋將黑豆煮爛，取汁，每次10克左右加熱水洗髮，有烏髮作用。每晚食炒熟黑豆20粒，黑芝麻一匙，有烏髮作用。

治失眠　將黑豆裝入枕中作枕頭，有安眠作用。

治尿急、尿痛　取黑豆30克，生甘草10克，滑石末20克，加水煎湯，熱飲。

治關節痛　取黑豆500克，炒香，研成細末，每次服3～5克，黃酒送服。每日三次。

治便秘　取黑大豆炒熟研末，用酥油調和，每次飯前用溫開水送服。每次一匙，每日二次。

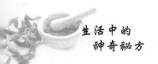

黑豆降壓

專家認為，黑豆中含有大量能降低膽固醇的大豆球蛋白、亞油酸、卵磷脂以及降低中性脂肪的亞麻酸等，這些有用成分能軟化血管、擴張血管、促進血液流通。

綠豆

綠豆降糖

綠豆澱粉中含有相當數量的低聚糖（戊聚糖、半乳聚糖等），這些低聚糖因人體胃腸道沒有相應的水解酶系統而很難被消化吸收。所以綠豆提供的能量值比其他穀物低，對於肥胖者和糖尿病患者有輔助治療的作用。

綠豆可改善腸道菌群，減少有害物質吸收，還可預防某些癌症，如大腸癌等。

綠豆中的鞣質既有抗菌活性，又有局部止血和促進創面修復的作用，對各種燒傷有一定的治療作用。

綠豆還能降血脂、降膽固醇、抗過敏、增強食欲、清暑解毒等。

綠豆治療前列腺炎

綠豆60克，車前子15克，將綠豆洗淨，將車前子用紗布包好，同放鍋內加水煮至豆爛，去車前子，食綠豆喝湯。

玉米

玉米又叫包穀、苞米，不僅供食用，而且還有藥用價值。它的蕊鬚也入藥，叫玉米鬚。

中醫理論認為，玉米性味甘平，有健脾開胃、除濕利尿功效，可用於治

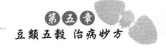

第五章
豆類五穀 治病妙方

療脾胃虛弱、消化不良或濕熱引起的痢疾、腹瀉、黃疸、水腫等症。熟食充饑健身、補虛和中，可作為病虛體弱、老人的食療主糧。

玉米的營養價值較高，含有豐富的碳水化合物、脂肪、蛋白質、膳食纖維、礦物質和微量元素、維生素等。

玉粉鬚則有利尿消腫、利膽退黃、凝血止血、降糖降壓作用。以玉米鬚煎水代茶，清甜可口，對高血壓、肥胖、糖尿病及其腎病變、泌尿系感染均有一定療效。

玉米梗芯作用與玉米鬚作用相似，用梗芯與煆牡蠣水煎口服，可用於自汗、盜汗的治療。

玉米不僅是營養價值極高的食養佳品，而且還有多方面的醫療保健作用。如治療糖尿病，玉米500克，分四次煎服。治療高血壓、高脂血症、冠心病，玉米粉30～60克，將水在鍋中燒開後撒入，並攪勻成稀糊狀，待煮熟時加入麻油、蔥、薑、食鹽調味服食，其降脂作用甚佳。治小便不利、水腫，玉米粉90克，山藥60克，加水煮粥；或玉米30克，玉米鬚15克，水煎服；或玉米鬚、冬瓜皮、赤小豆各適量煎湯代茶飲用。治療膽囊炎、膽石症，玉米鬚、茵陳各30克，水煎服，能利膽退黃。治療脾胃虛弱、消化不良、食少腹瀉、玉米30克，刺梨15克，水煎服或代茶飲，有健胃消食之功。

蕎麥

蕎麥也叫烏麥、三角麥，其性味甘寒，能清熱祛濕、除風痛、消積滯，用於腸胃積滯、脘腹脹痛、慢性泄瀉最為合適。

現代醫學認為，蕎麥含有豐富的植物蛋白、礦物質、維生素和膳食纖維。在蛋白質的氨基酸組成中，賴氨酸含量非常豐富，因而其生物價值高於大米和小麥。由於其含膳食纖維多，對餐後血糖影響較小，故糖尿病患者可選用作為主食，有耐饑渴、閃氣力、續精神、止虛汗、調節胃腸功能的作用。蕎麥莖和葉含有大量黃酮類物質及維生素P等，有抗衰老、降血脂、

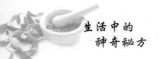

降低血管脆性及通透性、防治糖尿病慢性血管病變的作用，可用於視網膜出血、紫癜及高血壓的輔助治療。

　　蕎麥的醫療用途包括：治飲食積滯、腹脹腹痛，蕎麥15克，雞內金15克，萊菔子10克，共研細粉，每次服10克，溫開水送服。治腹瀉，蕎麥麵做飯，日服3～4次。此外，鮮蕎麥葉30～60g，或加用藕節3～4個，水煎服，可用於視網膜出血的治療。

小米

米汁去斑

　　淘米汁能給皮表適度的刺激，除去老化角質，活化皮膚，令表皮煥然一新。

　　我們對一些正在使用淘米汁洗臉的患者進行了調查。其結果是，不但雀斑逐漸消失了，而且皮膚變得潤澤，眼角、嘴周圍的皺紋也明顯減少。所以我們大可用這種淘米汁洗面法，恢復素顏的美白潤澤。

　　洗臉用的淘米汁，應是富含米糠的乳白色糊狀汁。首先，用水洗米，並迅速將水倒掉，然後淘米，使米粒之間相互摩擦，在研磨的同時加入少量水，最後加二杯水，攪拌均勻。

米糠去斑

　　曾經有一位34歲的主婦，為治療左臉和太陽穴上的雀斑到過我這裏，我建議她每天堅持做米糠面膜，三天之後，她驚奇地發現雀斑變淡了。三個星期後，臉上的雀斑幾乎全部消失了。

　　實驗證明米糠面膜對90％的皺紋、雀斑都能起到治療效果。

　　米糠面膜的製法：

　　（1）將米糠和麵粉以6：4的比例倒入容器中攪拌均勻。

　　（2）用筷子攪拌均勻後，放置20～30分鐘，使米糠和麵粉充分混合。

（3）倒入少許冷水，攪拌成漿糊狀即可。由於雀斑的程度、患者的年齡不同，面膜效果自然有異。但一般情況下，只要每週二次，堅持做六個月，就會有相當好的效果。

秫米

秫米又稱黃米、黍米，即粟米中的黏糯者。本品性味苦、微寒，功能補脾止瀉、和胃安神。可用治脾胃虛弱、久瀉不止，或胃氣不和、夜臥不眠。用秫米煮粥、做飯吃，量少能治療胃氣不和引起的失眠。用本品炒黃、研粉，每次20克，紅糖拌食，治脾胃虛弱引起的久瀉不止，久服能增強消化機能，使大便恢復正常。

高粱

高粱又名蜀秫或蜀黍，其性溫味甘澀，具有溫中止吐、收斂止瀉、和胃健脾、消積之功效。凡脾胃虛弱、消化不良、腹瀉、便溏、畏寒、陽虛自汗等症，悉為佳品。如治療陽虛自汗時可與羊肉、蔥、鹽共煮粥食之。治療慢性腹瀉時可與黑豆、大棗、神麴合用，炒焦研粉服用。高粱根利小便，可用於消腫及肢體無力的治療。

本品性溫而澀，對胃弱津傷、大便燥結者不宜食用。

小麥

小麥性味甘、微寒，功能滋陰益氣，清熱止渴、通淋止瀉、安神。主治陰虛或氣陰虧虛所致的心悸心煩、夜臥不寧，精神恍惚、煩熱消渴、自汗盜

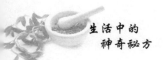

汗、神疲氣短、慢性泄瀉等症。藥用方面以浮小麥最為常用，即小麥的乾癟輕浮未成熟穎果或帶稃的穎果，入水中淘平等時漂浮在水面，曬乾入藥，生用或炒用。浮小麥性味甘寒，有鎮靜、止盜汗虛汗、生津液、養心氣的功效。常用於治療虛熱多汗、盜汗、口乾舌燥、心煩失眠等症。

　　小麥是人們賴以生存的主食之一，其醫療用途也很廣。如治陰虛盜汗、自汗，浮小麥、大棗各30克，水煎，每晚服一次，或浮小麥、糯稻根各15克，大棗10枚，水煎服，每日一劑，連服5～7天。治胃熱消渴、口乾欲飲，小麥30～60克，加水煮成稀粥，分2～3次服用，有清熱止渴之功。治糖尿病，麥麩、麵粉（4：6）拌和雞蛋，做發糕餅，初用，平均每天需麥麩500克，隨病情好轉，逐漸減少其含量，長期用有效。治心悸失眠，浮小麥15克，大棗5枚，甘草6克，水煎服。治慢性腹瀉，小麥麵（炒黑）、小麥麩（炒黃）各30克，混勻沖服，日一次分服。

薏苡仁

　　每週一次薏苡仁面膜，可解決青春痘、雀斑、皺紋等皮膚的一切煩惱。同時還可使所有受傷的肌膚恢復健康。

　　中國古代宮廷美膚的秘方就是將薏苡仁粉和蜂蜜攪在一起做成面膜使用。特別是乾性皮膚、敏感性皮膚或是臉上容易長痘的人，使用薏苡仁面膜後，可將皮膚調節成正常、均衡的狀態。因雀斑、黃褐斑而煩惱的人也同樣會收到良好的效果。

　　面膜的材料，即為生薏苡仁糊和化妝水，化妝水應使用不含酒精的為好，然後將兩者攪拌均勻至蛋黃醬狀，抹於面部。

　　抹完後，為增強薏苡仁養分的滲透效果，可在面部再敷一層保鮮膜，不要忘了在膜上留兩個孔以便呼吸。10～15分鐘後取下，用清水洗淨。

芝麻核桃

　　本人今年73歲，1993年開始患前列腺肥大症，出現尿急、尿頻、尿不淨等症狀，很傷腦筋。曾多次到大醫院去看醫生，也用了不少藥，甚至是二百多元一瓶的進口藥，都未能治癒，只是暫時緩解一下症狀。前年聽一位朋友講，每天吃一勺黑芝麻、一個核桃、三粒花生米，堅持時間長了，可以治前列腺肥大症。我想這些都是富有營養的好東西，即使治不好病也能增補營養，於是決定試一下。但我年歲大了，牙齒不好，嚼不動這些東西，於是就每次買500克黑芝麻，250克核桃仁，250克花生米炒熟了混在一起，由於這些東西油性很大，放在粉碎機中容易滯住，於是又將5000克糯米炒熟了摻合進去，這樣就容易加工成粉末了。

　　從前年9月開始，每天早餐時取3勺自製的「黑核花」粉末，再加一勺白糖，用開水沖成糊狀，隨早點喝下去。到現在已喝了兩年多，效果很好。不但前列腺病基本好了，而且白髮也變黑了許多，精神狀態也比以前好多了。兒子見我取得這樣好的效果，最近也喝起「黑核花」來了。

大豆及製品

補鈣

　　除了運動和光照，合理的飲食調節也是必要的。醫學專家還發現，骨質疏鬆症的發生與體內雌激素分泌量急劇減少有關，故停經後的老年婦女比老年男子更易患骨質疏鬆症。中國旅美博士魏華成先生發現，來自大豆的異黃酮類物質均為預防骨質疏鬆症的天然良藥。大豆異黃酮屬於「植物雌激素」類物質，結構與人體內的天然雌激素十分相似，故經常補充植物雌激素，可糾正人體內因雌激素水準下降所引起的各種代謝性疾病。

　　迄今國外已發現的植物雌激素有20餘種，按其結構分，它們分屬於異黃酮、皂甙、木酚素（木脂素）、香豆精、植物甾醇與雷鎖酸酯等，其中以豆

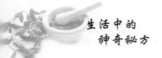

科植物「大豆」所含植物雌激素量最多。其他食物如小麥（麥麩）、大米（米糠）、蕎麥、十字花科蔬菜（如花椰菜）、馬鈴薯、大棗、某些水果（如蘋果、櫻桃、石榴等）以及亞麻子和某些中草藥（如蛇床子、淫羊藿）等亦含一定量的植物雌激素。

日本人由於喜食豆腐（日本國民人均消費豆腐量居亞洲第一）和愛喝味噌湯，以及吃蕎麥麵等食品，故其骨質疏鬆症發病率大大低於西方國家。為了驗證植物雌激素的保健作用，魏博士及其助手做了動物實驗：他們將六周齡的大鼠分為兩組，其中一組每天餵給豆漿與蕎麥麵加工的飼料，另一組僅餵清水與普通飼料。幾周後測定結果表明：餵豆漿與蕎麥麵的大鼠其骨密度大大高於餵清水與普通飼料的大鼠。

醫學研究人員認為：豆漿（或豆製品）以及雜糧是最好的防止骨質疏鬆症的天然良藥。因為它們所含異黃酮、木酚素之類植物雌激素有助於人體吸收鈣質，增加骨密度。所以中老年人不妨每天喝一杯豆漿或吃一些豆製品。

當然，適當服用鈣製劑、維生素D等藥物是更為常用的療法，但要在醫生指導下規範使用。不宜自行購藥服用，更要注意不要超量服用，否則是有害無利的。

降低膽固醇

食物纖維不僅可以防止便秘、預防大腸癌，同時還具有降低膽固醇的作用。

要想充分攝取食物纖維，不僅要吃蔬菜，還要吃穀類、海藻、豆類、水果等類食物。其中，要多吃豆類。

要想從豆製品中攝取食物纖維，最好食用煮大豆、豆腐渣、毛豆、熟黃豆麵等。

雖然豆腐的食物纖維少，但豆腐是不含膽固醇的優質蛋白質源。而且，豆腐中的脂肪部分的一半又是能夠降低膽固醇的亞油酸，所以我們每天要吃些以豆腐為主的大豆製品。

第六章

變草為藥　治病偏方

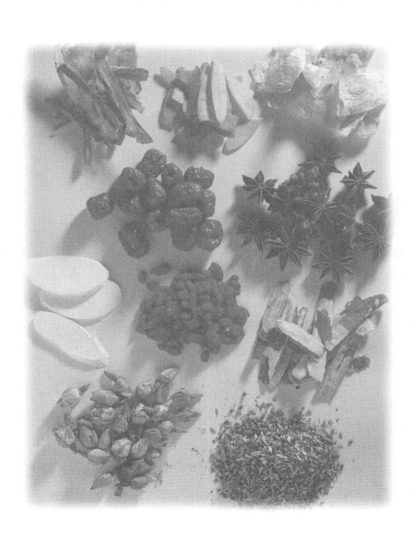

紫草治療黃褐斑

紫草30克,茜草、白芷各10克,赤芍、蘇木、紅花、厚朴、絲瓜絡、木通各15克。加水2000~2 500毫升,煮沸15~20分鐘,外洗濕敷。對肝斑、中毒性黑皮病及面部繼發性色素沉著療效良好。

雞血藤治失眠

筆者近來用單味雞血藤治療失眠患者療效滿意,用法:每天取雞血藤50克,水煎分二次服用,半個月為一個療程。一般一至二個療程即可好轉或痊癒,本方對血虛所致的失眠療效滿意,而火熱亢盛患者療效欠佳。雞血藤具有養心安神、健脾抗衰作用,故對血虛失眠療效頗佳。

夏枯草治乳腺增生

乳腺增生病在臨床中較為常見,且多為中青年婦女,本人採用單味中藥夏枯草泡飲治療,起到了較為滿意的效果。方法:患者一律服用單味夏枯草治療,每天30~50克,開水泡當茶飲,每天泡飲多次,經上方治療30多例,療效滿意,服藥最短者一個月,最長者六個月,有效率達95%。本方對肝火亢盛及肝氣鬱結療效極佳,對陽寒內盛者療效不佳。

旱蓮草降肝炎穀丙轉氨酶

本人近來得一驗方,發現旱蓮草具有明顯降低穀丙轉氨酶的作用,經臨床驗證多例,療效滿意,用法:每天用旱蓮草30~50克(鮮品60~90克),

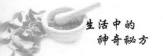

水煎服，連用一個月，穀丙轉氨酶恢復正常，症狀消失，本方專用肝腎陰虧患者，脾胃虛寒及大便泄瀉者不宜使用。

艾葉也能治百病

艾葉性味辛溫，有溫通經脈和止痛止血的作用。用艾葉揉碎製成艾絨，捲入紙中做成艾條，點燃後在穴位上灸，能治療風濕痹痛、關節痛等病症。

然而，如果用手持艾條進行薰灸的話，會比較麻煩。如果自己製作一溫灸盒，把點燃的艾條放入其中，放置在要灸的部位，既省事又不影響療效，很適合老年人在家中使用。

溫灸盒的製作要用四塊薄木板釘成一個上下無底的四方體，盒高12釐米左右。然後在盒高一半處，固定一塊鐵絲紗窗，其網格密度要50～100目／平方釐米，再根據盒口大小做一個活動蓋子。治療時把艾條掰成2～3釐米長的小段，點燃後放入盒中鐵絲網上，然後蓋上蓋子，稍留一縫即可。要注意鐵絲網格的網眼不宜過大，否則燒過的灰屑會從中落下。溫灸盒適用於面積較大、較平的部位使用，如肩背部、腰腹部等，可以單獨使用，也可以與針刺療法配合，在針上加灸。常用的部位及適應症有：

慢性支氣管炎　老年人長期咳嗽、咯痰、呼吸困難等，必然會損傷人體正氣。如果每天用溫灸盒在大椎（在第七頸椎棘突下）、肺俞（第三胸椎棘突下旁開1.5寸）、膏肓俞（第四胸椎棘突下旁開三寸）等穴位上灸一灸，就會起到激發人體正氣，奮起抗邪的功效。

糖尿病　糖尿病是老年人的多發病之一，其病機以脾胃虛弱，中陽不振有關。用溫灸盒放置於關元（在臍下方三寸）、氣海（在臍下1.5寸）等穴位，則能起到補益陽氣的作用。

膈肌痙攣　俗稱打嗝，是在受涼或飲食冷熱溫差變化太快時發生。輕者並無大礙，但重者會影響進食、休息，所以應該及早治療。用溫灸盒在膻中（在胸骨上，兩乳之間中點）、中脘（在臍上四寸）、關元（在臍下三

第七章
變草為藥 治病偏方

寸）、腎俞（第二腰椎刺突下旁開1.5寸）等穴處施灸，可以解痙止呃。

腎虛遺尿、尿失禁　可用溫灸盒在命門（第二腰椎刺突下）、關元、三焦俞（第一腰椎刺突下旁開1.5寸）、小腸俞（平第一骶後孔後正中線旁開1.5寸）、中極（在臍下四寸）等處施灸。老年人腎氣衰弱則導致氣化失常，固攝無權，膀胱開合失度，出現小便失禁或遺尿、尿瀦留等。如能升提腎之陽氣，則以上難題可以迎刃而解。

慢性腰背痛　現在的上班族工作緊張，勞累一天後，會出現肩頸酸痛、腰背強直等不適。如果用溫灸盒經常在腎俞、大腸俞（第四腰椎刺突下旁開1.5寸）、腰眼（第四腰椎刺突下旁開3.5～4寸的凹陷中）、命門、腰陽關（第四腰椎棘突下）、十七椎穴（在腰陽關向下一個腰椎下凹陷處）、委中（膕橫紋正中處）等部位溫灸，則可以疏經活絡、解除腰痛。

痛經　可在下腹部的關元、曲骨（腹中線恥骨上緣處）、子宮（在恥骨上一寸，正中旁開三寸處）等及背部的肝俞（第九胸椎刺突下旁開1.5寸）穴上施灸，能溫經散寒止痛。

（陳琳）

艾灸臍兩法

艾炷直接灸　將燃燒的艾炷直接懸在臍中上方（一釐米左右）施灸，以覺得有溫熱感為度。每次灸15～30分鐘，每日一次，連灸十次為一療程。全年可不定時灸3～5個療程，秋冬季施灸效果更佳。因體質素虛而出現的胃腸功能紊亂、神經衰弱等疾病，用此法防治效果較好。

神闕隔薑灸　把薑片上穿刺數孔，覆蓋於臍上，點燃艾炷在薑片中啄灸，以感溫熱且舒適為度。每次灸15～20分鐘，隔日一次，每月灸十次，冬至開始灸最好。此法對寒邪引起的消化不良、腹痛諸症有預防作用。

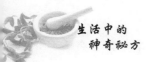

生活中的
神奇祕方

中草藥治百病

中醫對藥材的炮製，稱得上是一門精緻的科學，可見中醫對藥理、藥性的研究是十分深入的。透過對藥物的加工炮製，使藥性得到改變、改良，療效得到提高，且生、熟藥有不同的用途和療效。尤其是「膠」類藥物，如阿膠、鹿角膠的加工製作，更見出匠心。歷代醫家對阿膠和鹿角膠都比較推崇，若能善加運用，可收到較為理想的治療效果。

人們大都知道，阿膠是驢皮的熬製品，具有補血止血、滋陰潤肺的功用。中醫臨床常用於治療血虛眩暈、心悸和各種出血，以及熱病後傷陰、虛煩不眠等症，氣血不足的老年人適量服用，是較為理想的補品。若體內瘀滯、脾胃虛弱和消化不良及有表症的老年人，不可單用阿膠。

再說鹿角膠，它是鹿科動物梅花鹿或馬鹿的角，經煎熬濃縮成的膠狀物，其性味甘溫，具有溫補腎陽、養血填精、去瘀生肌的功效。可以用來治療精血不足、腎陽虛衰等病症，尤其適用於老年人腎陽不足，表現為腰痛、陽痿、滑精，以及各種虛寒性出血症等。

鹿阿二膠雖各具滋補功用，但不可任意濫用，以防弄巧成拙。為此，特從傳統中藥方劑中擇選了十個含有「二膠」的組方，以供病患者對症選用。

（1）當歸、熟地各10克，白芍、阿膠（烊化）、艾葉各6克，川芎5克。治沖任不足，血海虛寒，腹痛，月經過多，經色淺淡或淋漓不斷，或妊娠胎動漏血，或產後沖任虧虛，或小產沖任受損以致下血淋漓不斷等症。可用於婦女的月經過多，先兆流產，產後子宮復舊不全的出血不止等，亦可用於內科的紫癜便血等。

（2）炙甘草、阿膠（烊化）、生薑、麥冬、麻仁各10克，大棗6枚，人參、桂枝各6克，生地31克，水與酒各半煎，二次分服。主治氣虛血少，脈結代，心動悸，虛羸少氣；或肺虛有熱，咳嗽短氣，虛煩不眠，自汗盜汗，咽乾舌燥，大便乾，舌光少苔或質乾而瘦，脈虛數。本方是一個滋補劑，適用於氣虛血少，津液虧損，脾胃尚健者。可用於風濕性心臟病的心跳、心慌，脈搏不整，以及甲狀腺機能亢進、肺結核、神經衰弱等症，有陰虛氣弱，心

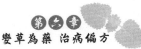

悸怔忡，或咳嗽痰少等表現者。據稱，治療心臟病時，以本方加用紫石英6～10克，或佐以活瘀通絡之品，其療效甚好。

（3）陳阿膠、生白芍各10克，黃連5克，黃芩6克，雞蛋黃2個，水煎去渣，把阿膠、蛋黃烊化於藥液中服之。主治陰液虧耗，心胸煩熱的不眠；或心下痞，腸胃有熱而下痢等；可用於熱病後的陰傷液耗而有熱及神經衰弱的虛煩不眠症。

（4）黨參、當歸、白芍、阿膠珠、仙鶴草、地榆各10克，黃芪、鹿角霜各16克，川芎5克，熟地13克，艾葉、茜草、側柏炭各6克，水煎二次分服，治月經過多而氣血皆偏虛者。

（5）甘草、黃芩各5克，乾地黃、白朮、阿膠各10克，炮附子6克，伏龍肝32克。伏龍肝，燒柴草的土灶膛裏的黃土是也。先煎之，再以其湯煎餘藥，二次分服。主治大便下血、吐血、衄血，婦人血崩，血色黯淡，四肢不溫，面色萎黃，舌淡苔白，脈沉細無力者。本方是一個溫補性止血劑，治虛寒性便血。可用於潰瘍病的慢性出血。

（6）豬苓、茯苓、澤瀉、滑石、阿膠各10克。治水熱互結，或內熱陰虧，小便不利，渴欲飲水，心煩不得眠，以及淋病，尿血，小便澀痛，點滴難出，小腹脹滿作痛者。可用於急性泌尿系炎症。例如膀胱炎、尿道炎，以及尿路結石症引起的尿痛、尿急、尿血等。

（7）冬桑葉10克，生石膏8克，沙參、杏仁各2克，甘草、胡麻仁、枇杷葉各3克，阿膠3克，麥冬4克。水煎二次分服，治溫燥傷肺，頭痛身熱，乾咳無痰，氣逆而喘，咽乾口渴，鼻乾，胸滿脅痛，舌苔薄白少津，尖邊紅赤，以及肺痿，咳吐涎沫，喘逆上氣，咽乾口渴，舌尖紅，無苔或剝脫，脈虛數者。可用於支氣管炎的咳嗽無痰或少痰等症。

（8）阿膠（蛤粉炒）、糯米各16克，馬兜鈴、杏仁各10克，炙甘草3克，炒牛蒡子6克，水煎二次分服。治肺虛火盛，津液受傷，口乾咽燥，痰少而嗽出不爽，或痰中夾血，或嗆咳微喘，舌光少苔，脈細數者。可用於慢性支氣管炎的久嗽、咳痰不爽或痰中帶血者。

（9）熟地250克，炒山藥、枸杞子、菟絲子、鹿角膠、炒杜仲各125克，

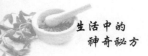
生活中的
神奇祕方

山茱萸、肉桂、當歸、制附子各94克，共研細麵，煉蜜為丸，每服10克，白開水送下。主治元陽不足，或過勞傷腎，命門火衰，臍腹冷痛，便溏泄瀉，神疲腰痛，遺精早洩，陽衰無子等症。本方是一個強壯劑，治真陽不足，腰痛腰酸，遺精陽痿等症。可用於神經衰弱的神疲乏力，腰膝酸痛，遺精陽痿，以及慢性腎炎的腰痛，尿頻尿急，夜多小便等症。

（10）鹿角霜、鹿角膠、菟絲子、柏子仁、熟地各250克，補骨脂、茯苓各125克，共研細麵，煉蜜為丸，每服10克，淡鹽湯或白開水送下，日二次。治腎陽不足的腰膝無力，怕冷，陽痿早洩，滑精，小便餘瀝不盡，夜多小便等。可用於神經衰弱，慢性腎炎，以及老年人的夜尿頻，尿多而清長，或尿失禁等，滑精或陽痿早洩也可服用。

有以上各種症象的讀者如需服用其中之方劑，最好請醫生診後再用。

（春生）

中草藥治斑禿

斑禿是一種以毛髮突然發生局限性斑性禿落、局部皮膚正常、無自覺症狀為特點的皮膚病。可發生於任何年齡，但以青壯年為多。男女發病率基本相同。絕大多數發病在頭皮毛髮處，少數發生在眉毛、鬍鬚等處。病程較長，可達數月至數年，有50％以上的患者可以自癒，但可反覆。

臨床症狀可見斑禿突然發生，多無自覺症狀，或僅有微癢，或偶然發現。起初為局限性圓形或橢圓形斑狀脫髮，硬幣大小或更大，邊界清楚，局部皮膚光滑，毛囊口清晰可見，少數病人禿髮區內有輕度紅斑或浮腫。30％的病人可併發指甲的損害。中醫認為主要由血熱生風，肝腎不足，瘀血阻絡所致，並據此分三型診治。

血熱生風型 脫髮突然，進展迅速。多為年輕體壯，伴煩躁不安，或有頭皮瘙癢，失眠，唇紅舌赤，脈象弦數。治宜涼血清熱，滋陰安神。藥物如下：生地18克，側柏葉15克，丹皮12克，蟬衣6克，當歸10克，桑椹子15克，

合歡皮12克，廣郁金12克，麥冬12克，梔子10克，柏子仁12克，五味子12克。

肝腎不足型　平素頭皮焦黃，或兼花白，毛髮成片脫落，反覆不癒，伴面色萎黃，或面色蒼白，頭暈耳鳴，腰膝酸軟，舌淡脈細。治宜補肝益腎，滋陰養血。藥物如下：熟地15克，當歸12克，白芍12克，川芎10克，菟絲子12克，木瓜10克，天麻10克，羌活10克。

瘀血阻絡型　頭髮禿落，日久不生，伴頭皮刺痛，面色晦暗，舌有瘀斑，脈象澀滯，婦女或有月經不調。治宜活血化瘀，舒經通絡。藥物如下：桃仁12克，紅花10克，赤芍10克，川芎6克，生地15克，丹參12克，夜交藤15克，炒三稜10克，炒莪朮10克。

（徐井芳）

中草藥治皮膚瘙癢

　　隨著陣陣寒風，冬天來了，不少中老年朋友常感皮膚瘙癢，現介紹三服中藥，助您解除皮膚之癢。

　　（1）大胡麻60克，防風、威靈仙、石菖蒲、苦參各30克，白附子、獨活各15克。上藥共為細末，烤蜜丸，每丸重6克，用時，每服一丸，日服三次，十天為一療程。

　　（2）蛇床子、地膚子、苦參各30克，黃柏15克，花椒5克，甘草10克。上方水煎三次，每次加水約300毫升。煎取200毫升，第一和第三次藥汁，加溫水洗浴，第二次藥汁，分三次內服。

　　（3）透骨草、全當歸、黃精、地膚子、夏枯草、敗醬草各30克，蛇床子、苦參、白鮮皮、烏梅各20克，川花椒、蟬衣各15克。把上藥加水6000毫升，煎煮10～15分鐘，取汁趁熱浸泡，每日二次。每劑藥用二天，三劑為一療程。

（劉志恒）

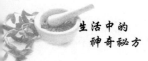
生活中的
神奇秘方

中草藥眼病療法

中醫有許多治療眼病的方法叫做「眼治法」，眼治法是選用特定的藥物，或採用各種物理手段，在眼部治療的一種養生方法。眼治法在中國民間有悠久的歷史，遠古時期，人們就知道用清水沖洗眼睛，以治療眼中異物、目紅腫等眼病。隨著醫學的發展，眼治法被廣泛地應用於臨床。

較其他療法，眼治法有操作簡便、療效明顯的優勢。眼治法明顯縮短了應用西藥和針灸等其他療法的治療時間，大大提高了治癒率。而且由於它安全可靠，在民間、家庭中的流傳應用十分廣泛。

眼薰洗療法

眼部薰洗療法是利用藥物煎煮後的熱水，趁熱在眼部薰蒸或先薰後洗，以防治眼疾為主的養生方法。

（1）根據病情的不同選擇藥物，同時準備好臉盆、熱水瓶、茶杯等器具，並備好消毒藥棉或消毒紗布、布單、毛巾等。

（2）將煎好的藥液或開水趁熱注入臉盆或其他容器。

（3）患者取端坐位，稍向前彎腰，面向容器，兩眼緊閉，然後用布單覆蓋在臉盆上，只留一小口薰眼。或將煎好的藥液趁熱注入保溫瓶、茶杯內，將患眼對準容器開口處，薰眼。也可用洗眼杯盛熱藥液（約為全杯容積的2/3），患眼緊扣在洗眼杯口上，接著緊持洗眼杯隨同抬頭，不斷開合眼瞼，轉動眼球，使眼部與藥液接觸。

（4）待藥液稍冷後，用消毒紗布等，蘸藥液洗眼。

（5）治療前先拭去眼睛分泌物，如患眼分泌物較多，應更換新鮮藥液，多洗幾次。

（6）薰洗後，用乾毛巾輕輕擦乾眼部，然後閉目休息5～10分鐘。每日薰洗1～2次。

滴眼療法

滴眼療法是用藥液（或花粉）滴眼，以治療疾病的一種外治方法。

（1）根據疾病的性質選擇或配製藥液或藥粉。

（2）準備好消毒紗布、棉球和點滴眼藥水瓶等器具。

（3）患者取端坐仰頭位或仰臥位，點眼後，要閉眼3～5分鐘。每日滴眼三次。

敷眼療法

敷眼療法是將藥物敷在眼部，以治療疾病的外治方法。

（1）根據不同疾病選擇敷藥。如藥物屬乾品，就先將藥物研細末，加入適量的調和劑（雞蛋清、酒、水、蜜等）調成糊狀，敷貼。如藥物含有汁液，如鮮馬齒莧、魚腥草等，就直接將藥物搗成糊狀，敷貼。

（2）患者取端坐位或仰臥位，先將眼部用水洗淨，將眼睛分泌物拭淨。

（3）敷藥後，有的要用紗布或膠布固定以防脫落，24小時換藥一次，五日為一個療程，或以病癒為度。

煙薰眼療法

煙薰眼療法是利用藥物燃燒的煙氣薰眼，而治療眼疾的一種外治方法。

（1）根據病情選擇藥物，將藥物加工成粗末或揉成小團。

（2）準備好竹筒、小缽（碗、小盆等）或壺等器具。

（3）將藥物點燃後放在竹筒內，一端對準患眼，在另一端吹氣，讓煙薰眼部。或將藥物放入小缽內點燃，再將一個大小適當的漏斗反罩於缽上，使煙從漏斗口冒出，薰治眼部。也可將藥物點燃後放入壺內，使煙氣從壺嘴中冒出，薰治眼部。

（4）將藥物細末攤草紙上捲成紙撚子，或將藥液刷在草紙上晾乾後捲成紙撚子，點燃後薰治眼部。如果紙撚子不易燃燒，可以浸刷食油以助燃燒。

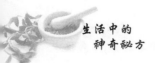

眼部沖洗療法

眼部沖洗療法是將藥物水煎成藥液（或現成的藥液），反覆沖洗病變部位（眼部），以治療疾病的一種外治方法。

（1）根據不同的病情選定藥物或清水，製取沖洗藥液。

（2）準備好沖洗器械，如眼藥水瓶（塑膠），或紗布蘸液沖洗，或注射器等。

（3）患者取適當體位，以舒適、施治方便為原則。

（4）用藥液或清水反覆沖洗患眼，每日沖洗次數視病情而定，一般1～3次。

（5）沖洗後，用乾毛巾或消毒紗布輕輕拭乾，閉眼休息10～20分鐘。

眼部按摩療法

眼部按摩療法是在眼部特定部位按摩，以治療眼疾的一種外治方法。

（1）按摩手法可分為按壓法、按揉法和摩法。

（2）眼部按摩療法是以綜合手法治病，除按摩特定部位外，還配合穴位與以痛為腧相結合。

（3）每日按摩1～2次，每次結束後，閉眼休息10～15分鐘。

眼部擦洗療法

眼部擦洗療法是用液體藥液擦洗患處，以治療眼疾的一種外治方法。

（1）根據疾病的不同選擇藥物，製成藥液。

（2）擦洗療法有加熱藥液擦洗法和不加熱藥液擦洗法，應根據疾病需要選擇一種。

（3）一般用消毒紗布擦洗患眼，每日1～3次。擦洗完畢，用乾毛巾或乾消毒紗布拭乾眼睛，閉目休息10分鐘以上。

眼治法的實際應用如下所述：

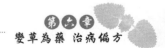

變草為藥 治病偏方

目赤腫痛

眼薰洗療法　文蛤（打碎）90克，蔥白10餘根，水煎薰洗。每次15～20分鐘，每日二次。

眼部沖洗療法　當歸、芍藥、黃連各9克，用雪水或清水煎濃汁，乘溫熱沖洗，冷即再溫再洗。每次10分鐘。

目澀癢痛

眼部沖洗療法　五倍子、蔓荊子各9克，研細麵，水煎沉澱，取藥液沖洗。每次10分鐘，每日二次。

眼部外傷血腫

眼薰洗療法　伸筋草、忍冬藤、劉寄奴各15克，王不留行子、鉤藤、防風、荊芥、黃柏各9克，水煎薰洗。每日一劑，每日二次。

麥粒腫

眼薰洗療法

①桑葉、菊花、金銀花各15克，黃連、防風、當歸尾、赤芍各9克，水煎，先薰後洗。每日二次。

②決明子20克，黃芩12克，蒲公英25克，赤芍10克，甘草3克，水煎，趁熱薰洗。

眼外敷療法

①生地、南星各等份，同研為細末，加凡士林配成30％的軟膏，每次取適量敷患處，用紗布、膠布固定。24小時一次。

②小冰塊用兩層紗布包冰塊冷敷，30分鐘，冰化更換。每日三次。

③用溫熱的濕毛巾熱敷，15分鐘，冷後更換。每日三次。

眼部擦洗療法　鹽用白開水溶解，製成鹽水，放冷，用消毒紗布蘸冷鹽水擦洗。

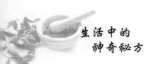
生活中的
神奇秘方

急性眼結膜炎

眼薰洗療法

①蒲公英20克，菊花15克，水煎，先薰後洗。每日2～3次。

②苦參、杏仁（去皮、尖，研極細末）各9克，膽礬2.5克，共放碗內，用250毫升開水沖，先薰後洗。

③蒲公英30克，野菊花20克，蟬蛻10克，水煎薰洗。每日二次。

滴眼療法

①黃連10克，研極細末，水煎，濾去渣，待藥液冷後，加入雞蛋清，攪匀，點眼。

②按上法製取黃連液，點眼。

③菊花10克，木賊草、黃連各6克，薄荷5克，水煎取液，冷後點眼。

眼外敷療法　用熱濕毛巾熱敷。每次20分鐘，每日2～3次。

眼部沖洗療法　黃連、木賊草各10克，菊花15克，水煎沖洗。

慢性眼瞼炎

煙薰眼療法　桑枝放缽或碗中點燃取煙，反罩以漏斗，將患眼對準漏斗口薰治。

沙眼

眼薰洗療法　冬桑葉、白菊花、杏仁、連翹各9克，桔梗、薄荷各2克，生甘草3克，鮮蘆根30克，水煎，先薰後洗。每日2～3次。

滴眼療法　黃連、玉竹各10克，水煎取液，點眼。每次2～3滴，每日2～3次。

眼部擦洗療法　金銀花、野菊花各20克，水煎取液，趁溫反覆沖洗。

鼻淚管阻塞和慢性炎症

眼部沖洗療法　金銀花30克，水煎取液，反覆沖洗。每日二次。

眼外敷療法　水濕熱敷法，熱敷眼部。每次20分鐘，每日三次。

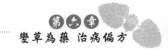

眼部擦洗療法　菊花或金銀花30克，水煎過濾取液，用消毒紗布蘸液擦洗。每日一次，15日為一個療程。

白內障或視物模糊

滴眼療法　蛇蛻10克，加麻油或菜油少許，微炒，勿令焦黑，研細末，加人乳調後點眼。

眼外敷療法　鵝不食草葉搗爛，敷患眼，用紗布固定。

眼部沖洗療法　決明子、玉竹、秦皮各9克，黃連6克，水煎取液，沖洗雙眼。每日一次。

眼球出血和結膜出血（中醫稱血灌神瞳）

滴眼療法

①珍珠1.5克，琥珀、牙硝各1.5克，朱砂3克，冰塊0.3克，共研極細末，點患處。每日二次。

②熊膽汁，點眼，每次1～2滴，每日三次。

眼外敷療法

①用冷毛巾或新鮮紫花地丁搗爛，濕敷，稱冷敷法。

②鮮生地15克，鮮大薊、小薊各20克，共搗爛敷眼。

青少年近視眼

眼部按摩療法按摩眼周穴，由上睛明─新攢竹─魚腰─絲竹空─瞳子髎─小睛明─太陽；下睛明─健明─承泣─球後─小睛明─太陽。每次三分鐘，每日二次。

眼部濕疹

眼薰洗療法　苦參、黃柏、蛇床子、地膚子、敗醬草各等量，水煎薰洗，冷卻後浸紗布在患處濕敷。

注意事項

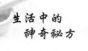

（1）凡應用眼治法，應嚴格按照規定的操作方法施治。

（2）凡進入眼睛的藥物，如沖洗、滴眼等，藥物應該經過消毒後方可應用。避免用刺激性大的和腐蝕性藥物，並注意藥液的溫度，以免引起燙傷。

（3）採用眼治手法時，如按摩、擦洗療法，手法要輕柔，避免用猛力、暴力，以防損傷眼睛。

（4）在應用眼治療法前，要拭去眼睛的分泌物。治療後，用乾毛巾或紗布輕輕拭乾，避免藥液流溢。

（5）在使用眼治法時，可配合其他療法，以提高療效。

（6）眼治法對青光眼、神志不清者，必須慎用。

（7）在外敷藥時，應注意保護眼睛，避免藥物刺激眼睛。　　　　（朱寶貴）

中草藥當歸能美容

當歸含有大量的揮發油、維生素、有機酸及微量元素等多種有機成分。實驗研究表明，當歸能擴張外周血管，降低血管阻力，增加循環血液量等，當歸能抑制黑色素的形成，對治療黃褐斑、雀斑等色素性皮膚病收效良好。有人將當歸添加到美容霜、祛斑霜中，以求取得營養皮膚，防止皮膚粗糙，防治粉刺、黃褐斑、雀斑等作用，經觀察無任何副作用。當歸還能促進頭髮生長，用當歸製成的護髮素、洗髮膏，能使頭髮柔軟發亮，易於梳理。

用當歸美容、護髮有一簡便方：當歸50克，加適量的水煎煮兩次，合併煎煮液1000毫升，過濾後備用。面部美容：洗淨面部後，用脫脂棉蘸少許當歸液，在面部色素沉著的地方不斷塗擦，使皮膚吸收當歸液中的有效成分，達到治療色素性皮膚病的效果。護髮：洗頭後，在雙手上倒少許當歸液反覆搓揉頭髮和頭部，使其達到護髮效果。

近年來，西德醫學家對唐代孫思邈著名的《千金翼方》中抗老消斑、美容健膚的「婦人面藥」進行了科學驗證，從中篩選出使用頻率最高的藥物，結果表明，當歸的水溶液有極強的抑制酪氨酸活性作用，酪氨酸酶能產生致

變草為藥　治病偏方

人雀斑、黑斑、老年斑的黑色素，其活性愈高，則老年斑等出現愈早，而且數量也多，當歸能抑制這種酶的活性，則有延遲衰老體徵的出現，使人青春常駐。

（倪惠珠）

留住女性青春的中草藥

黃芪、當歸 女人寶相傳中國古代宮廷裏的嬪妃有一個秘法，就是常服當歸黃芪湯，可使女性的乳房不萎縮。

在民間，也有女性以黃芪、當歸來美容，有的地方還用當歸燉羊肉治療不孕症，頗有奇效。

當歸，對於婦女月經不調、痛經、更年期綜合徵、腰腿酸痛以及各種婦女病的預防，都有極佳效果。並可促使婦女血量充足、精力充沛、性興奮等。

黃芪、當歸在女性養生保健中，被稱為女人寶，女性大都可定期服用，只要適量，或與食物燉服，無毒副作用。黃芪、當歸的用法如下：

①取當歸10克，黃芪30克的比例煎服，一日一次，當水飲用。

②取當歸3克，黃芪6克，當佐料與雞一同燉湯。

③當歸7克，紅棗15克，一同煎湯，臨睡前服用。

④黃芪5克，桂圓10克，煎湯，臨睡前服。

使人年輕的靈芝草 靈芝是人們都非常熟悉的一種藥物，它能延年益壽，可治百病，故民間又稱它為「靈芝仙草」。

靈芝具有延緩肌體衰老的作用。因為靈芝的這種作用，所以古代在山中修煉的哲人都要服食靈芝，以求長生不老。歷代皇帝的膳食中也少不了靈芝。清朝慈禧太后到60歲時，看上去仍和40歲的女人差不多，她的秘密就是吃「燉靈芝」。後來，這種做法逐漸在民間傳開了，就是將靈芝和雞大腿放在一起清燉，待雞肉煮熟後再加入龍眼肉，這樣會使湯具有甜味。食用時既吃雞肉也喝湯，連煮過的靈芝也一起吃掉。按照這種吃法，可保持青春並達

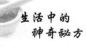

到長壽的目的。

未老先衰可服何首烏　傳說古時候，有一何氏老翁叫何田兒，身體孱弱，58歲時還未有孩子。有一天，他醉臥在山間，醒來後忽然發現有二株相交的藤。他很驚訝，遂挖掘其根。回來後，問了許多人都不知道這是什麼植物。後來，一位老人對他說：「你沒有子嗣，這藤恐怕是神仙之藥，為什麼不拿來食用呢？」於是何田兒便開始服用，七日後，覺得精力旺盛，幾個月便變得強健了。他堅持服用這種植物，舊疾皆痊癒了，白色的頭髮也變黑了。十年之內，又生了好幾個孩子。何田兒靠這種植物活到了130歲。後人便將這種植物叫做何首烏。

何首烏的醫藥成分有好幾種，包括大黃酚、大黃素、卵磷脂和澱粉等等。中醫常用它來治療肝腎不足引起的血虛體弱，頭髮早白，未老先衰，腰膝無力，崩漏帶下。對於血虛而大便秘結者，服用何首烏有養生潤腸之功。

何首烏的服食法可以煎藥，也可以製成藥酒。一般人想消除疲勞或想保持青春活力，用量可以定為一日13～16克之間。有病的女性可適當加大用量。

服食何首烏時須要注意的是，勿用鐵器皿煮，同時不要在服何首烏時吃蘿蔔、蒜、蔥等。

延年駐顏的黃精　黃精是長在山裏的一種百合科植物的根莖，古人認為它是得天地之精氣而生，故稱為黃精。古代醫學家對黃精的藥效稱讚備至，認為它同人參的價值相似。黃精有強肝、強腎、抗衰老的作用，可迅速恢復人病後的體力，所以也被作為恢復青春、延緩衰老的藥物而廣泛使用。另外，它對美化肌膚、消除疲勞也有相當的作用。

傳說中，曾有人僅僅用黃精搗汁，熬至稠厚，做成雞蛋黃大小的丸子，每日一粒，雖年事已高，但仍具有30歲般的青春活力。四川的黃精品質最好，以野生為最。

黃精無副作用，是一種具有安全性的滋補藥。黃精的服食法，可煎藥，又可製酒。另外，既可用它代茶飲，經年長服，又可用於烹調製成藥膳。

黃精的一日量為5～6克，待身體適應後，可增至10克。

153

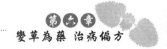

第二章
變草為藥 治病偏方

善壯命門之火的冬蟲夏草　冬蟲夏草是一種名貴的藥材，主要產於四川、青海、雲南等地。冬蟲夏草其味甘，有補腎陽、滋肺陰的作用，而且平補陰陽，民間常用本品單味煎服，作為病後調補之品。冬蟲夏草善壯命門之火，益精髓、補肺氣、治療虛損等。冬蟲夏草雖然是一種副作用很少的滋養強壯藥，但直接用於方劑中的並不多，而常用於配合肉類共燉，成為食療之品，用以補益身體，或作為輔助治療之用。

冬蟲夏草常用於治療腎陽不足，命門火衰，可配合其他補陽藥或補陰藥同用，而起補陰或補陽的作用。

冬蟲夏草的一日量是3～10克，煎服，或與雞鴨、豬肉、甲魚等燉服，也可以加冰糖燉服。但正在感冒咳嗽發熱者不宜服用。　　　　　　　（蘇永安）

草藥為枕、七旬澤子

傳說在清康熙年間，有個人姓丁名其泰，曾出任山西總兵。此人身體不太好，已經年過70，還沒有兒女，其妻妾都為之著急。可是不久，丁其泰忽然變得面色紅潤，身體強壯起來，大有返老還童之勢。到81歲時，他的妻妾共為他生了21個兒女。有人向他打聽健身的秘方，他毫不隱瞞地說，自己是用異人傳授的藥枕奇方除病的。

藥枕裏共裝有34味中草藥，分別是：川椒，桔梗，荊實子，柏子仁，薑黃，吳茱萸，白朮，薄荷，肉桂，川芎，智仁，枳實，全當歸，川烏，千年健，五加皮，藜蘆，羌活，防風，辛荑，白芷，附子，白芍，藁本，蓯蓉，北細辛，豬牙皂，莘荑，甘草，荊芥，菊花，杜仲，烏藥，半夏。

這34種中藥全部研為細末，用絹袋裝起來，枕套則用槐木薄板製成，高10釐米，寬14釐米，長36釐米，頂上木板呈半圓形，如天蓋地式，面上鑽孔128個，孔如桐子大，然後將藥袋裝入其中就可以了。其枕心3～5個月換一回。

此枕因丁其泰得子而以相傳，故被人們稱之為「丁公藥枕」。　　（峻曉）

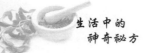

生活中的
神奇秘方

第七章

以茶治病有良方

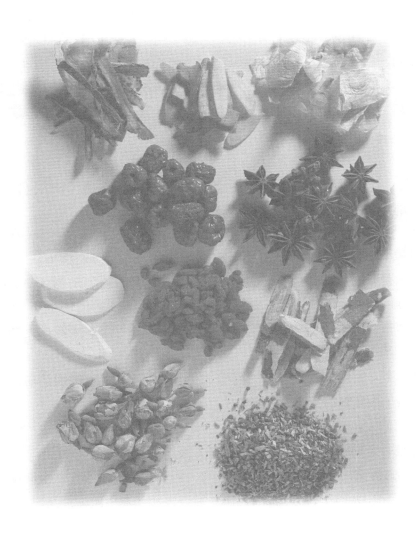

茶葉敷面能美容

取紅茶葉和紅糖各兩湯匙，加少量水煎取汁液，用適量麵粉調勻，均勻地敷在面部。同時用手指尖輕輕按摩面部穴位，十五分鐘後洗淨。每日塗敷一次，一個月後即可使容顏滋潤白皙。

茶葉中含有豐富的營養成分，是天然的美容佳品，經常飲用茶水，堅持用茶葉敷面，有助於保持皮膚光潔白嫩，延遲面部皺紋的出現和減少皺紋。

在外敷美容時，必須根據個人面部的不同情況對症下藥，如面色黯黑、容顏憔悴、遍布皺紋時應加入田七、當歸、白芷、白蘞等，可以使皮膚紅潤細膩潔白；長有各種斑點的皮膚，應加入麝香、丁香、桃花、珍珠末、茄子汁等中藥和果汁；對於暗瘡性皮膚則加入羚角粉、輕粉、雄黃、銀花等。只要選方得當，持之以恆，一定會有良好的美容效果，從而使您的容顏比鮮花更美麗。

（汪華）

藥茶能治婦科病

痛經
玫瑰花茶　玫瑰花15克，沸水沖泡代茶。功效：理氣解鬱，活血散瘀，適用於經期腹痛、以脹痛為主者。

薑棗茶　生薑3片，大棗5枚（打碎），以沸水沖泡代茶飲用。功效：散寒止痛，適用於痛經下腹冷痛者。

當歸茶　當歸6克，川芎2克，沸水沖泡代茶。功效：補血活血，適用於經期腹痛、疼痛綿綿、體質虛弱者。

閉經
當歸益母茶　當歸8克，益母草10克，沸水沖泡或以水煎取淡藥液代茶飲用。每日二劑以上。功效：補血化瘀，通經調沖，適用於虛性閉經。

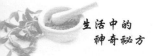

生活中的
神奇秘方

大黃山楂茶　大黃10克，山楂肉15克，水煎代茶飲。功效：活血化瘀，適用於血瘀型閉經、下腹刺痛者。

崩漏
卷柏茶　卷柏15克，製成粗末，稍炒後沸水沖泡當茶，一次飲完。

帶下
扁豆山藥茶　白扁豆、山藥各20克，先將白扁豆炒香搗碎，山藥切片，煎水加白糖調味後代茶飲。
白果茶　白果15克，車前草5克，共煎湯代茶飲。
金櫻子茶　金櫻子15克，煅牡蠣15克，共煎湯代茶飲，適用於久帶不止。

妊娠嘔吐
蘇葉生薑茶　紫蘇葉5克，水煎取汁加生薑汁數滴，代茶。
灶心土茶　灶心黃土適量，煎水取澄清液，代茶飲或煮粥吃。

習慣性流產
南瓜蒂茶　南瓜蒂3枚，切片，煎水代茶飲，從懷孕後半個月開始服用，每月一次，連服五個月。
桑寄生茶　桑寄生30克，白朮5克，煎水代茶飲。

產後虛弱
參麥茶　人參2克，麥冬6克，水煎代茶飲。
海參牛奶茶　海參30克，水煎取液，兌入牛奶250克，代茶飲用。

（文瑛）

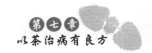

茶療能治高血壓

飲用藥茶對防治高血壓有一定的療效，可作為輔助治療手段。

荷葉茶　鮮荷葉洗淨切碎，加水適量煎湯，代茶頻飲。

蓮心茶　蓮子心12克，沸水沖泡代茶飲。

草決明茶　取250克草決明在鐵鍋內用微火炒焙2分鐘（不能炒焦），每天抓一撮泡茶喝。

山楂茶　山楂3枚，切片用開水沖泡，飯後代茶飲，連服十天，對降壓有明顯效果。如用鮮山楂泡服，療效更佳。

枸杞茶　枸杞10克開水沖泡，飯後當茶喝，每天三次，連服十天，有明顯的降壓效果。

刺五加茶　刺五加根、莖削成薄片曬乾後，用開水沖泡當茶飲。

茶飲輔治糖尿病

四汁飲　鮮葦根汁、荸薺汁、麥門冬汁、梨汁各30克。上述鮮品洗淨榨汁，和勻飲服。功效：清熱養陰、生津潤燥。適用於燥熱灼傷肺胃，煩渴不止的糖尿病患者。

桑根皮茶　桑根白皮30克，將其洗淨切碎，曬乾備用，每日水煎代茶飲用。功效：降壓、降糖、利水，適用於糖尿病伴高血壓患者及身體肥胖、痰濕、浮腫者。

菟絲子茶　菟絲子15克，將其碾碎用紗布包，入沸水沖泡代茶飲。功效：滋補肝腎，適用於肝腎陰虛的糖尿病伴尿有餘瀝者。　　　　　　（魏泉）

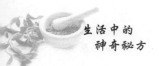

烏梅丹參茶治瘀血阻絡

原料　烏梅40～50克，丹參15克，蜂蜜適量。

做法　烏梅、丹參加水適量煎汁，加入蜂蜜，頓服或分次服。每日一劑，以20天為一療程。

功效　烏梅，善能生津液，止煩渴，治療虛熱消渴諸症。據臨床上用烏梅煎劑治療急慢性肝炎，其療效明顯優於對照組，一般在二十天以內均治癒或明顯好轉。加蜂蜜，既能增營養，又有補中、潤燥、解毒之功。諸味同用，活血化瘀，生津潤燥。

飲茶治療高血壓、冠心病、高血脂

高血壓、動脈硬化、冠心病、高脂血症等心血管疾病，已經成為威脅人類健康的第一殺手，這些疾病除了嚴重威脅著中老年人的身體健康之外，還有向年輕人發展的趨勢。在對付第一殺手的時候，除了常規的藥物治療之外，還可選擇一些有益於心血管康復的藥茶、爬行運動、翻滾運動等自然療法，才能更快更好的打敗第一殺手。

在大自然中有一些綠色植物，這些植物由於本身具有軟化血管，抗心律紊亂，降低血脂，抑制血清膽固醇升高和主動脈粥樣斑塊的形成等作用。所以，患有心腦血管疾病的患者，可以自己採摘和購買一些當茶引用。

菊花茶　菊花有顯著的擴張冠脈，增加冠脈血流量的作用。用於高血壓、動脈硬化症，不但能改善症狀，而且可降低血清膽固醇，對腦動脈硬化症和冠心病有顯著療效，且有平肝明目、清熱解毒之功。每次10克，沸水沖泡代茶飲。如果適當加些綠茶，則療效更佳。

蓮心茶　蓮心即蓮子中間青綠色的胚芽。每次取蓮心6克，用沸水沖泡後可代茶飲，早晚各一次。長期飲用蓮心茶，除能降壓外，還能清熱、安神、強心，對治療高血壓引起的頭脹、心悸、失眠等症有奇效。

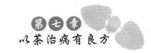

第七章
以茶治病有良方

山楂茶 山楂能加強和調節心肌功能，擴張血管，降低血清膽固醇，降低血壓。高血壓、心臟病、高脂血症患者每日用山楂30克，沸水沖泡頻飲。

槐花茶 槐花有顯著的降壓作用，可用於防治高血壓、腦溢血。每日早晚各用槐花10克，沸水浸泡後代茶飲之。

決明子茶 決明子能抑制血清膽固醇升高和主動脈粥樣斑塊的形成，並有降血壓、清肝明目、潤腸通便的作用。高血脂、高血壓患者可將其作為保健藥茶長期服用。每日用決明子10克，沸水沖泡代茶飲。

枸杞子茶 枸杞子具有降低血壓，降低膽固醇和防止動脈硬化形成的作用。高血壓、冠心病出現頭暈、健忘、心悸、氣短、失眠、視力減退、耳鳴等症狀者，可常飲枸杞茶。每日枸杞子用量30克，沸水沖泡代茶頻飲。

柿葉茶 柿葉富含維生素C和路丁、膽鹼，對高血壓、冠心病及心肌缺血者有良好的保健和防治作用。取新鮮嫩葉30克或乾品15克，沸水沖泡片刻，加少量白糖飲之。

丹參茶 丹參能擴張冠狀動脈，改善血液循環。此茶適用於冠心病的預防和治療。將丹參研為粗末，每次取10克，加適量茶葉沸水沖泡飲用，每日一劑。

桑葉茶 桑葉有降低血壓、利尿，亦有降低血糖的作用。此茶適宜高血壓、高血糖症和肥胖者飲用。取霜後桑葉10克，沸水沖泡代茶頻飲，每日一劑。

四 茶解暑法

祛暑清心茶 鮮竹葉、麥冬心、蓮心、鮮佩蘭各6克，煎湯，取汁，代茶涼飲。功效：清熱祛暑，清心除煩，適用於預防和治療暑熱所致的胸悶汗多，心煩口乾，疲倦納差等症。

綠豆酸梅茶 綠豆100克，酸梅50克，白糖適量，前二味共煎，取汁，加入白糖溶化，冷卻後飲用。功效：清熱解暑，適用於治療暑熱，煩躁，燥熱等症。

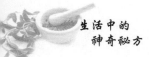

清暑明目茶　白菊花、決明子、槐花各10克，煎水，代茶涼飲。功效：清熱祛暑，平肝降壓，適用於暑天頭昏目眩，高血壓病等症。

　　枇杷竹葉消暑茶　鮮枇杷葉、竹葉各30克，白糖適量，食鹽少許，將鮮枇杷葉刷去茸毛，與鮮竹葉一同洗淨，撕成小塊，加水800毫升，煎沸10分鐘，去渣，趁熱加入白糖、食鹽，攪拌均勻，晾涼後代茶飲。

三茶除去脂肪肝

　　決明子茶　將生決明子或炒決明子40克放入有蓋杯中，用沸水沖泡，加蓋悶15分鐘即可飲服。代茶頻飲用，一般可沖泡3～5次。常服有清肝、降脂、明目、潤腸等功效，主治脂肪肝伴有眩暈、頭痛、視力減退、大便乾結等症狀，辯證屬於肝熱偏盛、陰虛陽亢的患者，常用於脂肪肝伴高血壓病者。

　　葛花茶　取葛花10克，荷葉半張，將荷葉切成絲狀，與葛花同入鍋中，加水適量，煮沸十分鐘，過濾去渣，取汁即成。代茶頻頻飲用，當日服完。常服有解酒毒、降血脂等功效。主治酒精性脂肪肝。

　　大黃茶　取制大黃2克，蜂蜜10克，先將制大黃洗淨，曬乾或烘乾，研成極細末，備用。沖茶飲，每日二次，每次取大黃細末1克，倒入水杯中，用沸水沖泡，加蓋悶十五分鐘，對入5克蜂蜜，拌和均勻，即可頻頻飲用，當日吃完。常服有清熱瀉火、止血活血、祛瘀降脂等功效，主治各種類型的高脂血症，對中老年肝經濕熱，氣滯血瘀型高脂血症併發脂肪肝者尤為適宜。

群茶攻慢性咽炎

　　慢性咽炎是一種常見病，發病率並不低。其病情時輕時重，較難治癒，許多患者常為此發愁。

　　患了慢性咽炎，長期使用抗菌素，會帶來很多副作用。只要採取得當的

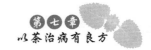

家庭療法，症狀照樣可以得到明顯改善。如用中藥飲湯代茶飲用，就有很好的消炎、消腫、止痛效果。下面向大家介紹一些行之有效的家庭療法驗方。

濃茶加蜂蜜　方法是取茶葉適量，裝入紗布小袋，置於杯中，用沸水泡茶，待涼即加適量蜂蜜攪勻，然後用此溶液漱喉並嚥下，每隔半小時一次，連用數日即可。嚼服北沙參片，取北沙參洗淨蒸軟，切成薄片曬乾，每日含服數次，每次數片，待含至無藥味後，再慢慢嚼碎嚥下，療效甚佳。

木蝶茶　以麥門冬20克，木蝴蝶6克，沸水沖泡，溫浸5分鐘後，頻頻含漱慢服，每天一劑，連服3～5日。凡肺陰不足，或熱病後繼發的口乾咽燥、咽癢不適，偶有無痰乾咳者，均可以飲用，病程長者可適當延長服用時間。

橄欖茶　選取個大、肉厚、色青綠的鮮青果30克，與淡竹葉15克，紅糖10克，加水500毫升，煮沸三分鐘後即成。徐徐慢飲，每天一劑，分四次服用。此茶對咽乾口燥、咽癢者，有清利咽喉、生津止渴之效。

金銀花茶　以金銀花15克，地丁草15克，沸水沖泡代茶，一日兩劑。對急、慢性咽喉炎的咽紅腫痛，以及口腔黏膜潰瘍等症，具有清熱止咽、解毒利痛的功用。此外，還具有加強人體防禦功能、促進白血球吞噬功能等多方面的藥效。

三七茶　取三七花乾品3克，沸水沖泡，溫浸片刻後，頻含漱飲服，每天一至兩劑。對咽喉炎症、紅腫疼痛者，具有較好的活血、消炎、止痛作用。

羅漢果茶　取羅漢果15～30克，切碎，放入杯中，用沸水沖泡，浸漬片刻即成。對防治慢性咽喉炎、或因職業關係引起的聲音嘶啞，具有良好效果。如有咳嗽、咳而不爽、痰黏者，也可頻頻飲服，療效相當不錯。

潤喉藥茶　由陝青茶、米蘭花、桔梗、膨大海等組成，適用於咽乾咽痛、異物感、聲音嘶啞不利等症，具有宣肺降氣、潤喉提神、生津利咽、健脾益腎的功效。對防治急、慢性咽喉病症，以及由此引起的聲帶病變者，有較好的效果。

冷、熱水交替漱口，用冷開水和熱水各一杯，交替漱口，要讓水接觸到咽後壁，可促進咽部血液循環，有助炎症消退。

舌根運動療法　閉口，舌尖抵牙齒，連續轉動20次左右，然後將口中的

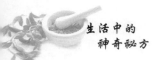

津液分次慢嚥下，每日早晚各做多次，堅持數月可見效，尤對扁桃體炎所致的慢性咽炎療效為好。

　　為配合治療，還應做到以下幾點：①注意口腔衛生，堅持飯後刷牙。②注意忌口，不食燥熱辛辣等刺激性的食物，避免、減少食物及煙酒對咽喉部位的刺激。③培養良好的心理情緒，不憂、不思、不恐、不驚、不急。④注意休息，勿疲勞，用嗓勿過多。

（代巧春　康樂）

五飲補一夏

　　解毒三花飲　金銀花20克，菊花20克，淡竹葉20克，加清水2000毫升浸泡後煎煮10～15分鐘，過濾後，加入適量蜂蜜攪勻，冷後代茶飲。功效：清熱解毒，明目除煩，清心利尿。

　　清涼三鮮飲　鮮竹葉30克，鮮荷葉30克，鮮薄荷6克，將3味藥用清水2000毫升浸泡半天，加熱煎煮約十分鐘，過濾後，再加入適量蜂蜜攪勻，冷卻後飲用。功效：清熱祛暑，生津止渴。

　　菊花蜂蜜飲　菊花50克，麥冬20克，加水約2000毫升浸泡，煎煮後保溫半小時，過濾後加入適量蜂蜜攪勻，冷卻後當茶飲。功效：生津止渴，清心健腦，明目養肝，消除疲勞。

　　消暑三白飲　白茅根100克，白扁豆10克，白木耳10克，清水浸泡後，煎煮，取汁加入白糖適量，代茶飲。功效：清熱養陰，祛暑利濕，健脾開胃。

　　山楂麥冬飲　山楂20克，炒麥芽20克，麥冬20克，加水煎煮，水開後，過濾出清液，可加適量白糖，冷後代茶飲。功效：開胃健脾，生津止渴，特別對食欲不振，消化不良者適用。

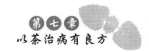

第八章

粥飲滋補單驗方

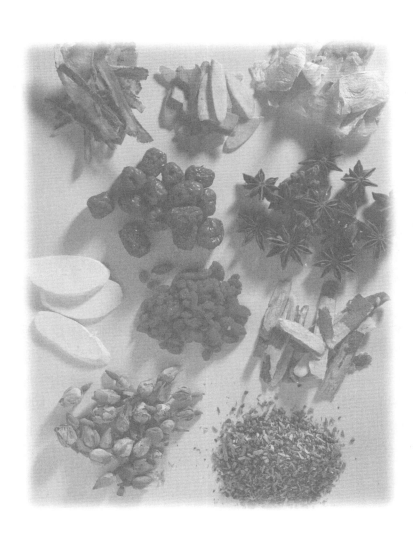

逍遙加味粥治慢性肝炎

原料　柴胡10克，白芍10克，大棗6枚，粳米10克，冰糖適量。

做法　先用前三味加水適量煎汁，取汁與粳米同煮粥，熟後加冰糖，稍煎即可，隨意食用。每日一劑，以20天為一療程。

功效　柴胡，功能疏肝解鬱，升提中氣，和解退熱。現代醫學研究證明，柴胡含柴胡皂甙成分，具有保護肝細胞，促進白蛋白和肝糖原合成，降低血清轉氨酶等功效，是治療肝炎的要藥。白芍，能養血柔肝止痛。藥理研究也顯示白芍有護肝、增強機體免疫力和減少腸道抗原對肝臟的刺激等作用。據報導用白芍甘草湯（白芍21克，生甘草14克）治療慢性肝炎的有效率達70.0％以上。大棗，能補氣健脾；粳米和冰糖，溫中補氣，和胃緩肝。諸味同用，共奏疏肝解鬱，溫中健脾之功。

豬腎女貞粥治慢性肝炎

原料　豬腎2只，枸杞子15克，女貞子15克，粳米50克。

做法　將豬腎洗淨去筋膜，切成塊，粳米洗淨，與枸杞子、女貞子加水適量同煮粥，將熟時入蔥、薑、鹽調味，隨意服食。每日一劑，以20天為一療程。

功效　豬腎，具有補腎氣、益精髓之功效。《日華子本草》稱它「補虛耳聾，陰弱，壯陽益胃，止小便。治虛損盜汗」。據現代醫學研究表明，豬腎含有包括激素在內的多種物質，因而對腎有補益和治療作用；枸杞子，功能補腎益精，養肝明目，護肝降酶；女貞子，長於益肝腎之陰，補而不燥不膩。據藥理分析，女貞子含齊墩果酸成分，具有護肝、促進肝功能恢復之作用；粳米能補中益氣，生津止渴，有補腎益肝之功。

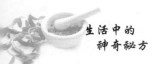

食粥治癒胃潰瘍

我的家族患胃病的情況相當嚴重。我的祖父死於胃潰瘍；父親受此病折磨數十年；胞弟及侄兒均因此病開刀；我讀大學時因此住過兩次院——當時大夫建議「切去胃的三分之二以治潰瘍」，我因害怕而未做手術。

後知「粥療」對此有特效，找來「粥療」之書，多方實踐，二十多年如一日，胃潰瘍因「粥療」而癒。

薏苡仁粥　一般取薏苡仁仁20克，糯米（或新米）100克，紅棗若干枚（10枚以內），溫火熬成粥，再加20克冰糖，小火熬成糜為度。

蘿蔔粥　用粳米（新鮮）100克，蘿蔔（可片可絲）200克，山楂片50克共熬至糜。

山藥韭菜籽粥　取山藥150克，切塊，韭菜籽少許，粳米100克熬粥。

據我體驗，這三種粥各有其長。薏苡仁粥能開胃健脾，補中益氣；蘿蔔粥有消食降氣，增強胃動力之效；山藥韭菜籽粥養胃益氣，強身健體功能較好。

寶玉粥飲補肺陰

方1
配方　生山藥60克，生薏苡仁60克，柿餅霜24克。
功效　滋養脾肺，止咳祛痰。
應用　適用於脾肺陰虧，飲食懶進，虛勞咳嗽及陰虛症患者。
製作　將山藥、薏苡仁搗粗粒，放鍋內，加水800毫升，置武火燒沸，文火煎35分鐘，加入切碎的柿霜餅即成。

方2
配方　海蜇20克，鮮荸薺15克。

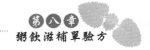

第八章
粥飲滋補單驗方

功效 養陰清熱，潤肺止咳。

應用 適用於陽虛內熱的咳嗽，痰黃而黏稠，口燥咽乾。

製作 將海蜇用溫水泡發、洗淨、切碎，備用。將鮮荸薺洗淨、去皮，把切碎的海蜇和荸薺一起放入砂鍋內，加水500毫升，用大火煮一小時。煮好後，將湯倒入碗內，分次食用。

藥粥藥飲治健忘

　　健忘除見於腦動脈硬化、抑鬱症、神經衰弱、癡呆等病外，與人的衰老——腦力的衰退有密切的關係。如能改善大腦的生理環境，合理運用大腦，腦力衰退的進程便可推遲，健忘就不會變為突出的問題，甚至可以煥發出新的智慧。補充某些神經遞質，供給足夠的蛋白質、脂肪、碳水化合物等營養物質，改善腦的血液循環，降低大腦耗氧量，適度增強大腦中樞的興奮性等，這些均有利於健忘的改善。

　　中醫認為健忘主要是氣血不足、心失所養，以及心腎兩虛、精髓不足所致。兼有腦動脈硬化、精神抑鬱等因素，還與肝、脾機能失調、痰濕滯於經絡有關。中醫在治療中老年健忘症方面，積累了遠比西醫豐富得多的經驗，有顯著的療效。下面，簡介幾則中藥治療健忘的臨床效驗方。

氣血不足，心失所養

　　此症除健忘外，可見倦怠乏力，頭昏，或心悸、失眠，或食少便溏、舌苔薄白、脈細弱。當養心益智、補益氣血，可用以下配方：

　　人參開心散《千金要方》 人參10克，茯苓12克，五味子6克，遠志6克，石菖蒲6克。按此比例增加用量，研磨為細粉，每次6克，一日二次。

　　人參營養湯《和劑局方》 人參6克，黃芪10克，白朮10克，茯苓10克，炙甘草6克，熟地黃15克，當歸10克，白芍10克，遠志6克，五味子10克，肉桂6克，陳皮10克。水煎服，一日三次，或用本方中成藥人參養營丸。本方較

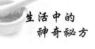

上方加強了補氣健脾和補血作用，兼有少食便溏者尤宜。

參芪五味子湯 人參6克，黃芪15克，五味子6克，酸棗仁10克。水煎服，一日三次。

桂圓大棗粥 黨參15克，龍眼肉10克，大棗30克，粳米100克。黨參加水煎煮、取汁，下粳米煮粥，後下龍眼肉、大棗，粥熟時除去棗核。分二次食。

心腎兩虛，精髓不足

此症除健忘外，可見失眠，心悸，眩暈，精神恍惚，氣短乏力，腰膝酸軟，尿頻遺尿，舌質淡，苔薄白，脈細弱。當補益心腎，可用如下配方：

生慧湯《辨證錄》 人參6克，熟地黃25克，山茱萸12克，茯神12克，酸棗仁12克，柏子仁12克，遠志6克，石菖蒲6克，白芥子6克。加水煎煮，去渣取汁，一日分三次服。

參茸山藥粉（經驗方） 人參15克，鹿茸10克，山藥100克，麥芽100克。麥芽研為細末，篩去渣，其餘烘乾、研細末，或直接購其粉末，混合均勻。每次15克，用溫開水沖調食，一日一次。本方偏於溫補，口燥咽乾、舌紅少津（陰虛）者不宜。

枸圓人參飲 枸杞子15克，龍眼肉10克，西洋參3克。用開水沖泡，分多次飲用。此為一日量。

高血壓、動脈硬化導致的健忘

銀杏芍藥飲 白菊花6克，草決明6克，銀杏6克，山楂片6克，杭白芍6克。上藥為二日量，沸水輕煎後，經常茶飲用。

天麻、鉤藤、桑椹飲 天麻6克，鉤藤6克，桑椹10克，三七粉1克。上藥為一日量，輕煎，分次飲用。

以上各類方劑，均以一周為一療程，並需醫生診斷處方服用。高血壓患者，忌用人參、鹿茸。

此外，在日常飲食中宜兼選擇下列食物配合食用，如龍眼肉、大棗、蓮

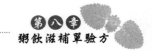

第八章
粥飲滋補單驗方

子、百合、蜂蜜、枸杞子、胡桃仁、芝麻、桑椹、豬髓腦、豬腎等。中醫認為前者主要能補血養心，後者主要能補腎健腦。　　　　　　　　（劉繼林）

藥粥治療冠心病

對冠心病，中醫辨證分為瘀血阻絡和陽氣衰微兩大類型。前者膳食宜用活血化瘀、消阻通絡之品，後者膳食宜用溫運陽氣、行水降逆之類。

葛根粉粥　用葛根適量，切片磨成碎粉，加水適量攪拌，使之沉澱而去渣取粉。以葛根粉30克，粳米30克，同煮為粥，每日二次，連服3～4周。現代研究葛根具有擴張冠狀動脈與通脈、活血的功能，對高血壓病也有一定的效果，是冠心病食療優選方，適於瘀血阻絡之患者。

生脈飲　黨參15克，麥冬、五味子各10克，三味共同加適量水煎湯，每日二次，每次半杯，兩日一劑，連服3～4周。本飲品功能益氣養陰、生津活血，適於氣陰兩虛、心慌氣短的患者。

胸痹湯　薤白15克，三七粉3克，桂枝9克，沙參10克，四味共同加適量水煎為湯劑，每服一劑，每日二次，連服2～3周。本方能溫陽益氣、通絡活血，適於陽虛怕冷的胸痹患者。

桃仁粥　桃仁100克，煮熟去皮尖，取其汁液，與粳米100克，加適量水煮成粥。本方能活血通絡、化瘀通脈，適於瘀阻陽絡之患者。

丹參黑木耳湯　先取丹參15克，以適量水煎為湯劑，棄渣留汁，與黑木耳10克，再加水共煎成湯，每日二次，每次半劑，連服2～3周。本方能活血化瘀、祛瘀通脈，適於氣血瘀阻的患者。

仙人掌繡球花葉湯　取新鮮仙人掌30克，繡球花葉15克，加適量水煎湯，每日二次，每次半劑，連服3～4周。本方功能得合降逆、行水利尿，適於陽氣衰弱患者。

生薑茯苓粥　生薑15克，茯苓20克，粳米或糯米100克，共同加適量水，先用旺火煮開後，改為微火直至煮成爛粥，加適量紅糖，每日二次，每次一

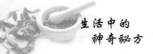
生活中的
神奇秘方

劑，連服3～4周。本方能溫運陽氣、行水降逆，適於陽氣虛弱的患者。

龍眼丹參飲　桂圓30克，遠志肉15克，丹參10克，共同加水適量煎為湯劑，並加適量紅糖，每日二次，每次半劑，連服3～4周。本方能助心陽，益心氣，活血化瘀，適於心脾陽虛、氣滯血瘀的患者。　　　　　（白效曼）

茄子大米粥治慢性肝炎

原料　紫茄子250克，大米100克。

做法　將紫茄子洗淨，切碎，同淘淨的大米放入鍋內，加水適量同煮粥，每日一次，以20天為一療程。

功效　茄子。味甘性寒，具有散血止痛，利尿解毒，清熱祛濕之功能。民間常用此方煮粥或煮飯吃，作為濕熱黃疸型肝炎的輔助治療。粳米，能益五臟，壯氣力，強肌力。二者同用，清熱利濕，益氣護胃。

但須注意：慢性腹瀉和消化不良者不宜多食。

四粥治療脂肪肝

人參黃精扁豆粥　取生曬參3克，黃精10克，白扁豆20克，粳米100克。先將生曬參、黃精、白扁豆擇洗乾淨，同入鍋中，加水煎煮30分鐘，再投入淘淨的粳米，大火煮沸後，改用小火煨煮成稠粥。上下午二次分服，人參、黃精、白扁豆可一同嚼食。常服有益氣健脾、祛脂化濕等功效，主治脂肪肝患者出現氣短乏力、精神萎靡、飲食減少、食後腹脹、面目虛浮、便溏、舌質淡、苔白、脈細弱等症，辨證屬於脾氣虛弱的患者。

蟲草粟米粥　取冬蟲夏草10克，粟米100克，蜂蜜10克。先將冬蟲夏草洗乾淨，曬乾或烘乾、研成極細末，備用。將粟米淘洗乾淨、放入沙鍋，加水適量，大火煮沸後，改用小火煨煮至粟米酥爛，粥黏稠時，調入蟲草細末，

拌和均勻，再以小火煨煮至沸，離火，對入蜂蜜，調勻即成。早晚二次分服。常服有補虛益精、化痰降脂等功效，主治各種類型的高脂血症，對中老年肝腎陰虛、陰虛陽亢型高脂血症併發脂肪肝者尤為適宜。

絞股藍粥　取絞股藍15克，粟米100克。先將絞股藍洗淨、切碎，放入紗布袋中，紮口備用。將粟米淘淨後，放入沙鍋，加水適量，先用大火煮沸，加入絞股藍藥袋，繼續用小火煨煮30分鐘，取出藥袋，濾盡藥汁，再用小火煨煮至粟米酥爛即成。早晚二次分服。常服有益氣補脾、化痰降脂等功效，主治各種類型的高脂血症，對脾氣虛弱、痰濕內阻型脂肪肝患者尤為適宜。

茵陳萊菔子粥　取茵陳、萊菔子各20克，粳米100克，蜂蜜20克。先將茵陳、萊菔子放入沙鍋，加水煎煮20分鐘，去渣取汁，與淘淨的粳米煮成稠粥，對入蜂蜜，調勻即成。早晚二次分服。常服有護肝利膽、順氣降脂等功效，主治病毒性肝炎引起的脂肪肝。

雙粥療夏暑

綠豆甘草粥　綠豆100克，生甘草10克，加水慢火煮熟，任意食用。功效：清暑利濕解毒，可解暑熱及各種藥物中毒。

四色粥　綠豆、赤小豆、麥片、黑芝麻各等份，白糖或冰糖適量，先將四味加水共煮粥，將白糖調入，空腹溫服。功效：清熱生津，利尿解暑，用於熱病傷津，或暑熱煩渴。

（江北雪）

藥粥藥飲治百病

烏豆蛋酒湯　烏豆（黑豆）60克，雞蛋2個，黃酒或米酒100毫升。將烏豆與雞蛋加水同煮服食。功效：具有調中、下氣、止痛功能，適用於婦女氣血虛弱型痛經，並有和血潤膚功效。

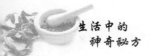

生活中的
神奇秘方

薑艾薏苡仁粥 乾薑、艾葉各10克，薏苡仁30克。將前兩味水煎取汁，將薏苡仁煮粥至八成熟，入藥汁同煮至熟服食。功效：具有溫經、化瘀、散寒、除濕及潤膚功效，適用於寒濕凝滯型痛經。

益母草香附湯 益母草、香附各100克，雞肉250克，蔥白5根。將蔥白拍爛，與雞肉、益母草、香附加水同煎。飲湯，食雞肉。功效：適用於痛經，並能光豔皮膚。

山楂桂枝紅糖湯 山楂肉15克，桂枝5克，紅糖30～50克。將山楂肉、桂枝裝入瓦煲內，加清水二碗，用文火煎剩一碗時，加入紅糖，調勻，煮沸即可。功效：具有溫經通脈，化瘀止痛功效，適用於婦女寒性痛經症及面色無華者。

薑棗紅糖飲 乾薑、大棗、紅糖各30克。將前兩味洗淨，乾薑切片，大棗去核，加紅糖煎。喝湯，吃大棗。功效：具有溫經散寒功效，適用於寒性痛經及黃褐斑。

（文瑛）

藥粥、藥飲對骨質疏鬆症的保健作用

的保健作用充分發揮飲食療法的積極作用，補其所虛，增其不足，調節骨質代謝，使其維持在平衡狀況，從而達到康復目的，也是一種重要的輔助手段。下面介紹幾款該病的保健藥膳。

芝麻核桃仁粉

原料 黑芝麻250克，核桃仁250克，白砂糖50克。

製法 將黑芝麻揀去雜質，曬乾，炒熟，與核桃仁同研為細末，加入白糖，拌勻後瓶裝備用。

吃法 每日二次，每次25克，溫開水調服。

功效 滋補腎陰，抗骨質疏鬆。

黑芝麻滋補肝腎，為延年益壽佳品。近代研究證實，芝麻含有多量的

鈣、磷、鐵等礦物質及維生素A、D、E，所以有良好的抗骨質疏鬆作用。核桃仁補腎強腰，從營養學角度分析，核桃仁中所含的鈣、磷、鎂、鐵等礦物質及多種維生素均可增加骨密度，延緩骨質衰老，對抗骨質疏鬆。

黃芪蝦皮湯

原料　黃芪20克，蝦皮50克。

製法　先將黃芪切片，入鍋，加水適量，煎煮40分鐘，去渣，取汁，兌入洗淨的蝦皮，加水及蔥、薑、精鹽等調味品，煨燉20分鐘，即成。

吃法　佐餐當湯服食。

功效　補益脾腎，補充鈣質，抗骨質疏鬆。黃芪擅長益氣補脾，近代實驗研究證實黃芪有雌激素樣作用，可有效地防止和減少絕經後婦女因缺乏雌激素而引起的骨質流失。

粥飲降壓又降脂

合理的飲食結構不但能夠預防冠心病、心絞痛和心肌梗塞等疾病的發病率，還能預防肥胖和高脂血症。心臟飲食養生保健的基本原則是以清淡飲食為主，盡量減少脂肪的攝入量（特別是動物性脂肪）。當攝入的脂肪較多時，不妨採用一些食療法降低血脂。

山楂飲　山楂15克，用開水浸泡20分鐘，加適量白糖調味。有降脂強心，消食開胃的作用，適用於高血壓、高血脂、冠心病及食欲不振者。現代醫學研究證實，山楂具有降血壓、降血脂的作用，並有強心和增加心臟冠狀動脈血流量的作用，還能抗心律不齊和助消化，而且安全無毒。

菊楂決明飲　菊花5克，山楂、決明子各10克，用開水浸泡20分鐘，加適量白糖調味。有降血壓、降血脂，強心明目的作用，適用於高血壓、高血脂及冠心病患者。

龍眼肉粥　龍眼肉15克，大棗7枚，粳米100克，同煮成粥。有養心安

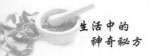

神，健脾補血的作用，適用於心血不足所致的心悸心慌、失眠健忘、貧血等。

小麥粥　浮小麥30克，粳米100克，大棗10枚，同煮成粥。有養心神，補脾胃，止虛汗等作用，適用於心氣不足所致的心悸不安、失眠等。

桂圓蓮子粥　桂圓肉、蓮子各15克，大棗10枚，粳米100克，同煮成粥，加適量白糖。有益心寧神，養心健脾的作用，適用於心血不足、脾氣虛弱所致的心悸、失眠健忘、大便溏泄等。

酸棗仁粥　酸棗仁（打碎）10克，粳米100克，同煮成粥。有養陰寧心，補肝安神的作用，適用於心肝血虛所致的心煩失眠、心悸、體虛自汗等。

蜂王漿　鮮王漿200毫克，用溫水沖服，或加適量蜂蜜調味。有養心健脾，滋補強壯的作用，適用於心脾虛損所致的心慌氣短、失眠健忘、軀體衰弱等。

三 飲祛除脂肪肝

陳皮茯苓粉　取陳皮、薏苡仁各300克，茯苓450克。將陳皮、茯苓、薏苡仁洗淨曬乾或烘乾，共研成細粉，裝瓶（防潮）備用。每日二次，每次15克，用溫開水送服。常服有燥濕化痰、化脂降濁等功效，主治脂肪肝出現脘脅作脹、體形肥胖、神疲乏力、肢體沉重、舌質淡胖、苔白膩、脈滑等症，辨證屬於痰濕內阻的患者。

何首烏粉　取制何首烏1000克，研成細粉，烘乾，裝瓶（防潮）備用。每日二次，每次6克，用溫開水送服或沖服，連服二個月為一個療程。常服有養血滋陰、降低血脂等功效，主治高脂血症併發脂肪肝，出現腰膝酸軟、手腳心熱、口乾舌燥、煩躁失眠、舌紅少津等症，辨證屬於肝腎陰虛型患者尤為適宜。

丹參黃精蜜飲　取蜂蜜、丹參、黃精各15克，陳皮5克。將陳皮洗淨切碎備用。將丹參、黃精洗淨後，分別切成片，放入沙鍋，加水適量，先用大火煮

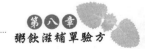

第八章
粥飲滋補單驗方

沸，調入陳皮碎末，改用小火煨煮三十分鐘，用潔淨紗布過濾，去渣，留汁，回入鍋中，用小火煮沸，停火，趁溫熱調入蜂蜜，拌勻即成。早晚二次分服。常服有滋陰補虛、益氣健脾、化淤降脂等功效，主治各類型高脂血症，對兼有氣滯血淤、脾氣虛弱、肝經濕熱型脂肪肝患者尤為適宜。　　　　（楊新萌）

藥飲治便秘三方

黃芪建中飲　黃芪、女貞子各20克，桔梗9克，甘草、桂枝各6克，白芍、當歸各15克，大棗12枚，生薑3片，飴糖適量。每日一劑，水煎服，連服十天為一療程，一般服藥1～2療程。功效：益氣溫陽，養血通便。

通便四物飲　生白朮40克，肉蓯蓉、生地黃各20克，炒枳殼10克，水煎取液。早晚分服，每日一劑，五劑為一療程，大便正常後再服一療程以鞏固療效。功效：滋陰潤燥，增液生津。

滋脾更衣飲　炙甘草、黃精各20克，淮小麥60克，白朮30克，大棗15克。水煎服，每日早晚各服150毫升。服藥期間停用其他中西藥。一月為一療程。功效：滋養脾陰，潤腸通便。

「歸蓉五仁湯」治虛性便秘

中醫認為，排便的過程是依賴大腸的傳導功能來完成的，而大腸的傳導功能正常與否，又取決於腸道的潤澀及與之相關的臟腑功能是否正常。若勞倦、飲食內傷，或病後、產後以及年老體弱之人，氣血兩虧，氣虛則大腸失去傳送能力，血虛則津枯不能滋潤大腸。若病久則腎陰、腎陽虧損，腎陰一虧，則腸道更加失潤而乾枯；腎陽一虧，則不能蒸化津液，溫潤腸道。二者均可導致排便困難，甚至失通。由此可見，虛性便秘與腎密切相關。

筆者自擬「歸蓉五仁湯」治療虛性便秘，一般服藥2～3天後大便變軟，

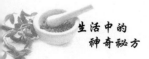

能順利地將大便排出。

處方 當歸、肉蓯蓉、生首烏、胡桃仁各20克，黃芪30克，柏子仁、沙桃仁、瓜蔞仁、郁李仁各10克。

用法 水煎兩次混勻，早晚分服，每日一劑。每次服藥後飲淡鹽水500毫升左右。

方中當歸、黃芪養血益氣；肉蓯蓉溫腎而潤腸；何首烏養血補腎而潤腸；五仁者皆質潤多脂，滑濡腸道之品。諸藥相配，恰到好處，治療老年氣虛、血虛、腎虛、津虧，腸之濡潤不足之便秘效果甚佳。　　　　　　　（梁基英）

第八章

粥飲滋補單驗方

民間常用的奇招妙方

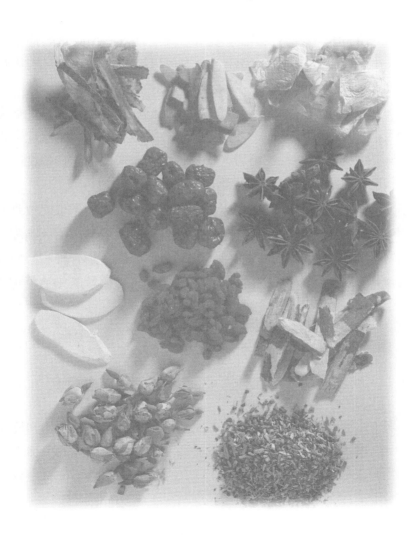

一、奇特的自然風光療法

樹木療法

俄羅斯科學家研究表明，樹木具有生物場，樹木對人有治療作用正是因為生物場的作用。

人與樹木接觸時，樹不放出也不吸收能量，只是在樹周圍形成了一個弱電磁場。當它的頻率與人的磁場頻率相同時，就會增加能量的活性；如果相反，人的能量就會被抵消一部分。樹木可以把健康的頻率送到生物活性點──人的病灶部位。

橡樹、白樺和松樹等都能夠傳遞能量。橡樹和白樺可以使慢性病患者的免疫系統發揮作用，治療關節炎，調整血壓，治療神經系統紊亂症。橡樹還能改善大腦活動，白樺能治療感冒。松樹、椴樹、蘋果樹和白蠟樹等能提高人體的緊張度和抗病能力，消除疲勞。

樹木療法不一定非要到森林裏去，借助一小段上述樹木也能收到同樣的效果。如果在小段樹木的中間鑽洞，樹木就會變成磁場校正器，治療多種心理和生理疾病。白樺樹段能振奮精神，提高生活品質，對脊椎和心血管系統都有好處。松樹段能提高智力和內臟器官的功能；橡樹段能夠治療神經和血管障礙。

水療法

近年來，水療法已成為許多病症的主要治療方法之一。水的物理性質，如：浮力、密度、壓力的一致性等特性，再加上水所帶給人的一種平靜的感受（彷彿嬰兒在母體內羊水中的感覺），使水療對恢復性治療有十分明顯的療效。

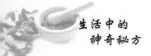

古代西方醫學的記載顯示，水療法的原理可以概略分成三種：第一種是「水壓療法」，利用人體浸泡在水中所承受的壓力，對身體機能產生影響。第二種是「水溫療法」，利用溫度對人體的影響，對身體機能進行調整。第三種是「藥效療法」，利用溶解在水中的各種化學物質，對人體肌膚或呼吸道進行生理機能的影響。中國傳統醫學認為，水療法是治療皮膚病、心臟病、慢性疼痛、婦女病、疏鬆症、胃腸病的最佳療法。

水療法簡單易行，居家就能施行，且療效確鑿，集保健養生與理療於一體。

氣候療法

氣候對人體健康的影響舉足輕重。某些患有慢性頑固性疾病的人，往往由於改變了生活的氣候環境而得到良好的恢復。近幾年來，歐美一些國家已將氣候環境作為一種治療或身體康復的常用方法，這種方法被稱為「氣候療法」。

氣候療法一般要求全年有相類似的氣候條件。如氣溫、氣壓、濕度、風力等條件在一天內變化小、空氣清新、植物生長茂盛，這類氣候對身體有保護作用。

根據地域環境，適宜進行「氣候療法」的常見氣候有：

（1）平原氣候海拔在300公尺以下的平原屬於保護性氣候，對機體具有鎮靜作用，適於靜養，對失眠、高血壓患者較為理想。不過需要考慮當地溫差變化及濕度等條件。

（2）丘陵氣候海拔在300～1000公尺的丘陵或森林地帶也屬於保護性氣候，只要環境較好，對各種疾病的治療都是適合的。

（3）高山氣候海拔在1000公尺以上的屬於高山刺激性氣候，具有氣壓低、氧壓低、紫外線強以及風速快等特點，可使呼吸及心率加快，紅血球增多，適於低血壓、支氣管哮喘恢復期間及疲勞過度者療養，但是對於失眠、

第九章
民間常用的奇招妙方

高血壓以及心臟病等患者不適宜。

（4）森林氣候在樹林密布的地方，森林因樹木的光合作用，使白天大氣周圍含有氧氣，植物會散發出一些具有抗菌、防腐、鎮靜作用的物質，又因森林中塵埃極少，污染較輕，加之樹葉覆蓋下水分不容易蒸發，比較濕潤。因此，森林氣候具有擴張血管、降低血壓、增強骨質、通暢呼吸、提高視力以及增進食欲等作用，對許多慢性疾病，尤其是某些神經系統的疾病及皮膚病效果較好。

（5）海洋氣候海濱的氣候具有溫差小，太陽輻射強烈、空氣清新等特點，海風中含有人體所需的鈣、鎂、碘等粒子，進行海水浴、沙浴、鹹泥浴以及日光浴等，能促進新陳代謝，增加氧的消耗，穩定植物神經，對呼吸系統疾病、過敏性疾病、血液病等都有很好的治療和恢復作用。　　　（西屏）

洞療治病健身法

大自然如鬼斧神工，造化出形形色色的天然洞穴，今天，這些洞穴作為一種潛在的資源，其開發和利用價值越來越引人注目。近年來，利用天然的洞穴進行治病健身，已引起了國內外有關專家的高度重視。早在數百年前，人類便已發現，對諸如咳嗽、氣喘、心悸、頭暈的病人，只要在洞穴裏小憩一段時間，或住上幾天，症狀就會得到緩解，甚至痊癒。鑒於此，至今突尼斯的一些部落，仍居住在古代開鑿的洞穴中。醫生們發現，他們的壽命比普通居民長得多，許多人活到八十歲或九十歲，有的甚至達一百歲以上。

隨著對「洞療」研究的深入發展，越來越多的「洞療醫院」正在世界各地興起。匈牙利布達佩斯郊區有一個奇特山洞，患了感冒的人，只要進山洞待一段時間，病症就會霍然而癒。原來，這山洞裏滋生著一種專門殺死感冒病毒的細菌。南美洲巴西熱帶森林裏，有一山洞，可治當地居民的皮炎、皮癬等皮膚病。在阿塞拜疆約有250個大小不同的岩洞，科學家研究認為，這些岩洞是療養的好地方，每年都有大批年邁體衰和患某些疾病的人到這裏來

休養和治療。還把流出地面的礦泉水用於浴療，把岩洞變成「醫院」。許多患有呼吸道疾病的人，到那裏休養一段時間後，都收到良好的治療效果。特別是在外喀爾巴阡山，人們用岩洞療法治療支氣管炎和支氣管性氣喘，成人治癒率為84％，兒童為96％。最神奇的恐怕還要數印尼比路島上的一家「洞穴醫院」，關節疼痛和神經衰弱者只要在這裏穴居十天半月，疾病便不治而癒。島民在這家醫院裏設有四十多張病床，迄今已使萬餘名國內外關節炎或失眠症患者恢復了健康。

在中國，利用洞穴治病，只是近幾年的事。廣西桂林地區的岩洞內設立了一些病房，接收了一些肺氣腫、哮喘、肺癌等患者及其他呼吸道病人進行治療，也已獲得了滿意的效果。

洞穴何以能治病？科學家研究發現：洞穴的空氣中，塵埃、微粒和有害的微生物都很少；洞穴具有恆溫、恆濕和低噪音的特點；洞穴的空氣中還含有人體所必須的微量元素，如鐵、鋅、銅等，以及大量的空氣負離子。所有這一切，均可對人的植物神經系統起良好的調節作用，並增強機體的免疫功能，達到防治疾病的目的。

（龍雲輯）

日光浴治療骨質疏鬆

適應症：長期從事室內工作和戶外活動少，常年有病臥床不起的老年人，已確診的骨質疏鬆症患者。

日光浴以平射陽光為好，每日上午8～10點，下午3～4點為最佳日照時間；一年中夏、秋為好，但冬季最需要。

一般人可結合戶外活動同時進行局部日光浴（如裸露的顏面、臂、腿等），每次30～60分鐘，每週4～5次。

骨質疏鬆症患者應根據地區、季節的不同進行專門的日光浴。在長江以南，四～十月可以先從每日每次5～7分鐘開始，逐漸增至30～45分鐘左右；十一月～次年三月每次應在8分鐘以上，逐漸增至45～60分鐘。長江以北，

第九章
民間常用的奇招妙方

四～十月從每次7～10分鐘開始，逐漸增至45～60分鐘。十一月～來年三月由於氣溫較低，不適宜室外日光浴。

如果有條件，最好在理療康復醫務人員的指導下，或借助日照計所提供的資料參考進行。

注意事項

（1）循序漸進，先從小劑量開始，逐漸增大劑量（包括受照射部位及照射時間）。

（2）在照射過程中如果出現頭痛、頭昏、噁心、煩躁、大汗、疲乏等時，應減少照射量或在蔭蔽處稍事休息，適當補充含鹽飲料後再繼續照射。

（3）應注意保護眼睛，宜戴上墨鏡；為防止過度照射灼傷皮膚，可塗防曬油。如出現皮膚紅腫、脫皮、疼痛，則表示照射過量，應酌情減少或終止照射。待恢復後再從小劑量開始。

（4）不宜空腹作日光浴，也應避免邊行日光浴邊睡眠（可能造成照射過量）。

（5）照射過程中可酌量進食或飲用含鈣、鹽的清涼飲料。

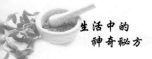

二、簡單方便巧治方

體療巧治前列腺炎

體療

防治前列腺炎除藥療外，體療也是行之有效的方法。體療能促進下腹部以及腹股溝周圍的血液循環，有消炎止痛的作用，因而有益於前列腺炎的康復。古人說：「血脈通，病不生。」下面介紹一則有益於前列腺炎康復的自療方法：

（1）雙手沿腹股溝上下按摩，每天二次，每次10～15分鐘。

（2）雙手揉按小腹30～50次，上下搓揉30～50次，再上下搓揉腰部30～50次。然後按摩氣海穴（臍下1.5寸）、關元穴（臍下3寸）、中極穴（臍下4寸）、陽陵泉穴（屈膝，小腿外側、腓骨小頭前凹陷處）、三陰交穴（內踝尖上3寸，脛骨後面）各一分鐘。每天1～2次。

（3）腹式呼吸。姿勢：仰臥，吸氣時腹部隆起；呼氣時收腹提肛並有意讓小腹肌肉緊收。每次十分鐘，每天1～2次。

（4）慢跑或散步。每天1～2次，每次10～30分鐘。

上述四種，只要選擇1～2項長期堅持，便會逐漸康復。

養生

許多中老年人常期被前列腺炎所困，在單純藥物治療效果不明顯的情況下，他們積極尋求自我保健療法，堅持習練，配合藥物治療，取得了意外的可喜效果。要是你不幸被前列腺炎所困，你一定想過許多辦法，跑醫院，看醫生，吃藥打針，但最終你會發現，這些方法都收效甚微。但別著急，對付這類疾病，最好的方法還是傳統養生術。許許多多的中老年患者都是在中西藥物治療無效後，自學、自編、自練傳統按摩、推拿、食療等療法，治癒了

自己的病。下面介紹的就是幾則成功經驗，或許其中一種方法能適合您。

甩手提肛　我今年73歲，早在十四年前，就患有前列腺炎。晚上小便四、五次，影響睡眠，有時還有尿道隱隱作痛現象。經泌尿科醫生檢查，前列腺中度肥大，醫生開了些藥，吃了半年之久，仍不見明顯效果。我又找醫生，醫生勸我住院動手術，我有些猶豫，未住醫院。

1985年春天，我在漢陽龜山進行早鍛鍊時，遇到一位老者傳授我一種「甩手提肛操」，用於防治前列腺病。具體做法是：兩腳站開與肩同寬，兩手向前後甩動，同時提肛，並與呼吸配合，即兩手向後甩時，提肛吸氣；兩手向前移時，鬆肛呼氣。這樣兩手一後一前，肛門一收一放，呼吸一進一出，反覆如此。開始時每次做100個回合，逐步增加到300～400次，每天早晚各一次，配合服用前列腺病的藥物。一個月後，病情開始好轉，尿次減少，特別是晚上，一般小便二次，冬季二至三次。我堅持這樣做了半年以後，再到醫院去檢查時前列腺肥大已基本消失，小便暢通正常。如今已14年過去了，前列腺一直比較正常，沒有出現大的反覆。這裏要注意幾點：

①病好以後，也要堅持每天做「甩手提肛操」，次數可以略減，但不能停頓。我曾因出門在外地，或因冬季寒冷不願早起，停止鍛鍊一個多月，尿頻又開始發生，恢復鍛鍊後又消失了。

②如果前列腺發炎，有尿痛現象，還要配合服用治療通尿和消炎藥物，有利於病情的好轉。

③最好不要喝烈性酒或少喝酒，不吃辛辣食物。

自我按摩　兩年前發現自己患了前列腺疾病，主要症狀是：總想小便，小便次數增多，小便時感覺刺痛，總覺得沒解完，總要滴幾滴，每每滴濕內褲。實在令人心煩。

看過幾回醫生，效果不理想。後來一位朋友教我自我按摩治療前列腺病，經過半年自我保健實踐配合中藥治療，上述症狀逐漸消失，一年後已經全好了。

自我按摩療法簡單易學，現介紹給患有前列腺疾病的老年朋友。

叩揉脾、腎俞穴。脾俞、腎俞穴在背部脊椎兩旁，雙手握拳用拳峰在脊

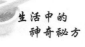
生活中的
神奇秘方

椎的兩旁從上而下，從下而上地來回按摩和輕叩。

摩揉中脘穴，左手在下，右手在上，順時針摩揉中脘穴36次，逐漸增至80餘次。

揉按關元穴，揉按關元穴手法同揉中脘穴，此穴為人身保健要穴之一。單取此穴也有好處。若是冬季應先將雙手互相搓熱再進行。

擦揉睪丸，先擦後揉，擦是先用左手將睪丸抓放在掌上，右手在其上面來回摩擦，由36次逐漸增至100次。然後左右手互換，動作同上。揉是先左手抓住陰莖和睪丸，逆時針劃圓，由36次逐漸增至100次。然後換右手，用同樣方法順時針劃圓。

按摩會陰穴，用右手食指和中指按摩會陰穴50次，逐漸增至200次以上。如果右手累了，也可換左手操作。

所述五個按摩手法，每天至少要做一遍，能堅持早晨起床前和晚上睡覺前各做一次最好。

自己動手治百病

降服老慢性支氣管炎

在生活中有很多簡單的保健方法，比如冷水浴、捶背、跑步等，對促進慢性支氣管炎的康復有很好的效果。只要調動了自己的積極性，去配合醫生，就沒有戰勝不了的疾病。只要肯鑽研，善摸索，我們每個「慢性支氣管炎」患者也能找到適合自己的方法——正如下面這些實例一樣。

冷水浴提高免疫力　幾年前，我患上慢性咽炎及支氣管炎。吃藥、打針、噴霧、理療，甚至拜師學氣功，都試過了也沒多大起色。後來，受一位常年游泳的朋友的啟發，開始洗冷水浴，一段時間後，頑症竟不治而癒。

洗冷水浴能加快血液循環，增強肌體對寒冷的適應，是一種非常好的運動方式。初次下水，可能有點受不了，但堅持下來之後，就會感到舒適異常，而且越是寒冷的天氣，越能體會到這種愜意。我現在一年四季洗冷水

浴，基本上不感冒，心、肝、脾、肺及身體其他各部位機能良好，工作和生活都十分舒心。

值得一提的是，冷水浴要從夏天開始；天氣寒冷時洗冷水浴，精力要集中，注意防止感冒；另外，身體狀況不太好，如饑餓、勞累、疲倦時，不必勉強。

捶背舒通經絡　老伴患慢性支氣管炎，由來已久。隨著年齡增大，身體一年比一年差，病情一年比一年重。

1993年的一天，女兒在報上看到一篇「捶背可緩解老年慢性疾病」的文章。望著母親發病後咳嗽不止的痛苦情景，不懂醫術的女兒，為了減輕母親的痛苦，開始每天為其捶背。用空拳上下左右、輕重緩急地敲打30分鐘。老伴的病竟在女兒均衡有力的敲打中，一天比一天好起來。痰，由濃變稀，由綠變白，由多而少。呼吸通暢，也不喘了。這樣的「療效」更加堅定了女兒做「功課」的自覺性——春華秋實，暑往寒來，長期堅持——老伴的慢性支氣管炎，竟不藥而癒了。

慢性支氣管炎為老年人呼吸系統的常見病之一，有反覆發作、經久難癒的特點。與老年體虛、正氣虧損、抗病力減弱有關，輕重適度、均衡有序的捶背方法，可以起到寬胸理氣、促使痰液從肺部排出的作用。痰出則喘平，症狀可獲緩解，但若病情較重，還是應以藥物治療為主，切切不可因捶背而加重病情，延緩了治療的時機。

跑步除咳喘　我萬沒料到，兒子六歲時竟有節奏地咳喘起來。妻子焦心如焚，輾轉四處求醫，但打針、吃藥、貼膏藥、做過敏源試驗等，病卻依然如故。

一日，我到成都開會，有位好友聽我訴說兒子有病的苦惱時，虔誠相告，小兒跑步是增強體質的最好方法。

試驗吧，回家的第一天，就叫兒子起早圍著宿舍跑了一圈，可愈咳愈厲害。是否早上有冷空氣吸進氣管造成？趕緊翻閱有關幼兒早上跑步鍛鍊醫學常識。得到的啟示是：兒童心臟發育落後於骨骼、血壓低、心率快，只能勝任短距離慢跑，這樣可增強體質達到治療慢性咳嗽的目的。毫不含糊，立即

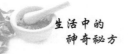

付諸行動。

　　起初，兒子不想起早床跑步，就是磨磨蹭蹭地起來，跑步也如行走。「你每天至少慢跑一圈（約200公尺）。」待我怒目以視，兒子才可憐巴巴地一邊跑，一邊淚眼汪汪，嘴裏還嘰裏咕嚕說個不停。後經過一番苦口婆心地講述跑步的好處，兒子才堅持跑了起來。沒想到跑步半年後，咳喘病再也沒復發。現在兒子已經十三歲了，十分健壯。

　　貝母鴨梨清熱化痰　　女兒每次支氣管炎發作，就要到醫院打點滴。掛號、排隊、化驗、透視，弄得人焦頭爛額。

　　去年五月，病情再次發作，且來勢兇猛。七歲的女兒像個小老頭似地佝僂著腰，不停地吐痰。到醫院檢查，說是支氣管炎急性發作，並伴有輕微哮喘。

　　友人教我用土方配合醫生，病竟然奇蹟般地好了。持續一個月，到現在也沒有復發。方法如下：病情剛發作時，用川貝母細粉和適量粳米、冰糖一起合煮，趁熱服用。視病情連服3～6天，等症狀減輕或者消失後，每晚臨睡時將一隻梨去皮切成小塊，連皮帶核一起加上適量蜂蜜乾蒸，蒸熟後吃梨喝水。堅持一個月，可見成效。

　　貝母化痰止咳很多人都知道，但不是所有的咳嗽都適用。如果風寒咳嗽早期，吐白痰、不發熱，最好暫緩應用。一般宜用於肺熱咳嗽，吐黃黏痰等熱咳。粳米冰糖有滋肺胃之陰的作用，秋燥乾咳、聲嘶咽癢者可輔助用之。

（呂新華）

巧治頭痛自己做

　　頭痛是很令人「頭疼」的事。如果稍作留意，你會發現在頭痛發作前幾分鐘或是幾個小時內會有某些徵兆出現，人會覺得疲倦、沒精神或是沮喪萬分，甚至有人會感覺視力障礙。

　　以下幾種方法，是專門對付日常生活中突然來臨的頭痛，別看方法簡單，但卻很有速效。

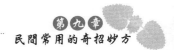

辦公室開窗　在封閉的大樓裏工作和生活容易感到頭痛，這與樓中缺乏流動的新鮮空氣很有關。可以用空氣淨化器幫助淨化空氣，也可以將窗戶打開透氣。有可能的話，最好能離開大樓到有綠化的地方散散步。

你可能整日埋頭於文件堆裏，這樣往往會引起你前額中間或眼睛的疼痛。這種頭痛是由於眼睛專注於某物太久，眼睛內部和周圍的肌肉痙攣而引起，這證明眼睛需要休息一下了。每小時讓眼睛休息五分鐘，最好向遠處眺望，這樣有助於預防頭痛。

眼睛看掌心　你還可以這樣做：視覺疲勞時你不妨摘下眼鏡，把燈擰暗或走到一間光線較暗的房間裏，用手遮住眼睛，讓掌心擋住光線，眼睛往掌心看30秒，然後閉上眼睛，拿開雙手，再慢慢睜開眼睛。

不要「卑躬屈膝」　也許你從不在意你的坐姿，但實際上由於坐姿不好而引起頭痛或頭痛變得更厲害的例子非常多。如果你能抬起頭讓頭部和身體基本成一直線，身體各部分的肌肉就不容易疲勞。另外，你可以經常改變姿勢，每隔45分鐘休息3～5分鐘，哪怕只是在房間裏倒杯水、稍微活動一下也好。

別「壓」出頭痛來　當你感到焦慮、緊張、疲倦，或是發生便秘時，大多會感到頭痛。因為壓力之下的人處在緊張狀態，此時血管收縮繃緊，而當放鬆下來後，血管開始變舒張，這時候就出現頭痛。這種緊張性頭痛通常遍及整個頭部或者頸部，很少只痛一邊。如果你能把壓力分散開來，讓「忙時」不要太忙，見縫插針地娛樂一下，「閒時」也不要太閒，這樣肯定會幫助你遠離頭痛。

（家安）

小病小傷自己治

幾乎每個家庭都有幾個自療小病的偏方。這些方法原料隨手可得，簡便有效，備受大家喜愛，現擇選數種，以供交流備用。

生薑止血　如一時不小心弄傷了手腳，可把生薑洗淨搗爛敷在傷口出血

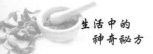

生活中的
神奇祕方

處，範圍以敷滿傷口為宜，止血效果好。

炸薑片止咳　用適量生薑切片入鍋內，用少量植物油炸黃，加半碗水煮10分鐘，放入少量糖一次喝完，再喝點白開水，效果良好。（陳世雲　方大梅）

按摩治療頭痛失眠

我今年78歲，患失眠、頭痛頑症二三十年。初起時服安眠藥有效，久服則效減，最後增加到10粒也無效了。一天到晚頭昏腦脹，茶不思、飯不想，精神萎靡不振。常常怨天怨地，自歎活著受罪，不如死了好。

退休後，我認真學習鑽研醫學，從醫藥理論推斷，我的失眠主要由於終日勞累，導致氣血運行不暢，陰陽失衡。後來我從醫書上找配方，進行自我按摩，又結合食療，堅持鍛鍊數年不間斷。現在我覺好睡、頭不痛、飯菜香、精神足、體質強、身心愉快舒暢。現將我的具體做法介紹如下：

按摩預備

晚睡前、早醒後，仰臥床上（冬天睡被窩裏），閉目入靜，排除雜念，自然呼吸，意念安眠，默數五十數字。

十指梳頭，掌心順摩耳　十指環屈或耙形，倒耙從前額髮際往後梳（神庭、百會等穴）至頸椎收，掌心順摩耳50下。

雙掌橫抹腦門　雙掌豎括面，十指併攏著力前額，掌根著力眼眶，兩手從兩眉中間（印堂）分手橫抹腦門50下。

揉摩後腦門　兩拇指按壓枕骨下，餘四指摟抱頭兩側，兩拇指同時用力先向外揉轉50下，再向內揉轉50下。

揉轉太陽穴（在眉梢與眼角梢中間，向後五分）：　兩手食中無名三指併攏分按兩側太陽穴，同時用力先向前揉轉50下，再向後揉轉50下。

捏拿「合穀」穴　先用右手拇食指岔開，拇指按左手合穀穴，食指抬按左手手心，一捏一鬆50下，換左手捏右手合穀穴50下。

撚揉「神門」穴（在小指側掌後橫紋頭陷中）：　先用右拇指按壓左腕神門，撚揉旋轉50下，換左手拇指撚右神門50下。

　　捏拿「內關」穴（在腕橫紋直上二寸、兩筋之間）：　先用右手拇指按壓左腕內關，食指托住外關，一捏一鬆50下，換左手捏右內關50下。

　　按揉「足三裏」（在膝蓋下三寸脛骨外一橫指）：　端坐，兩拇指分按兩腿足三裏，餘四指托小腿肚，兩拇指同時用力按壓，上下揉50下。

　　按揉「三陰交」（在足內踝上三寸、脛骨後緣陷中）：　端坐垂足，兩拇指分按兩腿三陰交，餘四指抓住小腿，兩拇指同時用力壓，上下揉50下。

　　按摩「湧泉」穴（在足心陷中）：　環左腿，用右手掌摩擦左足心湧泉50下，換左手掌摩右足心湧泉50下。輪換摩擦200～300下。（晚睡前熱水浴腳時按摩更好）。

每天參加集體晨練

　　大量吸收新鮮氧氣，打太極拳，舞太極劍，練氣功十八式，做醫療保健操等一個多小時。

　　更為重要的是思想問題，人的健康與疾病是正常的，我們應該做到，思想要開朗些，精神要瀟灑些，看問題要辨證些，受到挫折和災難也不要心灰氣餒，要堅持一個信念，保持心理平衡，問題定會迎刃而解。　　　　　（孫鴻賓）

治病常用小秘方

治外痔

　　用大黃50克，雞蛋2個。先把大黃放入200毫升開水中煮一分鐘，即可放入雞蛋再煮二十分鐘。煮熟的雞蛋，每天早晚各吃一個；煮過雞蛋的水，晚上用來洗痔瘡。這樣，經過幾天的治療，就能使外痔痊癒。

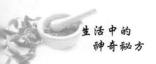

紫蘇葉煎服治風寒感冒

處方　紫蘇葉9克。

用法　水煎趁熱服。

主治　適用於冬季風寒感冒怕冷者。服藥後蓋被發汗。

百合紅糖煎治支氣管炎

處方　百合60克，紅糖30克。

用法　水煎服。每日一劑。

主治　本方治支氣管炎及乾咳。

生大蒜末治久咳不癒

處方　生大蒜適量。

用法　用生大蒜1瓣（小者2瓣），剝去皮，切成細末，用匙送至咽部，以唾液攪和嚥下（忌用開水送用），日服2～3次。

主治　本方治久咳不癒、喉部痛癢者。

益母香附川芎散治月經延遲

處方　益母草12克，香附9克，川芎3克。

用法　按上方比例加倍，共研細末，每服9克，每日一次，每月服十天。

主治　適用於月經延遲七天以上者，或行經腹痛之月經不調者。

感冒早早好

每天用60℃溫水沖服一杯含1000毫克維生素C的氣泡片，症狀就會逐步減輕，感冒也會提前結束。

用銅錢或光滑的刮片蘸些白酒，輕輕地刮前後胸部、上肢肘關節外側的曲池以及下肢曲窩處，直到皮膚微微發紅發熱，然後再喝一碗熱的薑糖水，約15分鐘後，身體便開始大汗淋漓。出汗後周身會感覺輕鬆舒適，此時更要注意免受風寒，好好地睡上一覺，感冒便會很快痊癒。

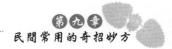

民間常用的奇招妙方

如果鼻子塞得厲害，可以試試睡覺時在兩個鼻孔內各塞進一根鮮蔥條（如果覺得蔥味刺鼻，可在蔥條外包上紗布），三小時後取出，通常一次就行，如果還有些不適，可於次日再塞一次（蔥條盡量選得粗些）。

洗臉時，用手掬一捧冷水洗鼻孔，即用鼻孔輕輕吸入少量水，再擤出，反覆多次。然後口中含一口鹽水，再仰頭含漱，使咽喉部也同時得到除菌清潔，對感冒痊癒很有好處。

皸裂不再痛

用尿素霜塗抹在皸裂處，然後用橡皮膏貼敷，隔日更換，效果明顯。也可先用溫水洗手和足，仔細搓去軟的角質層，然後塗抹尿素霜，微微烘乾患處，即可加速裂口癒合。每天在皸裂處搽幾滴維生素E油，增加局部滋潤度，一周內就可見效。

將一個馬鈴薯煮熟後剝皮搗爛，加少許凡士林調勻，每日取少量塗於皸裂處，數日患處也可癒合。

袪外傷瘀青

盡快用包著冰塊的毛巾敷在傷處，每次20～30分鐘。它既可起到盡快止血、止痛的效果，還可使局部毛細血管收縮，有效減輕腫脹。

如果扭傷超過三天，為了改善受傷處的血液和淋巴液循環、有利於傷處瘀血和滲出液的吸收，可採用熱敷法。用浸過熱水或熱醋的毛巾敷於傷處，5～10分鐘更換一次。每天進行1～2次，每次約三十分鐘。

落枕不求人

局部疼痛可以用熱毛巾敷，並輕輕揉捏、敲打痛處，可以緩解疼痛。

也可用按壓穴位的方法。落枕者張開手掌背，在食指與中指之間有個落枕穴。讓你的家人用大拇指尖對準此穴用力按壓，連續按壓3～5分鐘，直到有酸脹感為止。同時，患者可自己嘗試活動頸部。半小時後，再用上述方法按壓一次，效果會比較明顯的。

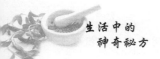

將食醋100克加熱，以不燙手為宜，用紗布浸熱醋敷於疼痛部位，同時活動頸部。每日三次，二天後即可見效。

打嗝立即停

在舌頭下放一勺糖，可以收到立竿見影的效果。

嘴中含一口水，等到「嗝」要發出時，身體微微前傾地迅速將水吞下

用一個小塑膠袋，罩住自己的口鼻，進行3～5次的呼吸。把呼出的二氧化碳重複吸入，增加血液中二氧化碳的濃度，來調節神經系統，抑制打嗝。

用指甲掐手腕內側上二橫指處的「內關穴」，止嗝效果也是很不錯的。

（新華）

民間治病小驗方

通便秘法　有的人因多吃燥熱食物，造成大腸梗塞，有時需要洗腸方能復通，痛苦不堪。現有一妙方，可使恢復正常。將一把蔥搗碎成餅，貼於肚臍，再用熱水袋裝熱水燙蔥餅，立即奏效。

牙痛治療法　牙痛鑽心，人人皆怕。用生茄子皮化灰，放於閉風處過夜以去火氣，與蜜糖拌勻，塗於痛處，立即可以停止疼痛，若牙根腫脹，用藥之後也會立即消退。

治喉痛法　喉痛種類很多，治療方法卻較簡單。初痛者服蘿蔔汁為最好。如果痛得較重，可用蜜糖、炙甘草少量，煎服即癒。

治兩耳突然失聰法　突然間兩耳亂鳴，聽不到外界聲音，是陰虛火旺，肝胃氣逆，導致耳膜外脹的緣故。可以炒3克香附，再加6克萊服子煎湯服下，即可痊癒。

（吳洪賓）

泡腳治鼻炎

我患鼻炎已經兩年多了，每到秋冬季節總是會發作，吃過很多藥，可就是治不斷根。後來，聽一老者說，用溫熱水加小半匙食鹽泡腳，邊泡邊加熱水，保持水溫不涼。並在泡腳過程中不斷地搓揉腳心，感到腳底有一股熱流向上湧時效果最好。同時還可配合用涼水輕浸鼻子數次，時間依個人感受而定，然後再用雙手的食指按摩鼻翼50次。結合這些療法，果然，鼻炎不再復發，就連感冒也減少了。

夜尿防治法

中醫傳統理論認為，腎氣充足，膀胱貯尿、排尿功能才能有條不紊。透過腰部按摩益腎強腎，在一定程度上能夠改善機體尿液代謝，從而防止夜尿、尿頻等症狀的發生。

具體操作如下：搓熱兩掌掌心，置於後腰兩側凹陷處，手心著力，上下來回摩擦，直到腰部發熱，熱感浸透皮膚為止。此法可於早晨起床及夜間臨睡之時操作，腰部擦熱之後可以稍做休息，再次搓熱掌心反覆進行數次。

也可按揉腳心湧泉穴，用中指、食指合併施壓，持續3～5分鐘左右，以此配合上法，充分達到防治效果。平時應適當控制水分攝入，避免貪飲，這樣才能真正達到穴位按摩的療效。

涼開水——止咳良藥

涼開水是止咳祛痰的良藥，效果絲毫不亞於藥物。作用主要體現在三個方面：

（1）涼開水對咽喉部有良好的濕潤和物理治療作用，有利於局部炎症治

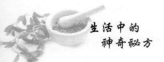
生活中的
神奇祕方

癒，並能解除局部癢感，從而阻斷咳嗽反射。

（2）咳嗽病人，尤其是劇烈而頻繁咳嗽者，當其有發熱時常有不同程度的脫水。脫水能加重呼吸道炎症和分泌物的黏稠度，使之不易咳出，黏稠的分泌物的刺激又加重咳嗽，使之形成惡性循環，多飲涼開水能使黏稠的分泌物得以稀釋，很容易被咳出來，有利於止咳和祛痰。

（3）多飲涼開水在解除脫水的同時，能改善血液循環，使機體代謝所產生的廢物或毒物迅速從尿中排出，從而減輕毒物對呼吸道的刺激。　　（徐玲）

香味療法

幾種可在家裏使用的帶香味的植物：

（1）薄荷一種天然的抗抑鬱劑，可治頭疼，消除腦力勞動後的過度疲勞。

（2）檸檬助消化，消暑和止吐。

（3）玫瑰抑制食欲，降壓，改善心臟活動。

（4）芍藥能很快消除緊張感，有很好的安眠作用，還能使愛哭的孩子很快安靜下來。

（5）桃子促進肝臟和膽囊活動，改善皮膚的新陳代謝。

（6）柳丁提神，可以促進從事體育運動時脂肪的燃燒。

（7）野草莓使人神清氣爽，增強食欲。

（8）咖啡抗抑鬱，有助於集中注意力，可以改善視力和聽力。

一點醋使您「通通」快快

大便乾結難排出，是老年人的普遍現象。早年我也受此症困擾，後來得一方並照用，兩年來，這個困擾多年的毛病終於解除。方法很簡單：每天早

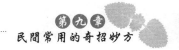

第九章
民間常用的奇招妙方

晨空腹（即尚未吃東西前）飲一湯匙醋（最好是陳米醋），然後緊跟著飲一杯溫開水。習慣之後，醋的量可以減少，但不能少於半匙。

便秘用醋，確實是一種有效的食療方法，一般認為以陳醋為佳。現代醫學研究表明，陳醋含有多種氨基酸和多種對消化功能有幫助的酶類及不飽和脂肪酸，它能促進腸道蠕動、調節血脂、中和毒素，維持腸道內環境的菌群平衡，治療習慣性便秘，且沒有毒副作用。除了早晨空腹服醋以外，便秘者也可在每餐湯菜中放少許陳醋，不僅能使湯菜味道更鮮美，而且能治便秘。

繩毽治癒關節炎

我是一位患有多年關節炎的患者。關節炎常常使我穿著厚厚的衣褲，夜裏常被酸痛折磨得睡不好覺。

一天，我讀小學的兒子從學校帶回一根跳繩的繩子、一隻毽子。他的興趣很高，每天放學回家做完作業後，就在客廳裏跳繩、踢毽子。我看他在室內活動的空間小，就建議他室外活動並在第二天早上叫醒他，和他一起到外面活動。孩子踢毽子，我就跳繩。過了約十分鐘，再換過來活動。每天堅持二十分鐘的活動，身上覺得熱呼呼的。鍛鍊增強了血液循環，手腳感到靈活自如。

經過一個冬春的鍛鍊，我的關節炎被治癒了。現在我除了夏天以外，秋、冬、春一直堅持鍛鍊了五年，關節炎從未復發。　　　　　　　（文瑛）

保養鼻子有妙招

一年四季都可冷水洗鼻，尤其是早上洗臉時，用冷水洗幾次鼻腔，可改善鼻黏膜的血液循環，增強鼻部對天氣的適應能力，預防感冒及呼吸道其他疾患。

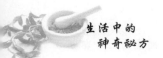

鼻外按摩 　用左手或右手的拇指與食指，夾住鼻根兩側並用力拉，上下連拉12次。這樣拉動鼻部，可促進鼻黏膜的代謝循環，有利於分泌正常的鼻黏膜液。此法還可以促進黏膜上皮細胞的纖毛擺動，將混在鼻腔分泌液內的灰塵、細菌由喉部排出體外。

鼻內按摩 　將拇指和食指分別放在左右鼻腔內，夾住鼻中軟骨輕輕向下拉若干次。此法既可增加鼻黏膜的抗病能力、預防感冒和鼻炎，又能使鼻腔濕潤，保持黏膜濕度正常，還有利於防治萎縮性鼻炎。

中藥塞鼻 　取野菊花放在蜂蜜內水蒸，蒸好後將它研成細末放入蜂蜜調勻。用時蘸少許塗於鼻腔，每日三次。野菊花性味苦寒，有清熱解毒的功效。現代藥理研究證實，它對流感病毒、溶血性鏈球菌、金黃色葡萄球菌均有抑制作用。　　　　　　　　　　　　　　　　　　　　　　　　（文瑛）

三方治療「將軍肚」

大家都知道，肥胖是誘發心臟病、中風和糖尿病的主要危險因素。近年來，肥胖對人體造成的潛在危害已越來越引起人們的關注。俗話說：「胖人不能長壽。」現在從醫學角度來講，是有一定道理的。太胖的人，心臟負擔較重，時間長了，隨著年齡的增長，心臟一旦發生病變，就如同機器上的馬達出了毛病一樣，人的壽命自然要縮短了。

既然肥胖不利於人的身體健康，那麼有什麼好的方法來幫助根治和消除呢？本人根據多年的臨床經驗和切身體會，總結和摸索出一套行之有效的方略，現介紹如下：

方1：揉腹

（1）右手掌心與左手背疊起，橫放於劍突下心口窩處，徑直揉推至腹底。每餐飯後一小時進行揉推，每次揉推30次，動作要緩慢。

（2）右手掌心扣在左手背上，按壓於腹部正中「中脘」穴上（劍突至肚

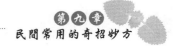

第九章
民間常用的奇招妙方

臍連線中點），順時針揉腹100次後，再用左手掌心扣在右手背上，逆時針揉腹100次，堅持每天早晚做一遍。

現代醫學認為，揉腹可使胃腸及腹部肌肉強健，促使腹部淋巴液的循環，加強胃腸的蠕動功能。由於揉腹能刺激末梢神經，使毛細血管開放，皮膚組織間隙的廢物被排除，從而促進機體的代謝，起到消除脂肪，減肥健美的作用。

方2：拍腹

兩手五指併攏略彎曲，手形呈「芒果」狀，上下交替，空心掌扣擊腹部，每日最好早晚堅持散步時拍打，扣擊要有力，如同擊鼓，要打出節奏，打出興趣，透過連續不斷扣擊，將其腹部以下脂肪啟動，加速腹部脂肪的分解和消化，使其慢慢地消耗掉。當然一天二天看不出明顯效果，如能堅持數月，腹部會感覺越來越小。本人用上述幾種方法揉腹扣擊拍打約有半年時間，「將軍肚」竟奇蹟般的消失了。

與此同時，若再配合「耳穴貼壓」和服用下面減肥偏方，將更會收到事半功倍的顯著效果。

方3：食療

焦山楂、生黃芪各15克，生大黃5克，生薑3片，生甘草、荷葉各3克。

每日將其藥煎湯代茶飲，此方有益氣消脂、通腑除積、輕身健步之功。尤其再配合上述手法，對消除腹部脂肪，更會起到明顯的治療效果。

以上三個處方貴在堅持，只要持之以恆，有恆心和毅力，平時再注意適當的控制飲食和有意識地加強鍛鍊，定會使你虛胖的身體逐漸變為結實，體重慢慢降為正常，肥胖臃腫的體態逐漸變得挺拔和健美，重新煥發出青春的活力和迷人的光彩。

（孫鴻理）

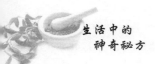

生活中的
神奇祕方

耳穴豆療法

中醫發現，耳部存在與人體全部器官對應的反射區，這些反射區透過經絡系統與對應的器官相聯繫。刺激、按壓這些反射區，就可以對相應的器官產生治療和保健作用。耳穴壓豆療法就是在耳部的穴位上壓貼綠豆或其他顆粒狀藥物，以達到治病目的的一種方法。

此法操作簡便，容易掌握，無副作用，安全經濟，不損害組織，藥子刺激持久，醫療效果穩定。準備用品有小指甲大小的醫用膠布數片、綠豆數粒（或其他藥粒數個）、火柴頭（或針柄、大頭針、棉花棒）數根。

用火柴頭或類似物在耳穴處按壓（有條件者可用耳穴探測儀）。按壓時間要相等，用力要均勻，最疼點或水腫壓之不起處，即為壓豆治病穴位。將綠豆黏在小膠布上，貼於穴位點，每日按壓3～5次（劇癢時可隨時按壓）。手法宜由輕到重，使出現酸、麻、脹、痛感（以能忍受為度）。久病及老年體弱者手法要輕。每次按壓1～5分鐘，一般一周更換一次。夏天因出汗多、洗澡勤，可每週更換二次。如豆未發軟，耳穴仍有痛感者，可持續貼壓，不必更換。適用於：

失眠 取耳神門、皮質下為主穴，心、腎、腦點為配穴。每次選取2～4個，雙耳同時應用。將選好的炒酸棗仁（飽滿、大小適宜）少許，開水浸泡去外皮，分成兩半，然後把膠布剪成直徑約一釐米的圓形小塊，將酸棗仁平面貼於已剪好的膠布中心，用火柴頭找出敏感點，把已貼有酸棗仁的膠布對準敏感點貼好，並按揉一分鐘許，每晚睡前按揉一次，約3～5分鐘。五日更換一次，夏天可三日更換一次，四次為一療程。一般一個療程即可奏效或治癒。

老年性便秘 取耳穴直腸下段、交感、皮質下為主穴，大腸、小腸為配穴，並可根據病情適當加減。方法是：在一塊約0.6釐米見方的膠布中央放一顆王不留行籽，將膠布貼於病人一側耳朵的耳穴上，隔天換貼另一側耳穴。每天自行按壓貼有藥子的部位十餘次，每次約三分鐘，壓至稍有痛感為宜。二日換一次，雙耳交替使用，六次為一療程。養成每日定時排便的習慣，排

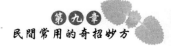

便時可配合按壓藥籽。

青少年近視眼　取耳穴、肝、腎為主穴，眼、目1、目2、枕為配穴，主配合用。每次選四穴，兩耳同時施術。首先找出所選穴位的最痛點，然後將黏有完整王不留行籽的小膠布對準穴位痛點固定，並按揉，使之出現酸、麻、脹、痛感。每日按壓3～5次，每次1～2分鐘。一般貼壓十日更換一次，休息二日。如因故脫落，應隨即補貼。六次為一療程。治療期間患者要注意眼部的衛生保健，堅持做眼保健操。

面部扁平疣　取耳穴肺、大腸、內分泌、神門、皮質、腦乾或腦點、面頰部及相應部位，用耳穴探測儀探求陽性反應點（即探測儀發出嗡嗡響聲處）或用探棒找出壓痛明顯點，把貼有王不留行籽的小膠布塊固定於此。每日按壓膠布3～5次，以有疼痛及微熱感為度。三日更換一次，雙耳穴交替進行。

蕁麻疹　取耳穴肺（雙）、神門、蕁麻疹區為主穴，以內分泌、皮質下、枕、相應部位敏感點為配穴。找出耳穴敏感點，把準備好的綠豆粒用0.6釐米見方的小方膠布固定於穴位上。用手輕輕按壓綠豆，以出現能耐受的酸痛等感覺為度，並每日按壓穴位3～5次（劇癢時，可隨時按壓）。二日換藥一次，三次為一療程，左右耳穴交替使用。或在耳穴肺、腎上腺、神門、內分泌、抗過敏點區域尋出最敏感點，置綠豆於敏感點上，並用0.6釐米見方的膠布固定。用手指每日按壓三次，每次1～3分鐘。

落枕　取耳穴頸、神門。把活血止痛膏或傷濕止痛膏（市售）剪成0.6釐米見方的方塊，再把綠豆壓在中間，黏貼在耳穴上，按壓三分鐘。手法由輕到重，按至有熱脹感或痛感（以能忍受為度），並轉動頭頸。在這期間內，大多數患者自覺症狀緩解或消失。再時常按壓黏貼的耳穴，以鞏固療效。第二天取掉，一般一次即可治癒。或在耳穴頸、項部尋找敏感點，把綠豆置於敏感點上，用0.6釐米見方的膠布固定，並按壓二分鐘，手法由輕到重，次日取掉綠豆。

腰疼　取耳廓腰椎穴（雙側）尋找壓痛點，把黏有綠豆的小膠布固定在壓痛點上。用拇、食指捏住貼在壓痛點上的綠豆，由輕到重進行揉按，同時

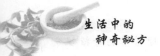

生活中的
神奇秘方

做腰部前後左右的扭轉動作，2分鐘後即感到疼痛大大減輕。以後每天揉按3～5次。

流行性腮腺炎 用探針在耳穴腮腺（雙側）、耳尖（病側）、神門（病側）等處找出敏感點，將王不留行籽分別壓在敏感點上，用膠布固定。每日用手按壓王不留行籽3～5次。待腫大的腮腺消退後，取下王不留行籽。一個療程約2～4日。

呃逆 在耳穴膈、神門區域尋找1～3個敏感點，將綠豆（或王不留行籽）置於敏感點上，用0.6釐米見方的膠布固定。按壓綠豆片刻，至呃逆止。如屬中風後遺症的呃逆，當加用腦乾區的敏感點。此法適用於呃聲洪亮的實症呃逆。

功能性子宮出血 在耳穴子宮、生殖器、盆腔、神門、內分泌、交感等區域尋找出敏感點，選擇2～4個穴位，逐一放置王不留行籽，並用0.6釐米見方的膠布固定。每日按壓3～5次，每次二分鐘。每三日換藥籽一次，同時重新找出敏感點。

慢性鼻炎 取耳穴內鼻、肺、腎上腺、額等，用耳穴探測儀找準穴位，或用火柴頭找準以上四穴（即壓痛點），用75%酒精局部消毒。取綠豆分成兩半，將綠豆的平面貼在0.6釐米見方的膠布中間，再將綠豆的光滑面對準穴位貼敷，並用手指按壓。每日壓3～5次，每次三分鐘左右，貼一次可持續五天，休息3～5日再進行第二次壓豆。五次無效者，可改行他法治療。

膽結石 此病較頑固，可在使用此法時配合其他方法治療。取耳穴胰、膽、肝、脾、胃、食道、賁門、內分泌、皮質下、交感、神門等。將王不留行籽放置在一塊0.6釐米見方的膠布中央，上述耳穴（單側）分別各貼置一塊，隔1～2日後撕去，貼另一耳穴，反覆交替。每頓飯後用手輕輕揉按各穴，共二十分鐘左右，以加強刺激。同時配服膽道排石湯：金錢草60克，茵陳30克，郁金、柴胡、枳殼各10克，梔子6克，大黃15克（後下），甘草5克，每日煎服一劑。

本療法比較安全，無特殊的禁忌症和注意事項。　　　　　　（劉道清）

第九章
民間常用的奇招妙方

按摩耳廓好處多

耳廓，被醫學專家稱為「縮小了的人體身形」。耳朵的各部位與人體內臟器官存在著生理性的內在聯繫。下面是幾種常用的耳廓健身法，經常為之，可以調節各種機能，提高機體的免疫力，有益於抗病健身，還可以促進耳部血液循環，對緩解老年性耳鳴、耳聾有一定的作用。

捏耳廓 掌心面對耳廓，順時針揉動20次後，改為逆時針20次；然後換另一個耳廓，依法進行。早晚各做三次，揉動時用力不要過猛，以雙耳廓充血發紅為好。

捏耳屏 耳屏亦稱小耳朵。以拇指、食指不斷擠壓，放鬆耳屏，左右耳屏同時進行，每次20～30次，揉時不要用力過猛，以雙耳屏發紅充血為主。

鬆耳廓 掌心面對耳廓，向內耳方向輕輕按下，然後輕輕鬆手，反覆進行，初時每次3～5分鐘，以後可增加到5～10分鐘，早晚各兩次。

擰耳朵 食指輕輕插入外耳孔，來回轉動各20次，用力要均勻，速度不宜過快，嚴防損傷皮膚，不要雙耳同時進行，一般先左後右進行。

過頭引耳法 每天清晨起床後，以右手從頭上引左耳廓上部21次。此法常練，可使人頭髮不白，耳不聾，身輕腦健，袪病強身。　　　　　　（劉涓）

刮痧使我青春復回

我已72歲，可老朋友卻說：「老韋！你這幾年怎麼頭髮變黑了，臉色也這麼好！」不錯，與七年前相比，我確實判若兩人！

七年前，我身患十多種疑難頑症，如冠心病、神經官能症、嚴重失眠、頑固性偏頭痛、慢性胃腸炎、頸椎病、慢性闌尾炎、前列腺增生症及神經性皮炎等。以往單純依賴藥療，不但沒治好病，而且有了抗藥性，免疫功能下降，抵抗力減退，體質每況愈下，弱不禁風，經常感冒。因病魔纏身，不僅身體難受，心裏也非常苦惱。

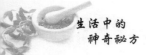

生活中的
神奇秘方

1995年7月以來,我數年如一日,堅持用刮痧的方法自療和保健,治好了困擾我十多年的十多種疾病。

我1985年罹患冠心病,曾兩次住院治療,出院後又吃了許多藥,都沒有止住心絞痛的發作。因此,心情不好,煩躁易怒。自用「刮痧」自療以來,我的冠心病症狀消失了。又如前列腺增生引起的尿頻、尿急、尿滴瀝、夜尿多等症狀,非常煩人。特別是外出辦事,找不到廁所,尿憋得慌,等找到了廁所,又尿不出來,甚至尿痛,苦不堪言!醫生建議手術,我沒有接受。自我刮痧一個月後,小便恢復正常了,其他各種疾病也都陸續康復了,至今未出現過反彈,透過幾次體檢,各項指數都正常。如今我病體康復,體質增強,精力充沛,心情舒暢,體驗了自我刮痧的樂趣。

每天清晨睡醒後,盤坐床上靜坐四十分鐘,然後活動頸肩、踊動脊柱、搓手揉面、十指梳頭、揉耳叩齒。之後進行保健刮痧,依次刮頭面、頸肩、腰背、胸腹、四肢,按照經脈循行部位,把全身輕輕刮一遍,每個部位刮36下。下床後到戶外練三十分鐘運動;晚飯後外出散步四十分鐘;晚上睡前再做一次保健刮痧,然後靜臥,安然入睡。

我經常提醒自己,既要有健壯的體魄,又要有純潔的心靈,努力把自己鑄造成一個有益於人民的人。經常保持一顆善良的心,與人為善,多做好事,助人為樂;常有一顆平常心,淡泊名利,清淡度日;舒暢的心情,了結往事,了卻生死,忘掉疾病,化解煩惱;豁達的心胸,寬厚待人,和諧人際,和睦家庭,融解衝突。幾年來,我無償為他人刮痧,同時傳授保健法,已使數百人受益,我也從中得到了樂趣。

(韋或俊)

貼敷療法不妨一試

趨利避害是人之共性,尤其對病患者來說,尋求一種既能充分發揮藥物的療效,又能將藥物的毒副作用降至最低限度的療法是最理想的療法,中醫貼敷療法就是這樣的療法之一。

貼敷療法是中醫常用的臨床外治方法之一。它是將各種不同的藥物製成鮮藥泥劑、藥汁劑、藥液劑、水膏劑、醋膏劑、酒膏劑、油膏劑等，貼敷於患部或一定的穴位上，透過藥力作用於皮膚表面，內傳於經絡、氣血、臟腑及局部病灶，從而達到祛邪扶正、疏暢氣機、活血化瘀、調理臟腑、治療疾病的一種方法。本法操作簡單，取材方便，費用低廉，安全無痛苦，是值得推廣、普及的一種外治的方法。

貼敷治中風後遺症

治療中風後遺症，有以下三種特效的貼敷方法：

南星散敷齒部　用於治療中風口噤不開。

處方：天南星1.5克，冰片少許。

用法：上藥和勻，以棉籤蘸藥末少許敷於齒部，每天3～6次，十日為一療程。

療效：一般治療2～3療程可獲顯效。

穿山甲餅貼腳心　用於治療中風半身不遂。

處方：穿山甲、紅海蛤、生川烏頭各60克。

用法：上藥共研細末，每次15克，把蔥白搗汁，和成約3×3釐米大小的藥餅，貼在患側腳心，布裹緊，然後坐於無風密室中，用熱水浸泡，候汗出，若周身微微汗出則效佳。

療效：一般治療5～8次見效。

馬錢子散貼牽正穴　用於治療中風口眼歪斜。

處方：馬錢子15克，芫花20克，明雄2克，川烏12克，膽南星5克，白胡椒2克，白附子3克。

用法：將馬錢子與綠豆少許煎熬，待豆熟，將馬錢子撈出打成碎塊，再炒熱，入馬錢子碎塊於沙內，用木棒不停地攪拌，馬錢子呈黃褐色時，取出與諸藥混合研成細末。用時取藥末10克，撒於布上，貼於牽正的穴位上。二天一換，5～8日為一療程。

療效：一般用藥2～3療程可獲得顯效。

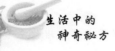
生活中的
神奇祕方

貼敷治療坐骨神經痛

治療坐骨神經痛，有以下三種特效的貼敷方法：

生烏醋糊貼痛處　用於治療寒盛坐骨神經痛。

處方：生烏頭100克，醋適量。

用法：上藥加醋磨成糊狀，入砂鍋內熬至醬色為度，裝罐備用。用時攤於布上，厚約0.5釐米，貼敷痛處，每日換藥一次，治癒為止。

療效：一般治療5～7次見效。

烏頭木瓜汁熱敷患部　用於治療寒痹型坐骨神經痛。

處方：烏頭20克，木瓜25克，乾辣椒30克，乾薑60克。

用法：上藥加水2000毫升，煮30～40分鐘，趁熱薰，水溫後以紗布蘸藥汁熱敷患部，反覆2～3次，一日二次，七天一療程。

療效：一般1～2個療程見效。

二烏膏貼患處　用於治療寒凝血瘀型坐骨神經痛。

處方：川烏、草烏各20克，透骨草5克，元胡15克，紅花10克，威靈仙10克，肉桂5克，吳茱萸5克，松香200克，樟腦50克。

用法：將松香和樟腦水浴法溶化，餘藥研成細粉，加樟腦、松香水溶液中，攪拌均勻，成為膏狀，趁熱攤於布上。用時微烘外貼患處，1～2天後覺皮膚發癢時將藥取下，隔一天再貼，七帖為一療程。

療效：一般一個療程見效。

貼敷治療三叉神經

治療三叉神經痛，有以下兩種特效的貼敷方法：

二烏白芷膏貼患處　用於治療三叉神經痛。

處方：生川烏、生草烏、白芷各15克。

用法：麻油熬，黃丹收膏，攤於布上，貼患處，每五天換藥一次。

療效：治療5～10次可見顯效。

地龍全蠍糊餅貼太陽穴　用於治療三叉神經痛。

處方：地龍3條，全蠍10個，生南星、白附子、生半夏各15克，路路通10

克，細辛5克。

用法：上藥共為細末，加一半麵粉，用酒調成餅，貼敷於太陽穴上，膠布固定，每日換藥一次。

療效：一般3～5帖見效。

貼敷治療面神經麻痹

治療顏面神經麻痹，有以下五種特效的貼敷方法：

蓖麻子冰片膏敷患處　用於治療面神經炎，口眼歪斜。

處方：蓖麻子25克，冰片3克。

用法：上藥共搗成膏，外敷患處。每日一次，5～7日一療程。

療效：用藥3～4個療程見效。

錢子樟腦膏貼患側　用於治療面神經炎。

處方：馬錢子粉1克，樟腦粉0.3克，膏藥脂4克。

用法：上藥加熱調勻後塗在布上，用時烘軟貼於患側耳垂前顏面神經乾區域，四日換藥一次，四次為一個療程。

療效：用藥一個療程見效。

巴豆仁泥敷手心　用於治療面癱。

處方：巴豆仁3粒。

用法：上藥搗成泥狀。口眼向左歪，藥敷右手心，口眼向右歪，藥敷左手心，每日一次。

療效：用藥四次見效。

鱔魚乳香膏敷地倉等穴　用於治療面神經麻痹，口眼歪斜。

處方：鮮鱔魚血、乳香末適量。

用法：二藥拌勻，敷地倉、頰車、下關、顴、大迎、巨倉穴周圍。每日1～2次。七日為一療程。

療效：用藥三日見效。

半夏瓜蔞熱敷患處　用於治療面癱。

處方：半夏、全瓜蔞、川貝母、白薇、白芨、川烏各10克，白附子9克，

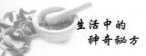

白芥子12克。

用法：上藥共為細末，加陳米醋拌濕，炒熱裝入用二層紗布袋內敷患處。口向左歪敷右側，口向右歪敷左側，藥涼後，炒熱再敷。

療效：一般用藥2～3次見效。

注意事項

中藥外用貼敷療法簡便效驗，但用藥太多有刺激性，其中有些藥物，如巴豆、馬錢子、芫花、川烏、草烏等還有大小不同程度的毒作用，在此僅僅限於外用，應注意保管好，切不可入口，不宜敷於皮膚傷損處。　　（安在峰）

小蘇打水洗澡防衰老

俄羅斯女細胞學家勒柏辛斯卡婭研究並透過自身實踐表明：常用小蘇打水洗澡，可達到延緩衰老的目的。

為什麼用小蘇打水洗澡會延緩衰老呢？其原理是由小蘇打的化學性質決定的。小蘇打學名碳酸氫鈉，溶於水後能釋放出大量的二氧化碳。水中的二氧化碳小氣泡能浸透和穿過毛孔及皮膚的角質層，作用於血管和神經，使毛細血管擴張，促進皮膚的血液循環，從而使細胞的新陳代謝旺盛不衰。

用小蘇打洗澡的具體方法是，小蘇打水的濃度為1：5000，水溫以攝氏40度為最佳。　　（沙泉）

把疾病一噴了之

傳統的自然療法中充滿著古人的智慧。現代醫學已經認識到，打噴嚏是人體對入侵的病菌的免疫性反應，機智的古人早就在運用這種免疫機制來防病治病了。

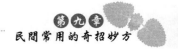

噴嚏療法，是用芳香辛竄的藥末讓病人吸入鼻腔內，或由別人吹入病人鼻腔內，刺激鼻腔黏膜，引起噴嚏反射，以疏通經絡，袪邪除病的方法。

　　「噴嚏法」是中國醫學的一種獨特的外治法，藥物易得，方法簡便，療效迅速，副作用小，深受患者歡迎。

　　噴嚏法中國醫學早有論述，歷代醫學家崇尚此法。

　　噴嚏方法很多，在民間有些感冒初起鼻塞者，用一棉花條或細紙條插進鼻腔，頓時連打噴嚏，鼻塞頓通，覺得舒服了好多。這僅是一種單純性的機械性刺激，沒有藥物滲入，結果頓塞頓通，並未從根本上解決問題。中醫的噴嚏法均用藥口畜鼻，歸納起來，約有以下幾種方法：

　　口畜鼻噴嚏法　將所選藥物研為細末，令患者噙水一口，猛力將藥吸入鼻腔取嚏。

　　吹鼻噴嚏法　用硬紙捲成筒將藥末吹入鼻腔。

　　塞鼻噴嚏法　將藥末放在紗布上捲成藥條狀，塞入鼻腔內。如果是鮮藥，則可揉成團，直接送入鼻腔。

　　鼻口畜噴嚏法　一是將藥物水煮趁熱倒入小口瓶內，將瓶口置鼻下，以鼻嗅其蒸氣；二是瓶裝芳香辛竄藥，令患者吸其藥氣；三是將藥物捲入紙筒點燃生煙，用鼻嗅吸其煙氣。用上法刺激鼻黏膜而噴嚏。

　　滴鼻噴嚏法　將藥物水煎成汁，滴入鼻腔。如是鮮品，可直接搗爛取汁滴鼻。

　　噴嚏療法的機制就是透過鼻而宣通肺氣。中國醫學認為，肺主一身之氣，肺氣閉塞則諸竅皆閉。《素問·經脈別論》指出「脈氣流經，經氣歸於肺，肺朝百脈」。張仲景對此解釋說：「經脈流通，必由於氣，氣主於肺，故為百脈之朝會。」「肺開竅於鼻」，鼻為肺之竅。鼻竅通則肺氣行，肺氣通行則百脈周流。噴嚏療法以藥物透過各種方法納鼻中，刺激鼻竅而噴嚏，嚏則牙關開，肺氣得以宣通，氣機閉塞得解，則諸竅得通，神志可醒。五臟六腑也因此重新得到氣血的濡潤，無論脾胃受傷、風痰壅塞、肝氣失和、卒中暴逆，都將迎刃而解，重臻協和。

　　從現代科學觀點而論，噴嚏法屬於誘導法一類。用噴嚏辦法使患者大腦

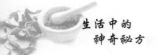

皮層形成一個強烈的興奮灶，而抑制原先存在的病態灶。

噴嚏療法注意事項

（1）要注意禁忌症。凡有鼻衄史、中風屬於腦溢血者，腦外傷者、孕婦，均不宜使用本法。高血壓、冠心病人慎用。

（2）本療法每日次數，應視病情輕重、體質強弱和所選藥物而定，一般每日用藥3～5次。不可多用，以免耗損正氣。

（3）所用藥物具有刺激性，若用後病情加重，則應立即停用本法。

（4）重病、急病患者，須送醫院治療，不宜選用此法。

噴嚏療法治療舉例

目腫紅赤、昏暗羞明、眵淚稠黏等症 取鵝不食草9克，青黛粉3克，川芎3克，共研細末，口畜鼻噴嚏。對角膜潰瘍伴有患側頭痛者，口畜之亦有良效。但對潰瘍嚴重者不用。

流行性感冒 白芷3克，皂礬3克（煅赤放地上一日），雄黃1克，共研細末，裝瓶備用。用時將藥末少許口畜鼻，片刻鼻腔流出清水。小兒鼻腔誤入豆粒等物，用皂角末吹入無異物一側鼻孔，約一分鐘後，即流涕打嚏，異物可順利地隨嚏噴出。嚴重者應馬上就醫。

前列腺肥大 用消毒棉籤刺激鼻孔內部，使之打噴嚏，小便自利。

呃逆 偶然呃逆，將三角形紙搓成紙卷，以其尖端輕輕搔擾鼻甲黏膜噴嚏即止。重症用牙皂一條，去籽研成細末，用少許吹鼻取嚏。

鼻塞頭痛 生半夏3克，冰片1克，雄黃1克，共研極細末，每次用少許吹鼻取嚏。此方還可預防山嵐瘴氣。

過敏性鼻炎 鵝不食草配成10%油紗條二釐米長，消毒後每個鼻腔放一個，放置時間為5～10分鐘，每日放置一次，七次為一療程。初時有噴嚏、流涕。

口眼歪斜（面癱） 生烏頭、青礬各等份，研極細末，或取燈芯草、蔥管等探鼻。凡急性期病者得嚏後多能緩解。

第九章
民間常用的奇招妙方

牙痛　通關散，在噴嚏的同時用藥末擦牙，療效更好。

角膜潰瘍、眼結膜炎初起　取臥龍丹吹鼻，噴嚏後即能減輕症狀。

癃閉（尿瀦留或無尿）　以通關散或臥龍丹吹入鼻腔取嚏，可以通利小便。無效者應即刻送醫院救治。　　　　　　　　　　　　（楊在鈞）

耳針戒煙法

耳針戒煙療效顯著，而且療程短，即可戒除煙癮，大多無副作用，有效率達90.3％，患者可到相關門診治療。現將耳針戒煙的方法介紹如下：

針刺　耳穴神門、肺、心臟點、渴點。

手法　使用30號半寸或一寸無菌針，進針約1～1.5釐米後稍加輕輕撚轉，以求有麻、輕微脹痛或灼熱感。

電療　可用ＷＱ10型脈衝綜合電療機，以30～40次／秒頻率周波配合耳針刺激。耳針加電刺激約20～30分鐘，刺激量初起由弱慢慢轉強，至病人能忍耐為限，最好每隔5分鐘稍微調高輸出量一次。

療程　三次為一療程，每日或隔日行針一次，一般進行一療程，治療期間不加用任何中西戒煙藥物。

經過耳針針刺加電刺激後，能使吸煙者停止吸煙或減少每日吸煙量，效果顯著，但對其機理值得進一步研究。

戒煙者還必須具備堅強的意志，即下定決心，持之以恆，以免戒了再試。工作與家庭環境也很重要。因為戒煙是一種「下意識思維」，「味道」的感覺戒除，而不是一種有病用藥的治療方法，所以戒煙者的自律性及醫者的善導是必不可少的。只有從以上幾個方面入手，才能讓吸煙者真正戒除煙癮，從而達到促進身體健康的目的。　　　　　　　　　　　　（理由）

生活中的
神奇祕方

猛咳自救心臟病

一位波蘭醫生說，在出現心臟病發作的最初跡象時用力咳嗽，或許能挽救患者的性命。

波蘭卡托維茲心臟病基金會學者佩泰倫茲表示，劇烈咳嗽可促進全身血液循環，將血液輸送到大腦，為患者在等待救護車時贏得寶貴的時間。

佩泰倫茲在歐洲心臟病學會（ＥＳＣ）年會上稱，心臟病發作時，適時且正確地咳嗽能使患者保持意識，甚至恢復有效的心搏。

佩泰倫茲表示，高危險心臟病患者應該學會如何有效地咳嗽，即開始時每一至兩秒咳嗽一下，連續咳五下。

在一項研究中，卡托維茲115名有心搏停止危險的患者接受訓練，在初現心臟病發作徵兆時咳嗽。研究中一共有365次這樣的場合。報告中指出，在其中292次場合中，患者的症狀消失了，只有73例需要醫療救護。　　　　（心得）

冬去春來防哮喘

哮喘是一種常見的、嚴重危害人體健康的慢性疾病，雖然它一年四季均可發作，但仍有一定的季節規律。據調查表明，冬春或秋冬季節交替時是哮喘病的高發期。

為什麼冬去春來易發哮喘呢？這是由於季節的更替，天氣忽冷忽熱，人們容易發生病毒性上呼吸道感染，進而容易誘發感染性哮喘。另一方面，冬去春來，百花盛開，許多植物散發出各種風媒花粉，這些花粉顆粒漂浮在空氣中，過敏性哮喘患者吸入這些花粉後很容易誘發哮喘。

冬盡春始，哮喘病人要多關注天氣變化，注意保暖，以防冷空氣刺激導致傷風感冒引發哮喘。另外，在戶外郊遊踏青時避開過敏源，也是預防哮喘病的有效方法和措施。　　　　（艷波）

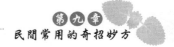
第九章
民間常用的奇招妙方

初夏踏青防花毒

初夏是人們出門踏青的大好時光。然而，踏青要防花毒，更不能因一時好奇而誤食了有毒的花果。

杜鵑花　杜鵑花又叫映山紅，在南方的一些山上，從開春到初夏，漫山遍野開著紅的、黃的杜鵑花。其中黃色的杜鵑花中含有四環二萜類毒素，中毒後會引起嘔吐、呼吸困難、四肢麻木等症狀。

含羞草　含有含羞草鹼，人接觸過多會引起眉毛稀疏、毛髮變黃，嚴重的會引起毛髮脫落。

鬱金香　鬱金香花含有毒鹼，人在這種花叢中待上二小時就會頭昏腦漲，出現中毒症狀，嚴重者還會導致毛髮脫落。

夾竹桃　夾竹桃的莖、葉、花朵都有毒，它分泌的乳白色汁液含有一種叫夾竹桃甙的有毒物質，人誤食會中毒。

水仙花　人體一旦接觸到水仙花葉和花的汁液，可導致皮膚紅腫；如果這種汁液不小心弄到眼裏去，那麼後果更為嚴重。水仙花鱗莖內含有拉丁可毒素，人誤食會引起嘔吐。

馬蹄蓮　花有毒，內含大量草本鈣結晶和生物鹼，人誤食會中毒。

一品紅　全株有毒。一品紅中的白色汁液一旦接觸皮膚，會使皮膚產生紅腫等過敏症狀，誤食莖葉有中毒死亡的危險。　　　　　　　　　　（韓霽）

薰洗治療腳跟痛

跟痛症是臨床上較常見疾病，好發於長期站立負重者及經常跑跳的運動員。中醫認為本病因勞損，或受風寒濕邪侵襲，使筋脈瘀阻，不通則痛。現代醫學認為是跟骨內高壓及跟骨內靜脈瘀滯而成，再加之毛細血管通透增加，間質水腫，形成非特異性炎症而致痛。

中醫運用祛風散寒、活血化瘀、通絡止痛軟骨消刺的中藥如川草烏、細

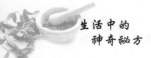

辛等，改善足部血循環，抑制炎症介質的釋放，降低毛細血管的通透性，促進滯留體液或病理性滲出物的吸收，可全部或部分解除足跟痛。

採用中藥威靈仙、細辛、川草烏、透骨草紅花、羌活、川椒各25克，生乳香、沒藥、蘇木各15克，蔥根加水2000毫升煎煮後，趁熱加陳醋200毫升於藥液中，先用熱氣薰腳，待腳能忍受水溫時，在藥液中泡洗足部，直到水涼，每劑藥可用3～4次，每日早、晚各薰洗一次。

此方法，不僅可以治腳跟痛症，對於其他部位有骨刺的患者，也可使用。例如膝關節長骨刺，可將毛巾在熱的藥液中浸泡後，敷在膝關節上，反覆數次，每次敷二十分鐘以上，每日二次，堅持15～16天就可見到效果。

薰洗治療「網球肘」

網球肘，又稱肱骨外上髁炎，是因提拿物品用力時間長或過重，或經常轉動手臂，屈伸肘關節過頻。如洗衣、織毛衣等，而導致腕伸肌腱急性或慢性損傷，使肱骨外上髁形成慢性炎症，從而引起骨膜下充血水腫，患肘肌肉稍一活動，受到磨擦和刺激，即產生疼痛，使正常活動受到限制。因此表現為肱骨外上髁疼痛，按之疼痛加重。該病內服中藥收效較慢，若用中藥薰洗及外敷，可獲得良好效果。

採用皂角刺、當歸、伸筋草、劉寄奴、川芎、元胡、蘇木、紅花、乳香、沒藥各30克，加水煎成藥液750毫升，趁熱再加入750毫升老陳醋，共1500毫升藥液，先薰到能耐受溫度時再將患肘關節處浸泡藥液中，約30分鐘即可，每日二次，三日用藥一劑。每次薰洗完畢，再用骨碎補、沒藥、赤芍、續斷各9克，研細粉，入凡士林中（約100克）調勻成膏，外敷痛處，用紗布固定。在治療期間，盡量少活動此關節，以免影響療效。

一日六「轉」，疾病不見

生命離不開運動。運動和陽光、空氣、水以及食物一樣是人體的必須品，它不僅對於維持器官的結構和功能功不可沒，而且能調劑精神、增強體質、促進血液循環、預防多種疾病。

下面我們介紹一套簡單、易行的轉體運動。

轉頭 取站位或坐位，雙眼微閉，挺胸收腹，頭部先按順時針方向轉動十圈，再按逆時針方向轉動十圈。每日次數不限，此法能使頸部的肌肉和關節得到鍛鍊，除了增強其功能外，還有防治神經性頭痛、失眠、頸椎骨質增生、頸肩綜合症等功效，有頸性眩暈時暫緩施行，否則會使眩暈症狀加重。

轉肩 即借助上肢運動，轉動肩關節。運動時將上肢向前、後、內、外各擺動10～20次，以帶動肩關節的運動。每天堅持擺動3～4次，擺動範圍由小到大，運動量也可根據身體條件作相應調整。轉肩對於防止肩周炎、改善心肺功能有一定的幫助。

轉腰 取站立位，兩腿分開，兩手叉腰，腰向前彎，先按順時針方向轉動十圈，再按逆時針方向轉動十圈。此法除能增強腰部肌肉、關節的功能外，對慢性腰肌勞損、腰椎骨質增生、腰椎間盤脫出、風濕性腰痛、坐骨神經痛等有防治作用。

轉腹 不限體位，雙手重疊，手掌置於腹上，先按順時針方向按摩腹部50～100次，再換成逆時針方向。此法對於消除腹部贅肉，促進消化，防止臟器下垂、便秘和痔瘡都有好處。

轉腿 取站立位，兩腿併攏，身體向下蹲，雙手扶住雙腿膝蓋，先按順時針方向轉動膝關節十圈，再按逆時針方向轉動膝關節十圈。此法除能增強腿部肌肉力量防止腿先老以外，並能防治膝關節炎、下肢靜脈曲張、坐骨神經痛等疾病。

轉踝 兩足交替向內和向外用足尖畫圈，或交替伸直並彎曲兩側踝關節，每次持續三十秒。轉踝除可以增加關節的靈活性外，尚能間接刺激足踝旁的經穴，對胃腸、心、腎疾病均有防治作用。 （張愛軍）

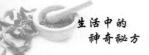

生活中的
神奇祕方

捶捶撞撞健身法

捶撞，包括直接捶撞法，即用拳頭、磁療槌、木棒捶打，或自我撞背法；藥棒捶撞法，即將藥物煮進木槌、木棒內捶打；隔藥捶撞法，即將藥物浸液放患部，用槌擊其上。這幾種方法，要因病而異，各有優點。

桑枝棒　用細桑樹枝去皮陰乾，用紙捲緊，十餘根捆紮在一起，再捲紙，最外層用白布裹緊，長約40釐米。這種棒柔韌，振擊感強，效果好，不易傷及臟器。

藥棒　選取質地鬆軟的木料，如杉木、松木、樺木等，做成如擀麵杖大小的木棒或木槌，選用溫通祛濕的藥物如羌活、獨活、威靈仙等。用砂鍋將這些藥物煮開後，將幾根木棒或槌放入砂鍋內同煮。治療時，邊煮棒（槌），邊拿出捶打患部。此藥棒（槌）對風濕性關節炎、肩周炎、風寒性腰腿痛有很好療效。

包藥棒　將祛風濕、活血化瘀藥物浸液用棉花浸漬放於小長布袋內，內插一木棒，捶打患部。捶打時藥麵始終對準患部。

捶撞療法的部位及操作

頭頸部捶打法　鬆靜站立或坐椅上，雙手握成拳狀，先做深呼吸，讓身體鬆弛下來，然後把握拳的雙手抬起，放置前額，輕輕捶打，由眉心起分左右兩邊一直捶打前額兩側，來回往復幾十次。這樣，前額髮際的頭維、曲差、神庭、眉沖、陽白等穴受到刺激。然後，左右手分兩側從前額、頭頂至後頸部捶打，如此反覆數十次，使百會、風池、天柱、風府等穴受到刺激。堅持捶打頭頸部可防治頭痛、頭暈、頭部不適等頭部疾病。同時，還有健腦和增強記憶的功能。

撞背法　雙腿開立，與肩等寬，站立於一平面牆壁之前，約相隔半尺，全身放鬆協調一致，身體後仰，突然用背部撞擊牆壁，借撞擊反作用力身體向前傾，如此反覆進行。撞擊下背時，呈馬步站立，上背適當前曲，兩臂下垂，向後撞擊，力量由輕到重，直至全身發熱為止。每日早晚各練一次。

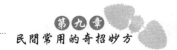

捶背法 令患者坐長椅上，雙手彎曲搭椅背上，露出背部。施術者站立於側，用虛拳、掌根、掌側叩擊被治者體表。此法適用於肩、背、腰、四肢等肌肉較豐富處或腰痛不適處。每日施行，次數不限。

現代醫學證明，人的背部皮下有大量功能很強的免疫細胞，由於人手不容易觸及的背部，所以這些有用的免疫細胞處於「休眠」狀態而不起免疫作用。捶背時，刺激這些細胞，「啟動」了它們的功能，於是它們就「醒」過來進入血液循環，並逐步發展演變成網狀細胞。網狀細胞具有免疫功能，因此，經常捶撞背部能增加免疫力，達到防癌的效果。但要注意，患有嚴重心臟病、未能明確診斷的脊椎病以及患有晚期腫瘤的病人，都不宜捶背，否則，將有害無益。

胸部捶打法 取站立姿勢，全身自然放鬆，先用左手捶打右胸，再用右手捶打左胸，由上至下，再由下至上，左右胸各捶打200次。該法有助於減輕呼吸道及心血管疾病症狀，同時，還可防治肌肉的發育不良，促進局部肌肉健美。

四肢捶打法 用左手捶打右上肢，用右手捶打左上肢，每側各捶打100～200次。可防治肢體麻木，促進肌肉發育，解除上肢酸痛。捶打下肢時宜採取坐勢，左右腿各捶打200次。從大腿至小腿，從裏到外進行捶打，可防治下肢麻木、腿軟無力、腿腳不靈活等。

上述保健捶打法，亦可用桑枝棒代替拳頭，可減輕手部疲勞。　（楊在鈞）

晨起十分鐘保健有奇效

當人們熟睡時，大腦皮層處於抑制狀態。如果甦醒後立即坐起和下床直立，這是非常危險的，往往就在這一剎那間，發生心、腦血管疾病。因為這時血液黏稠，血流量緩慢，腦部缺血缺氧，特別是高血壓和心臟病患者更應注意。所以早晨甦醒之後要先閉目養神，然後在床上慢慢地做十分鐘保健運動，這對預防心、腦血管疾病和增強各器官功能都有益處。

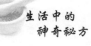
生活中的
神奇祕方

手指梳頭一分鐘 雙手手指由前額至後腦勺依次梳理，增強頭部的血液循環，可防腦部血管疾病，髮根也充分得到營養，使頭髮黑亮且有光澤。

輕揉耳輪一分鐘 用雙手指輕揉左右耳輪至發熱舒適為止，因耳朵布滿全身的穴位，這樣做可使經絡疏通，尤其對耳鳴、目眩、健忘等症，有防治之功效。

轉動眼睛一分鐘 眼球順時針和逆時針運轉，可強化眼肌功能，提神醒目。

拇指揉鼻一分鐘 用雙手拇指上下揉鼻部，可預防晨起著涼而引起的鼻塞流涕，並可防治感冒。

叩齒捲舌一分鐘 輕叩牙齒，可使牙根和牙齦活血並健齒；捲舌可使舌活動自如，增加其靈敏度。

伸屈四肢一分鐘 由於此時血流緩慢，血液存留四肢過多，透過伸屈運動，使血液迅速回流，供給心腦系統足夠的氧與血，可防急慢性心、腦血管疾病，增強四肢關節的靈活性。

輕摩肚臍一分鐘 用雙手掌心交替輕摩肚臍，因肚臍上下有神闕、關元、氣海、丹田、中脘等穴位，輕摩有提神補氣之效。尤其是神闕穴，常輕摩能預防和治療中風。

收腹提肛一分鐘 反覆收縮，使肛門上提，可增強肛門括約肌收縮力，促進血液循環，預防痔瘡的發生。

蹬摩腳心一分鐘 仰臥以雙足根交替蹬摩腳心，使腳心感到溫熱。因腳心有湧泉穴，被稱之為「第二心腦」。蹬摩腳心後可促進全身血液循環，有啟動經絡、舒體健脾、強心安神等功效。

左右翻身一分鐘 在床上輕輕翻身，活動脊椎各關節和腰部肌肉。（石文）

動一腳而健身

民間廣為流傳的一句健康諺語——「人之有腳，猶如樹之有根；人老腿

先衰，樹枯根先竭」，足以說明腳與全身的關係是何等密切，對於人體健康所佔的重要位置。以下介紹的方法教給您「動一腳而健全身」。

乾浴法　也稱乾洗腳。方法一是足浴後坐於床上，將一條腿放在另一條腿上，同側手托住腳踝，對側手用小魚際部在湧泉穴做上下推擦，直到腳心發熱為止；做完一條腿再換另一條腿。二是坐床上，兩腳心相對，用兩手拇指指肚自腳跟往前推至湧泉穴，由上而下反覆多次，推至腳心發熱為止。被譽為北京四大名醫之一的施今墨老先生，終年89歲，是醫學界一位長壽老人。他曾堅持數年採用「足心上的健身術——按摩湧泉穴」。其做法是：每晚用花椒水泡腳半小時後，用左手心摩擦右足心，用右手心摩擦左足心各100次。施老說這樣能引熱下行，降壓強身。

熱水浴法　即用一盆熱水，將雙腳板交替接觸熱水，並互相在腳背上搓擦，待水溫降到適度時，將雙腳浸入熱水中，雙腳交替擦洗，每天早晚各一次，每次二十分鐘。泡腳時由於水溫高於人的體溫，能使毛細血管擴張，血流速度加快，局部的血流量增加。血液循環的增加，對於改善足部及全身的皮膚和組織營養，清除肌肉的代謝廢物有積極作用，有利於消除疲勞，恢復體力，維持機體的健康狀態。

藥浴法　適當選用一些中草藥用水煮，濾渣後，再進行腳浴。通常選用生薑、蔥籽、芫荽、食鹽、食醋、艾葉、辣椒等，但一般只用兩種藥就可。泡腳水配合中草藥，借熱水助藥力，較單獨使用溫熱水更好，效果更迅速，並對預防感冒有確切的效果。

踏豆療法　取豆類（綠豆、赤小豆、黃豆均可）1000～1500克，置於鐵鍋內小火翻炒，炒熱後倒入盆內。用時先洗淨擦乾雙足，待豆的溫度降至皮膚能耐受時，用腳踏此豆，或者將足底置於豆上來回摩動。睡前一小時實施，每日一次，每次20～30分鐘。踏豆療法實質是一種足部按摩法，利用豆類對足底穴位的按摩及溫熱作用達到壯體健身的目的。腳作為人體的一個器官，透過經絡與其他臟腑、器官、組織發生聯繫。臟腑、器官及組織有病，可以透過經絡系統到達足部有關穴位上。按摩足部穴位，可以治療遠離足部其他部位的疾病。踏豆療法操作簡便，無痛苦，只要堅持使用，就能取得很

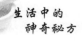

好的防病健身效果。

梳齒擊足 用女士梳頭的板刷型塑膠梳子（或者是鋼絲齒尖有小橡膠顆粒的那種塑膠梳子）擊打足部，強度以自己覺得能夠忍受為宜，雙足各部位敲一遍約十五分鐘。由於這種塑膠梳子有近百個硬齒，排列很密，不但穴位命中率高，而且一梳子敲下去，可以覆蓋許多反射區。老年人、體弱者要著重敲擊湧泉穴處。湧泉穴為腎臟、腎上腺反射區，擊打該處有振奮機能、壯陽抗衰的功效，最好左右腳能各擊半分鐘以上。另外需要注意的是：飯後一小時內不要敲，敲後要喝二杯水，以利尿排毒。叩擊時，不要用力過重，以舒適為度。每天敲1～2次，如用熱水洗腳後擊打效果更好。

中藥敷足 取吳茱萸30克，研細末用醋調成糊狀，敷於雙腳足心（湧泉穴），外用紗布包紮固定，一天換藥一次。一般敷藥12～24小時後，血壓開始下降。腳心湧泉穴是足少陰腎經的井穴。中醫認為，腎為先天之本、主藏精，為生殖發育之源，重納氣調節全身氣機。現代醫學研究證明，刺激湧泉穴，可以改善機體循環、神經、泌尿功能，提高免疫力。因此腳心敷藥能降低血壓，防止動脈硬化，而且簡便、安全、無副作用。

拿捏大腳趾 以一隻手的大拇指與食指夾住大腳趾的指甲根部，轉動揉搓，然後，自指甲邊緣朝指根方向慢慢地揉搓下去，勿用力過度，吸氣時放鬆，呼氣時施壓，於早起、午間、晚上各做三次，這樣可使血管擴張、血壓下降。在血壓突然升高時，應立即用指甲掐住大腳趾與趾掌關節橫紋中央，約二分鐘左右血壓便會下降。大腳趾是血壓反射區所在，採用自我按摩可調節大腦皮層功能，改善腦內血液循環，擴張微血管，從而降低血壓，防止動脈硬化。

艾灸、揉按「止瀉穴」 採用溫和療法，手持點燃艾條，對準足外踝直下，赤白肉際距離一寸左右處（即止瀉穴），讓患者感到溫熱而又能忍受為度，左右穴每次灸10～15分鐘，每日2～3次。也可用花椒籽揉按這個穴位，每次揉按15～30分鐘，後用橡皮膏將其固定。用艾灸和點按止瀉穴可調整消化系統，對急慢性腸炎、慢性痢疾均有治療作用，而且療效顯著。 （劉建英）

第九章
民間常用的奇招妙方

按摩治療慢性咽炎

按摩療法是中國醫學遺產的一部分，有著悠久的歷史，千百年來人們一直喜歡運用它來防病治病，是一種既經濟又安全的理想療法。

咽炎的治療常取風池（位於頸部風府兩側凹陷中）、風府（位於項部枕骨下陷中）、天突（位於頸部胸骨上窩中央）、肩井（位於肘部肘橫紋端陷中）、合穀（位於手背拇指、食指岐骨間）等穴，用一指禪推、按、揉、拿法，達到清熱利咽、消腫止痛的目的。

操作方法

（1）患者取坐位，醫者站其身後，先用雙手大拇指偏峰施一指禪法於雙側風池，約二分鐘，然後改用右手拇指指腹按揉風府，約二分鐘，最後拿雙側肩井5～10次。

（2）患者仍取坐位，醫者站在患者右旁，選用一手食指指腹輕輕地按揉天突穴一分鐘，隨後一手拇指、食兩指指腹輕揉喉結周圍約二分鐘，最後用一手拇指指端按雙側曲池、合穀，每穴各一分鐘。

病情較輕，或作輔助治療，病人亦可自我按摩。

具體方法

（1）用拇、食、中指揉咽喉兩側20～30次。

（2）用拇、食指捏揪咽喉部皮膚20～30次，使局部發紅，咽喉部發熱為佳。

（3）按壓翳風（位於耳部耳垂後陷中）、天突、合穀穴各一分鐘，每日早、晚各一次。

（方維楨）

常踢臀雙腿健

人類學家泰德認為，輕輕地拍打屁股可以使大腦釋放出一種化學物質，這種化學物質能產生大量的使人感覺愉悅的激素內啡。

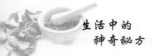

人老腿先老。我們每天都應該活動身體上的每一塊肌肉和關節，使得身體靈活，延緩衰老。

踢臀運動就是這種運動中的一種。方法是抬頭挺胸，雙手叉腰，一條腿直立，另一條腿後抬，盡量用鞋跟踢到臀部。右腳跟踢右臀，左腳跟踢左臀，左右腿交替做。每條腿至少做100次，開始練習時可以從50次做起。

初練時可能踢不到臀部，但如果堅持練習，不到一個月的功夫就可以觸到臀部。開始練習時要慢一些，一定要站穩後再開始踢。

當你每天堅持做的時候，你會感到自己的腿變得靈活了，步履輕了。而且踢打屁股釋放出的化學物質還會令你備感興奮與舒適。　　　　　（關愛）

百動不如一抖

民間有一句俗話：百動不如一抖。這裏的抖，指顫抖，是民間長期流傳的一種健身方法。這種方法簡便易學、安全、療效很好，特別適用於老年人或慢性病患者練習。

顫抖健身法的要領：身體站立，全身自然放鬆，兩臂下垂，兩腳略寬於肩，然後兩腿微屈，身體有節奏地上下顫抖。顫抖時應注意以兩腿的抖動帶動上身和兩臂的抖動，切莫以上身的抖動帶動兩腿的抖動，抖動時全身放鬆。速度根據個人身體狀況而定；幅度要以感覺到胸肌震顫起來為標準，但千萬不要用力過大，鍛鍊效果並不是用力越大越好，以身體覺得舒適為度。腳跟貼地或離地均可，時間可長可短，以三十分鐘左右為宜。　　　　（周向前）

眼部六動治療老花眼

眨眼　平時有空就利用一開一閉眨眼方法來維護眼肌，使眼肌延緩衰老。

摩眼　在眨眼的同時用雙手輕輕地搓眼瞼，使之增進眼球滋潤，閉眼時

竭力挺起雙肩，兩眼緊閉一會兒。經常做些眼部按摩，可以增加血液循環，對保護眼肌功能大有益處。

轉眼 經常上下左右動眼球，以利改善眼肌血液循環。

遠眺 每天遠眺1～2次，每次10～15分鐘。

敷眼 每天晚上臨睡之前，用40～50℃的溫水洗臉。洗臉時先將毛巾浸泡在熱水中，取出來不要擰得太乾，立即趁熱敷蓋在額頭和雙眼部位，頭略上仰，兩眼暫時輕閉，約熱敷1～2分鐘，待溫度略低後再拿開洗臉。

瞇眼 從暗處到陽光下要閉目，平時為預防日光直射，防紫外線損傷晶狀體，宜常瞇眼。

另外，還要注意正確的閱讀方法，不要使眼過度疲勞，看電視亦不要過久。

（季玉光）

擦背摩胸增健康

人體從胸椎、腰椎到骶骨，正中線是脊椎，其兩旁是中樞神經系統通道，有豐富的脊髓神經，它們有支配人體運動及內臟的功能。

每天睡前和早晨起床前以大拇指第一關節擦背，用手掌擦胸腹各50次，自上而下，可刺激皮下組織的血液循環，又可刺激皮下免疫細胞成為具有吞噬異物的網狀細胞，可吞噬早期的癌細胞。晚間擦後可進入睡眠狀態，糾正腸胃功能。

（呂民）

咳嗽──行之有效的自救術

眾所周知，咳嗽是呼吸道感染或有異物時人體自然作出的一種表現，但咳嗽也是老年心血管病人的「貼身救星」，很多人會大惑不解。但讀完下面的介紹您就會明白這並非是天方夜譚，而是千真萬確。

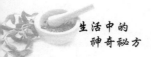

生活中的
神奇祕方

醫學專家研究證明，主動、有效、發自肺腑的咳嗽確屬一種行之有效的心臟意外和暈厥的自救術。在美國，在許多大醫院的心臟病監護病房，病人都要首先接受一種咳嗽自救訓練和告誡，以便在心臟發生意外來不及呼救或醫務人員未來得及搶救時，作為一種應急的自救術。

在老年心血管病人發生猝死時，其中50％～70％緣於心臟意外，而其中半數以上是發病後半小時以內死亡。臨床實踐證明，咳嗽是一種迅速、有效、簡便、易行的「心臟復甦術」。已使許多病人免於死亡，給以後的搶救治療贏得寶貴的時間。

老年人尤其是老年心血管病人，心血管的調節和順應性較差，在臥床稍久或蹲廁起來後，因血壓調節「不到位」，容易引起體位性低血壓，進而誘發腦缺血，發生暈厥。為防意外，在起床或蹲廁至起身時，先吸足了氣，再用力咳幾聲，就能防止發生暈厥。這是因為在咳嗽時，能擠壓肺循環，使血液流入心臟，並透過「震撼」使心臟加快收縮，收縮期血壓可上升50～80毫米汞柱，對改善大腦供血既是未雨綢繆，又是雪中送炭，能有效地防止暈厥和跌倒，特別是有這類症狀的老年人不妨試試這種方法。

心臟猝死多在心臟生物電活動紊亂，引發致命的心律失常或心臟停跳時發生。這種沒有預兆在瞬間發生的意外，前後不過幾分鐘，除非自身隨身攜帶有自動除顫器，病人多是凶多吉少，這時病人常無力或來不及呼救。這時最可行、有效、迅速和可能做到的救護措施就是大聲咳幾聲。研究證明，咳嗽大約能產生75焦耳的動力能量，這些能量隨機被轉化為生物電，能給瀕死的心臟一次像「除顫」那樣的復甦機會，其效果與胸外心臟捶擊復甦術有同樣的效果。

瀕死的心臟使人危在旦夕，能有力量和時間做咳嗽這樣的自救嗎？專家認為肯定有。因為心臟在停跳前人們都有幾分鐘的清醒時間，只要不驚慌失措，求生的欲望足以讓人大聲地咳幾聲。這種自救措施隨時可以應用，是任何現代心臟自救措施難以取代的。 　　　　　　　　　　　　　（常怡勇）

「咬牙切齒」防腦血栓

方法是：把上下牙齒整口緊緊合攏，且用力一緊一鬆地咬牙切齒，咬緊時加倍用力，放鬆時也互不離開，每次做數十次緊緊鬆鬆地咬牙切齒。這樣可以使頭部、頸部的血管和肌肉、頭皮及面部有序地處於一收一舒的動態之中，能加速腦血管血流循環，使已趨於硬化的腦血管逐漸恢復彈性，大腦組織血氧供應均充足，既能消除因血液障礙造成的眩暈，還能防止腦中風發生。

俗話說：「清晨叩齒三十六，到老牙齒不會落。」因為經常叩齒可鞏固牙根和牙周組織，對保護牙齒、防止齲齒很有好處。此外，中醫認為，腎開竅於耳，齒的堅固與腎有關。所以，常叩齒還有助於腎氣充盛，對預防腰痛和耳聾目腫等也有一定作用。　　　　　　　　　　　　　　　（趙俊）

「長嘯」能治病

登山健身的好處是不言而喻的。由於約1000公尺高度的高山的大氣中氫離子（包括對人體健康大有益處的負離子）含量極多，大氣壓（包括氧氣壓）降低，能促進人的生理功能發生一系列變化，對哮喘等疾病可以起到輔助治療作用，並可以降低血糖，增高貧血患者的血紅蛋白和紅血球數。即使在一些普通的並不很高的山中進行攀登鍛鍊，也能使肺活量增加，腦血流量增加，血液循環增強，腦血流量增加，小便酸度上升，血糖輕度下降。

同樣，長嘯健身效果也不同凡響。養生學家認為，秋高氣爽之時空氣清新，宜於晨嘯。人入睡後呼吸微弱，翌晨如不做深呼吸則肺泡的宿氣吐不出來，吸納新鮮空氣必少，堅持仰天長嘯利於吐故納新。有點傷風感冒不適，吼嘯幾聲吐去幾口痰，有時不藥自癒。吼嘯時要仰面朝天，雙臂上舉，人放鬆，使足力氣放聲，盡量延長尾聲，以利吐淨穢氣。若由於某些原因引起精神上的憂鬱、胸中的憂憤以及食物的滯積，只要登高長嘯，人便會感到心平

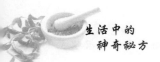

氣和，心曠神怡。原因是長嘯時能呼出肺部之濁氣，吸入新鮮的空氣，讓每一個肺泡的氣息都得到代謝，從而舒張胸廓，調節神經系統和氣血的運行，消除心中的苦惱、憂愁、鬱憤或悲哀，並能使大腦皮質處於中等興奮狀態，使身心健康處於最佳狀態。

登高長嘯宜擇時、擇地。登高之前宜喝些溫開水之類的飲料，少穿衣服，以免出大汗。如果出汗，不應隨即脫衣服，防止冷風浸入肌膚感受風邪。空氣污染嚴重的地方，特別是下霧的時節，濁氣氾濫，不宜晨嘯，以免吸入煙塵，影響健康。環保專家指出，上午9～11時，下午2～4時是中老年鍛鍊的最佳時間，此時氣溫漸升，逆流層現象消失，沉積在空氣底層的有害氣體逐步散去，空氣較為潔淨。在街頭巷內居民聚集地區也不要亂吼，選擇郊外曠野、森林、河邊以及地靜人稀的公園，如乘一葉扁舟，倘佯水上長嘯舒喉，則更是別有一番情趣。　　　　　　　　　　　　　　　　　（韋辰）

巧治雀斑

雀斑，這個讓女人恐懼的「面子問題」，往往與生活習慣有關。

內分泌失調、陽光甚至蔬菜裏都潛有致斑罪魁！要想自己的「面子」盡可能地青春永駐，就要細心呵護每一天。這裏特為因「雀斑」而苦惱的麗人們出謀劃策。

醫學專家認為：雀斑並非每個人都會長，這和人的膚質有直接的關係。

美容專家認為：雀斑的出現往往與人內在、外在的身體和生活習慣有關。

按摩專家認為：雀斑的出現與先天和後天的因素有關。先天的因素：天生就有。

中醫專家認為：雀斑出現在不同的位置，是身體疾病的信號。出現在顴骨部位，是因肝氣、情緒、激素、壓力、緊張等原因導致的氣血減慢，攜氧量減少，從而使殘存物沉積在體內。出現在臉頰部位，是因腸胃熱、腹脹、

第九章
民間常用的奇招妙方

消化系統不暢，吃油膩、高脂肪的食品過多等原因所致。

預防雀斑的小竅門

肌膚一旦長了雀斑，其實就很難再去掉了，唯一的做法是：盡量地減少長斑的機率，做好預防。如果已經長了，就要適當地採取一些彌補措施：使用護膚品遮蓋！

注意防曬和美白，一年四季，紫外線的照射從來沒間斷過，如果不注意防曬的話，很容易長雀斑和使肌膚衰老。因此，每天塗抹防曬霜必不可省，同時，兼顧美白工作，即可淡化及均勻膚色，淨化肌膚。

每天用淘米水洗臉：淘米水中所含的成分，可洗去臉上的污垢，此外，其中的維生素B、E也可保持肌膚的滋潤。方法是：用潔面乳洗臉後，用淘米水按摩肌膚3分鐘，再用溫水清洗。你可感到肌膚細滑而滋潤，每天堅持可預防雀斑的生長。

告別雀斑

美容專家建議：

酵素換膚　用微生物及草本植物發酵製成面膜敷於面部，並配合漂白乳祛斑和活膚素令肌膚再生。能瓦解黑細胞製成色素，可治標治本。

香薰　可營養肌膚並降低油脂分泌，美白及淡化色素。其中，檸檬味：可分解死細胞、黑色素，降低油脂分泌。鼠尾草：有美白、抗氧化的功效。橙花味：有美白保濕的作用。迷迭香：促進血液循環，加速新陳代謝，調節油脂分泌。

服用維生素E、C　可起到淡化雀斑的作用。

按摩專家的建議：

穴位按摩　刺激面部神經，有助消退和淡化黑斑，幫助血液循環，加速新陳代謝，令肌膚紅潤。　　　　　　　　　　　　　　　　　　　　（羅榮生）

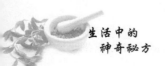

生活中的
神奇秘方

學世界文豪治失眠

世界上不少名作家都有不同程度的神經衰弱或失眠，但他們大都不願意隨便服藥。且看他們是如何戰勝失眠的。

美國小說家海明威患有高血壓和失眠，他失眠時便駕著快艇出海「兜風」。他說：「快艇的飄搖成了擺脫失眠的良方妙藥。」

德國大詩人歌德一度被官場生活和艱苦的文學創作折騰得徹夜難眠。於是，他毅然化妝出去，並選擇風光旖旎的義大利為漫遊的目標。後來他說：「經此一遊之後，神經衰弱症一掃而光了。」

俄國大文豪列夫‧托爾斯泰在寫《安娜‧卡列尼娜》時一度產生過嚴重的失眠現象。於是他每晚臨睡前做半個鐘頭的器械體操。過了一段時間後，失眠現象終於消失了。

中國著名作家郭沫若在留學日本時也患過神經衰弱，他曾說：「一夜之間只能睡三四個小時，並常為噩夢所苦。」後來他堅持每天早上起來和晚上睡前「花三十分鐘靜坐」。鍛鍊一個時期後，果然噩夢減少，睡眠也正常了。

法國浪漫主義作家大仲馬年輕時嚴重失眠。他征服此症的辦法是，每天臨睡前一定吃一個蘋果，並強制自己定時上床，定時閉上眼睛，定時起床。

法國文學家盧梭年輕時不但嚴重失眠，還伴有心悸、耳鳴、氣短。他的治療辦法是「邊讀書、邊從事輕微體力勞動」。所謂輕微體力勞動，就是採藥、養鴿、栽花之類。不久以後，他發現失眠現象逐漸消失了。　　　　（康華）

按摩治便秘

便秘即大便乾燥秘結，排除困難。老年人便秘，多由於力氣不足，排便動力缺乏，乃由腸道所受刺激不足或受神經和精神因素的影響所致。糞便在腸腔內停留的時間過長，水分過量吸收，從而形成糞塊乾硬，產生便秘。從病理上分析，是胃腸失去活力，肝臟、腎臟腫大，直腸和膀胱的功能衰弱，

腸道中經常有宿便停滯的緣故。

採取以下按摩療法，可以促使胃腸氣血流動，從而排泄宿便，清理腸胃積滯，調節胃腸植物神經功能，增強腸蠕動。堅持練習此法，可徹底治癒便秘。

身體仰臥，兩腳伸直，腳尖朝上，解開腹部衣服，讓腹部完全裸露。

手掌輕輕撫摸腹部20～30次。將整個腹部分三等份，兩手的手指交叉合攏，從下往上按順序慢慢移動壓腹。壓腹時從口吐氣，放手時靜靜地從鼻吸氣。

用手壓腹的時候，會覺得有些地方較硬，這就是宿便積聚起來的乾硬糞塊。這時要將兩手重疊，慢慢地用力，加重按順時針方向按揉，至舒服為止。最後，再用手掌輕輕撫摸整個腹部20～30次。

用這種按摩方法，有人當時就會有便意，先放氣後能排出大量糞便，在一周內便量和次數都會增加。由於腸道鬆弛，腸內貯存數日的宿便都會排出。此外，糞便的顏色之所以變黑，這是因為宿便原來附著在腸壁被腸液作用之故。堅持用這種方法揉腹，一星期內排便就會形成規律，每天會舒服地排出黃色的正常糞便。

「鏡子療法」治偏癱

楊先生56歲那年，因腦梗塞偏癱半年有餘。後來一位醫生讓他對著鏡子運動健側肢體，患側肢體也能跟著活動。幾個月下來，偏癱居然康復了。

那位醫生給楊某用的是「鏡子療法」。這種療法是由美國加利福尼亞大學的專家教授研究推出的。

鏡子療法的做法是：讓病人坐在鏡子前，進行肢體活動訓練。在運動健肢時，患肢也會不知不覺地模仿健肢的動作。病人的患肢往往能重新學會像健肢那樣隨意運動。

專家們讓十名癱瘓六個月以上的病人，隨機接受四周「鏡子療法」，或

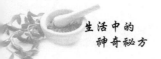

生活中的
神奇秘方

者用一塊光亮的塑膠板進行四周治療，接著再互換兩種治療方式。凡是在鏡子前進行肢體練習者，都無一例外地收到明顯的效果，而在塑膠板前面做同樣的練習者，卻收效甚微。

這項新療法的發明者說：「我們不能肯定為什麼這麼做會有效。也許由於看到健肢的活動，卻以為是看到患肢在活動，因而勾起大腦的記憶，使它忽然『回憶起』該如何使用患肢。」

而德國神經學家莫克斯教授的解釋更有趣，認為鏡子療法屬於一種「被動」療法，可使那部分「忘記」下達指令的大腦皮層區被啟動。面對鏡子，它忽然「發現」自己的「失職」，因而恢復對癱瘓肢體下達運動的指令，進而促使患側肢體盡快康復。不過鏡子療法最好再配合以電刺激之類的「主動」療法。 （劉道清）

八十種驗方防治二十九類疾病

搓腳心治傷風感冒

我每次傷風感冒，從不打針吃藥，採用搓腳心（湧泉穴）法治療。方法是：脫去襪子，仰臥床上，左腿平放並稍向內側彎曲，用右腳跟搓左腳心（湧泉穴），反覆100次。雙腿互換姿勢，再用左腳跟搓右腳心100次。反覆各搓500次，手心、額頭會出汗，身上就輕鬆了。初學者500次不見效，可重複搓腳心動作，直至出汗為止。 （牛連成）

速治打噴嚏一法

一杯熱水對準嘴和鼻子，在吸氣的同時，喝進一口水，呼氣時，杯子也不要離鼻子和嘴，這樣反覆五六次，馬上就不會打噴嚏了。 （孫靖宇）

第九章
民間常用的奇招妙方

治氣管炎一方

三十多年前，我得了氣管炎，整夜咳嗽不止無法入睡，因嗓子怕著涼，脖套不離身，痛苦難耐。後經人介紹一偏方，連吃三次，至今未犯。後來我又將這偏方介紹給親戚朋友，治了不少人。

材料 四五斤重的西瓜一個，鮮薑片二兩，香油二兩，蜂蜜三兩，大棗十個（去核）。

製法 將帶瓜蔓的一頭切下待用，瓜瓤掏出（可另吃），把薑片、香油、蜂蜜、大棗放入瓜中，再蓋上切下的瓜蔓頭，放入蒸鍋隔水蒸九十分鐘（一個半小時）後，離火，將汁倒入杯中即可。

服法 每年的中伏最後一天或三伏第一天服此汁，要一次服完，且要熱飲。

注 此汁不可急飲，否則完全吐出，要慢慢地飲，如能將其料渣都吃掉更好。

（張會朝）

生洋蔥治咽炎、氣管炎

我有慢性咽炎，嚴重時前胸和氣管部都痛，高燒不退，吃消炎藥也不管用。一次偶然發現飯桌上放著一個洋蔥頭，我就生吃了兩片，覺得嗓子和呼吸道很舒服。於是每次吃飯時，我都吃上一兩片洋蔥，堅持一段時間後，病也好了。我將此法告訴了有三十多年氣管炎病史的父親。他吃了一段時間，也有四五個月再沒發病。

（王淑芳）

炒綠豆麵和雞蛋治哮喘

我家弟妹曾患有較嚴重的哮喘病。前年一位親戚告訴她一個治哮喘偏方——吃炒綠豆麵和雞蛋，吃了三個月就漸漸不喘了，兩年都沒有再犯過。具體方法是：將綠豆磨成麵，再將麵放在熱鍋裏炒，小火勤翻把綠豆麵炒成淡黃色，麵要炒熟但千萬別炒糊，炒好後取出鍋晾涼備用，每天抓一小把兒麵（大約半兩左右）放在碗裏，再將一個雞蛋去殼放入碗內，將炒麵和雞蛋拌成糊狀，用沸開水將其沖熟，晾溫後喝下。喝後再吃一個生核桃仁兒。每

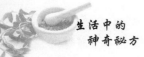

生活中的
神奇秘方

天喝一次，早中晚喝均可，早晚喝最好。連續喝三個月。**注**　雞蛋一定要新
鮮的。　　　　　　　　　　　　　　　　　　　　　　　　　　　（王殿清）

紫黑米粥防治缺鐵性貧血

我女兒驗血時發現貧血，我常給她煮食紫黑米紅棗粥，一個多月後再驗
血紅蛋白指標已正常。

做法是將適量的紫黑米和紅棗10枚加水煮成粥，每次服食1～2碗，長期
服用。　　　　　　　　　　　　　　　　　　　　　　　　　　（張穎）

醋泡獨蒜治高血壓

獨蒜頭剝去外皮，在陰涼通風處吹乾，放入乾淨的泡菜罈子裏，加醋以
高出蒜一兩指為好。浸泡半個月後方可取出食用，每頓飯食一個。長期食用
能降血壓且不易反彈。我老伴用此法快一年了，現在血壓基本正常。獨蒜頭
泡前不要用水洗。　　　　　　　　　　　　　　　　　　　　　（馮細妥）

轉動腳腕降血壓

有高血壓的人，踝部均有不同程度的發硬症狀，轉動踝部可促進血液循
環，有助於降低血壓。**具體方法**　盤腿坐在椅子上，用手抓住腳尖，緩慢地
轉動腳腕。也可坐在椅子上，將雙膝抬起，腳尖著地轉動腳腕。每日早晚各
做一次，每次左右腳各做20～40次。轉動腳腕切忌用力過大或過猛，否則易
使踝關節軟組織扭傷。　　　　　　　　　　　　　　　　　　　（馬寶山）

降血脂一方

黑木耳10克，瘦肉1兩，生薑3片，大棗5枚，清水4～6碗。放鍋內煮，熬
到剩下兩碗水時即可食用。飲用時可加點鹽和味精，每天一次。　（劉曉春）

鹽開水洗敷治靜脈曲張

本人左下肢患靜脈曲張，若走路或站立時間稍長，病部常感酸脹疼痛，

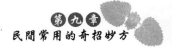

隱隱發熱。後來朋友告訴我，每天用鹽開水洗敷可以治。方法是在盆內放5克左右的食鹽，用半暖壺開水將其溶解，待水溫合適，浸泡雙腳，並用毛巾蘸水熱敷病部，不斷往盆裏續熱水以保持水溫，熱敷時間每次20分鐘。無論寒暑每天堅持，靜脈曲張就會逐漸減輕乃至消除，我用此方一年多。　　（吳冀齡）

按腋窩治心絞痛

本人患心絞痛多年，常年用藥。後用腋下按摩法效果顯著，現已停藥，也未復發。**具體做法**　仰臥在床上，兩臂在胸前交叉，用兩手的食指、中指、無名指按摩兩邊腋窩，頻率以每秒按摩一次為宜，連續按摩100次。每天早晚各按摩一次，7天為一療程，隔日按摩。三四個療程即可收到效果。

（薛希賢）

絲瓜瓤、馬齒莧治腦血栓

我一鄰居，去年突患腦血栓，半身癱瘓。經醫治，病情雖已穩定，但仍行動不便。後來得一偏方，用絲瓜瓤和馬齒莧煎湯，連續服用月餘，現在不但可以自己散步，個人生活也可基本自理。

方法　用絲瓜瓤30克，馬齒莧10克（均是晾乾後的計量），加水500克左右，用文火煎約30分鐘，待水剩至200克左右時，即可服用。每天早晚各服一次。

（薛希賢）

大棗治胃痛

大棗7個去核，丁香40粒研末，分別裝入棗內，焙炒焦後研成細末，分成七份，每次一份，日服兩次，溫開水沖服，輕則一療程，重則兩個療程見效。

（焦守正）

山楂湯治偏食

我家小兒偏食不愛吃東西，我們用乾山楂片一兩加適量冰糖煎水，讓小

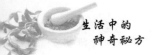
生活中的
神奇秘方

兒每日喝幾次，要不了幾天，小兒的胃口大開，偏食得以改善。鮮山楂更好，此湯老少均宜。 (鄭英隊)

緩解胃脹一法
本人常有胃脹毛病，很不舒服。一次胃又出現了胃脹，家中正好有椰汁，就隨手倒了一杯喝下，沒想到胃脹感覺很快得到了緩解。後來只要胃脹就用此法緩解，很管用。 (楊寶元)

指壓天突穴治打呃
我經常在吃飯時打呃，從中國針灸學上獲知「天突」可治「噎嗝」，我便用指壓法治打呃，十分見效。

方法是當打呃不止時在自己的胸骨上窩的正中取穴，即在喉頭下約兩寸處，用拇指按壓在穴上以能忍受為度，亦可用雙拇指交替旋轉按摩兩三分鐘。注意按摩時要有節奏地屏氣，即可立即顯出神效。 (張雅林)

白糖茶治腸炎
同事患腸炎多年，跑了多家醫院治療，效果甚微，經人介紹用二到三兩茶葉，加同等數量白糖，如煎湯藥一樣熬好當茶喝，飲用一周左右腸炎治好了。後來把這方子介紹給其他病友，也收同樣效果。 (張明)

腹瀉吃海帶
我一街坊幾年來經常鬧肚子，醫生說是結腸炎，吃了不少中醫西藥，效果都不太理想。自從吃了幾頓羊雜燉海帶，奇蹟出現了，幾年來一天幾次大便意外地正常了。我今夏腹瀉了幾天，用了這個辦法，確實行之有效。 (陳雷)

半邊蓮治療直腸癌
我的同鄉在1964年得了直腸癌，醫院要開刀切除，他害怕沒有動手術。後經一老者告知用半邊蓮可治。

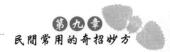

第九章
民間常用的奇招妙方

方法 半邊蓮100克，煎水兩次合在一起飲用。每天喝10～30杯。連喝了五年完全治癒。多年來沒再犯病。 （張朝書）

快速止噁心嘔吐法
用三片薑和適量橘皮煎湯服用，可使噁心、嘔吐立止。 （卓秀雲）

苦瓜治痢疾
方法 生苦瓜一條，去籽洗淨後搗爛如泥，加白糖50克拌勻。兩小時後將水濾出，冷服，一次服完，日服三次，一般服一天後痢疾可癒。若是熱痢疾效果尤好。 （張曉軍）

玉米鬚治腎功能不全
玉米的花絲（中醫稱「玉米鬚」）有很好的清熱、利尿、消炎功用，一年多來用玉米花絲治療我的腎功能不全病，療效很好，我的「生化」測驗結果已正常。

每日用100克洗淨的花絲，加水煮沸後代茶長期飲用。此法對腎功能不全、腎小動脈硬化、腎炎浮腫均有功效。

如同時患有關節炎，可另加「絲瓜絡」100克（中藥房有售，即老絲瓜瓤），同煮二十分鐘後，代茶頻飲其汁，療效頗佳。 （張善培）

山胡桃肉治腎結石
我前年體檢，查出右腎有1.2cm×0.7cm結石一個，吃各種排石藥均無效。後經老中醫介紹一方，每天用二兩山胡桃肉加一兩白糖研成稀膏狀，晚上睡覺前服下，堅持服用一個月後，再照超音波，結石已不存在了。後經老中醫解釋：說山胡桃肉有溶石作用，一般可見尿液有混濁現象，適用於各部位泌尿系統結石。 （趙滿巷）

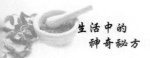

生活中的
神奇祕方

單腿跳除尿路結石

經超音波檢查，曾經確診我患有尿路結石。一鄉村郎中囑我單腿跳，即彎曲起右腿，左腿（有結石腿）單獨直立，反覆做跳躍運動。每日跳三次，每次30下左右。若身體支撐不住，可用右手扶住桌邊、牆角、樹幹等物進行跳躍。期間，我沒吃任何藥物，大約四五天時間奇蹟出現了，半夜時分我起床小便，排尿時感到生殖器陣痛，尿路結石排出體外。病告痊癒，諸症消失。若右側尿路結石，可反向做此動作；雙側都有，同時且互換腿直立做跳躍運動。 （牛連成）

喝車前草水利尿消腫

車前草加少量竹葉（新鮮的嫩葉）煮開水，當茶喝利尿、消腫。患有此病者不妨一試，這是一對老夫婦在圓明園給我介紹的偏方。 （劉曉春）

治療男性尿不暢一法

我因年老患有前列腺增生、肥大引起尿頻、尿滴瀝等症，給生活帶來很大煩惱和不便。我飲用「干紅葡萄酒泡黨參」兩個月後大見收效，上述病基本痊癒。

方法 干紅葡萄酒一瓶，黨參100克放入酒內，泡製一個月後，每日午、晚飯時各飲一杯（八錢至一兩），若能再飲用啤酒一杯效果更好。常喝小米粥對老年人排尿也大有幫助。 （艾春林）

揉小足趾緩解憋尿

一次在公共汽車上，同坐一中醫看出我憋尿難受，告訴我轉動小趾止尿意。

方法 用手轉動左右小趾，或用手揉摩左右小足趾就能減輕尿意，解決臨時找不到廁所「憋尿」的難受。因為小足趾是膀胱經的起點，刺激這個部位，可消除對膀胱的壓迫感，還能治小兒遺尿。 （耿濟民）

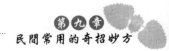

第九章
民間常用的奇招妙方

電毯治前列腺增生

本人患前列腺增生已二十多年之久，長年用藥均無顯著效果。今冬，由於室內溫度較低，每晚坐在電毯上看電視，十多天後，夜間小便次數逐漸減少，現已堅持一個多月，近日每夜只小便一次，有時竟通宵安眠，膀胱餘尿大大減少。

（薛希賢）

燙腳跟治前列腺病有奇效

十二年前我患慢性前列腺病，醫生介紹一簡單的方法：燙腳跟法。每晚熱水洗腳後，專用一壺開水，約為八磅熱水瓶量，續入開水燙腳跟，以能忍受為度的溫度，至壺水續完，大約30～40分鐘。半年後病情好轉，一年後尿急、細、排不盡症狀消失。為鞏固之，則每晚仍以五磅暖水瓶燙腳跟半年，至今未復發。

（邱賢禎）

蒲公英治糖尿病

我太太去年得了糖尿病，我們急著到處投醫問藥。偶得一方，連吃兩個療程，再查已好，至今未犯。

到野外採一大塑膠袋蒲公英（連根帶葉），抓一把泡在清水裏（目的是把泥土泡軟泡化好洗）。早上把泡好的蒲公英連根帶葉清洗乾淨，切幾刀，放在小鍋裏煮，不能放鹽等佐料。開後打入一個鵝蛋，等鵝蛋在湯鍋裏煮熟後，當作早點，連葉、湯、蛋、根一起吃掉（根實在嚼不動，就吐掉）。晚上，同樣吃一次，只是不再放鵝蛋。連續七天（吃七個鵝蛋）為一個療程。

（申明）

鯽魚茶治糖尿病

一條半斤以上的活鯽魚，綠茶100克，把鯽魚殺後洗淨，將100克綠茶塞入魚腹，不加任何調味料，用微波爐專用器皿蒸約五分鐘，即可食用。蒸之前要加點水在器皿中。每天一次，此方適用於各類型糖尿病患者。　（張吉）

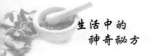

生活中的
神奇秘方

拍腳降血糖

每天晚飯後一小時，洗完腳擦乾，坐在椅子上或床上，用右手勞宮穴對準左腳的湧泉穴拍500下，再用左手的勞宮穴對準右腳的湧泉穴拍500下，拍時力度要大些。拍完後血糖能降40～60，多拍還會多降。如果三餐後都拍一拍效果會更好。糖尿病朋友不妨一試。 （吉存祥）

苦丁茶蜂蜜治便秘

最好頭天睡覺前沖好苦丁茶，第二天清晨起床空腹用冷苦丁茶水沖上25～50克的蜂蜜飲用，喝完苦丁蜂蜜茶後，再喝上一杯白開水，一般2～4小時後可通便。此法多人試用均取得很好的效果。 （朱大寶）

治大便不正常一方

老年人不分男女都有此症，大便控制不了，一天大便好幾次或不成形。我有一法可治此症：在肚臍下一指處，用拇指向下壓，到壓不動為止，壓3～5分鐘，也可以自己數到100下，體瘦的人感覺有血管跳動，不怕，有的人壓時有點痛感，要忍耐。一次即可見效，連壓三天基本治癒。

另老年人大便乾燥，可在自己尾根骨處（長強穴）往返按摩各100下，輕者一小時後即可通便，重症者次日通便。以後每天大便一次恢復正常。

柿子餅可治痔瘡

用五六個柿子餅，加水煮爛，煮的越爛越好。每天吃兩次，可治痔瘡出血及便秘。 （于寶珍）

大棗陳醋治脫肛

患脫肛症久治不癒，用大棗陳醋的土方卻治好了。**方法** 大棗120克，陳醋250克，放在一起煮至醋乾，一次吃完，一天吃2～3次，一週一個療程，一般一個療程後病情明顯緩解，繼續吃可望痊癒。 （張文習）

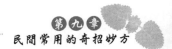

第九章
民間常用的奇招妙方

何首烏羊肝治白內障

我曾患過白內障，用何首烏羊肝便治好了。

方法 二兩何首烏（藥店有售），摻一斤半水，燒開後用溫水再煮半小時停火，撈出何首烏渣分成三份盛出，鮮羊肝二兩（無羊肝豬肝也可）切成片也分成三份。用時各取出一份，再把何首烏水燒熱後放進羊肝，待水開後立即用熱氣薰患眼，水涼後吃肝喝水。每天早午晚各薰吃一次，常薰常吃常喝，治白內障有效。注意不要放鹽。

（李祥秀）

握拳鬆拳防眼病

人體內有十二條經絡，其中六條透過手。握拳鬆拳數十次後將雙手心合攏，掌指相對，互相擠壓，能使這六條經絡受到強烈刺激，起到調和氣血、通經活絡、舒筋健骨、養腦明目的作用。從年輕時起，我經常這樣練，從沒間斷。現在快七十歲了，看書寫字不用戴眼鏡，遠近還能看清楚，從沒患過眼病。

（馬慶華）

蘆薈葉汁擦眼睛

我患糖尿病二十多年，眼睛受到很大影響，一公尺以外的物體就看不清楚，害怕眼睛失明，很是苦惱。朋友告訴我一方法，用蘆薈汁擦眼睛。把較厚蘆薈葉洗淨消毒後，掀開兩片，用葉汁擦眼睛的四周（內外均可），然後閉目十幾分鐘，用熱毛巾敷一下。採用此方法後，果真見效。現在眼睛明亮多了，視力也清楚了，覺得眼睛也比過去清爽了。但要堅持下去，每天1～2次。

（高連春）

香油花椒治中耳炎

我常患中耳炎，很疼。朋友告訴我一偏方，效果很好。取一小勺純香油，放在火上加熱，然後放入20～30粒花椒，待花椒在油中變成深黃後，放一小塊明礬（俗稱白礬，大小同一小棗即可），然後關火，等油涼後，用棉花棒蘸著塗抹患處。每日早晚各一次，三四天即可痊癒。

（張景春）

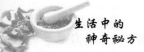

洋蔥汁治療耳鳴

我耳鳴已有幾個月了，到醫院看了多次，也吃了不少藥，但未見效果。有位好友介紹說洋蔥可治耳鳴，我照著她說的試做一段時間後，果然有效果。

具體做法是：把洋蔥切碎，然後用紗布擠出汁來，再把小棉球浸入洋蔥汁，把棉球放入耳道，但不能放得太深，以免傷害鼓膜，每天兩次。　（楊龍）

萬丈升補腎治耳聾

腎虛導致的突發性耳聾，可用中草藥萬丈升的根，研末燉羊腎吃，少量多次。　（劉耘成）

巧治鼻炎省事簡單

把一兩一級綠茶磨成末放入瓶中，每天聞2～3次，每次5～10分鐘，每次聞過之後可呼吸順暢，數日後消除鼻炎，既簡單又省事。　（鄒美濃）

西瓜皮可治牙疼

將經霜打過的西瓜外層皮剝下，曬乾後密封於玻璃瓶內，有齲齒疼痛時，取少許塞入牙縫，可使牙疼很快止住。　（卓秀雲）

食療治口腔潰瘍

空腹吃兩隻松花蛋，吃兩次即可痊癒或好轉，不可用薑、醬油拌食。用一湯匙全脂奶粉加少量白糖，開水沖服，每天2～3次，兩天後潰瘍創面可癒合。該法特別適合兒童。　（張雅林）

維生素C治口舌潰瘍

當口舌潰瘍時，可將維生素C片研成粉末塗在患處，如果沒有維C片，也可用果珍粉塗在患處，若用柿餅霜塗患處，效果更好。　（牛英）

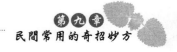

轉舌解決夜間口乾

老年人半夜睡醒後，常常口乾難受，喝幾口水，只解決當時。躺好後仍然口乾，無意躺在床上抿嘴，將舌在口腔中向左轉10～20次，再反方向轉10～20次，馬上口內唾液分泌，即潤舌，口不乾了，試過幾次均有效，不用再找水喝了。　　　　　　　　　　　　　　　　　　　　　　　　　　（曉紅）

絲瓜汁可治慢性喉炎

慢性喉炎給生活帶來許多不便和麻煩，用絲瓜汁加適量冰糖上鍋蒸，晾涼後飲用，堅持數日，則可使慢性喉炎速癒。　　　　　　　　　　　（卓秀雲）

薄荷葉治扁桃腺炎

筆者老家在福建省，少年時扁桃腺經常發炎（當地叫喉嚨痛），採摘鮮薄荷葉搗成汁，拌些鹽粒，用手塗到患處，裏外都抹，還不時漱口，如此醫治2～3天，炎痛全消。　　　　　　　　　　　　　　　　　　　　（謝在永）

按摩足背能消痰

每逢乾咳而不出痰時，我就在腳背1～2趾間向後（內踝骨）約4.5釐米處，用拇指按壓下去有酸、麻、脹的感覺，這裏就是支氣管的反射區。大約按揉100次左右，十分鐘之內痰就會與支氣管壁分離，隨便咳一下痰就會出來了。　　　　　　　　　　　　　　　　　　　　　　　　　　（楊占山）

馬節草治頭暈

我大媽患頭暈症，噁心、嘔吐、不敢睜眼，醫院診斷為美尼爾症，吃了很多藥也未治癒，頻繁發作，後經一老郎中出一偏方：用馬節草60克（山區有野生），500毫升水煎成250毫升左右，一日兩次，十天一療程，僅兩個療程即癒，現已一年多未發病。　　　　　　　　　　　　　　　（趙春蓮）

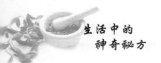

生活中的
神奇秘方

雙手加鹽搓擦治頭疼和嗓子疼

取精鹽一匙放入手心後，用力搓動，注意要用力讓鹽均勻在手心各處摩擦，鹽失掉後應不斷地添加，搓手時間為5～10分鐘。搓後手心紅潤發熱，然後立刻用熱水泡手五分鐘，水溫以燙手但可以忍耐為宜，水溫不熱時隨時添加熱水，五分鐘後，用毛巾擦乾手即可。

此方法對頭疼和嗓子疼有明顯的療效，同時也對風火牙疼及鼻子不暢（鼻塞）有一定的療效。

我同時也試驗過用鮮薑片，於雙手手心用力搓五分鐘，也能取得醫療效果。但用鹽於手心中搓擦效果更好一些。　　　　　　　　　　　　　（朱大寶）

放風箏可治療頸椎病

放風箏是一項很好的體育活動，患有頸椎病的中老年朋友不妨做一下此項體育活動。一是放風箏時人的頭、身都要後仰，有利於頸椎恢復生理曲線；二是在拉線的活動中，手與頭、頸相配合，使頸部得到很好的肌肉拉伸鍛鍊；三是這是一項有氧代謝活動，有利於頸椎病人的盡快康復。　　　（陳起）

練習呼啦圈治腰腿疼

我患膝關節痛多年，用藥和針灸，未能根治。聽一位朋友介紹說練呼啦圈能治好，我就每天練兩次，每次二十分鐘，效果很好。至今我已有兩年多沒犯腰腿不適了。本人雖年過七旬，現在腰腿靈便，行動自如。　　　（陳士起）

爬行治腰間盤突出

我內弟今年五十歲，他三十多歲時，因搬重物不慎，腰被扭傷。十幾年來到處求醫，治療無效。腰不能直，重活不能做，醫院建議手術治療，他有顧慮，沒有同意。而採取了中醫指點的爬行療法就治好了此病。

方法　四肢著地，雙膝跪在地上每天堅持爬行三十分鐘。他爬行治療三個月時，腰痛明顯減輕，爬行治療六個月，腰能直起來了，爬行治療一年，腰間盤突出病好了。現在他什麼活都能做了。　　　　　　　　　（劉曉春）

第九章
民間常用的奇招妙方

香草根治關節痛

膝關節有積水、不能站立，用香草根研細末，每次取6克，用黃酒沖服，一天2次，連服2～3個月，積水可自消，行走自如，本方已治癒數十例不能行走的患者。

（趙振義）

指壓法治療肩周炎

方法 左肩痛，用右手按揉；右肩痛，用左手按揉。然後在胳臂最上端外側的圓鼓包處，畫出縱3個、橫3個點。用不痛的那隻手的食指、中指和無名指壓迫後橫向的三點，再依次壓迫縱向三個點，邊壓邊按揉，先輕後重反覆壓揉。接著用手掌壓揉胳臂最上端外側的圓鼓包處，先輕而緩慢地向後旋轉壓揉十餘次，在發硬的痛處，先輕後重，再逐漸加力。揉完最好能洗個熱水澡。

（馮細妥）

治坐骨神經痛

我患坐骨神經痛多年，去了很多醫院都不見好。最後在自由市場買了點竹黃，將其切成片，白酒中泡一星期。一瓶白酒泡一兩竹黃。每日用手蘸酒，在患處搓，搓兩三分鐘，最後抿一口酒。共用了三瓶酒。三個月後就好了，至今沒再犯過。

（桂實毅）

治面癱不留後遺症

面癱無論是風寒引起的還是病毒引起的，用多種方法無效的，均可用荊芥油熬製的蜂蠟30克與魚鰾20克用黃酒浸蒸後喝汁。每日一次，一般患病在半年之內的20～30天均能治癒，患病在一年的40天可治癒，不留後遺症。

（馬洪芹）

治骨刺偏方

取帶鬚的蔥白7根，大蒜頭一瓣，精鹽和醋各半匙，搗成糊狀，敷於患處包紮好，3～4天換一次，一般四五次可見效。

（陳雷）

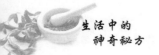
生活中的
神奇祕方

蜂膠貼敷快速治雞眼

取蜂膠（蜂產品專賣店和一些藥房有售）一塊，貼敷雞眼表面，用橡皮膏固定，一周後雞眼由穴窩中脫落。此法無痛苦，無毒副性。如一次未好徹底，可再做一次。　　　　　　　　　　　　　　　　　　　　　　（陳雷）

香蕉皮治腳氣

將香蕉皮內的軟膜刮下，用手指捏成糊狀，腳洗淨後將香蕉糊塗於腳趾患處。每日一次，塗兩次即顯效。連塗十幾次即癒。　　　（張銀江　趙舜英）

防治手腳皸裂良方

冬天氣候乾燥，手腳容易皸裂，尤其是老年人。取檸檬切薄片，每晚用熱水泡腳時放上兩片，邊洗邊用其搓腳跟，既防皸裂又光滑柔軟，立見效果。　　　　　　　　　　　　　　　　　　　　　　　　　　（馬戈）

吃河蝦治灰指甲

將適量的河蝦洗淨，入鍋或炒或煮或炸熟，當菜吃，一天一次，個把月後就會有新的指甲長出來。病程長的，需多吃幾天也同樣有效。　　（張恆升）

蒜汁治手脫皮

每年入夏筆者手掌都要脫皮，去過多家醫院，服過不少中西藥，但均不見效，不久前偶得一偏方，將新鮮大蒜十顆洗淨、剝皮，搗爛成泥後用紗布包好，每日早晚擦塗患處。每次五分鐘，如此連用數天即可消除手掌脫皮症狀。　　　　　　　　　　　　　　　　　　　　　　　　　（付春升）

香蕉皮治扁平疣

我在年輕時，不知不覺中脖子上長了許多大小不等的扁平疣達三十年之久。兩年前開始用香蕉皮擦抹臉部及脖子，扁平疣及老年斑都自行消失了。

　　　　　　　　　　　　　　　　　　　　　　　　　　　　　（楊秀珍）

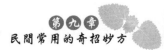

第九章
民間常用的奇招妙方

治頑癬妙方

我患癬四十年，最終還是用醋熬花椒根除的。花椒經過醋熬約半小時，用小刷子蘸水刷患處。一天刷三次，不管患者是老病還是新病，持之以恆地刷，直到痊癒為止。　　　　　　　　　　　　　　　　　　　　　　（金琮）

除雀斑一法

新鮮茄子切成片，擦患處，一日3～5次，連擦數日便可看到雀斑顏色減淡或消退。　　　　　　　　　　　　　　　　　　　　　　　　　（楊寶元）

三步法除雀斑

第一步　每天早晚各生吃一個番茄；**第二步**　每天用加入適量食醋的水洗幾次臉，水要熱一些，用熱毛巾敷一敷，效果更佳；**第三步**　將冬瓜瓤搗爛取汁，醋水洗臉後用冬瓜瓤汁塗患處，持之以恆，數月可使雀斑逐漸褪去。　　　　　　　　　　　　　　　　　　　　　　　　　　（卓秀雲）

蘆薈治瘊子

春節剛過，頸椎右側生出一個有硬根的紅包，衣領摩擦時很疼，如果不趕緊治療，很有可能需要開刀。我試著削了一塊蘆薈，葉肉朝下，用壯骨膏固定在紅腫的瘊子上，沒想到第二天紅包萎縮了，硬根也消失了。　（楊占山）

一次治癒痱子法

睡前洗完澡，不要用毛巾擦拭長有痱子的部位，趁濕將同仁堂生產的痱子粉用粉撲均勻蓋在有痱子的部位，盡量不要碰。一夜後，痱子痊癒。但若給小孩使用時，要注意保暖，因抹上痱子粉後會感覺很涼，十多分鐘後再將保暖衣物取下即可。本人偶然發現此法，後介紹他人也稱很靈驗。　（鍾雨洋）

用黃瓜擦皮膚可治瘙癢

入冬季節，不少中老年朋友因溫差變化，致膝蓋以下部位在夜間產生瘙

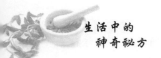

生活中的
神奇秘方

癢。有的在睡夢中不知不覺便抓皮膚。治療的辦法是睡前用鮮黃瓜一節，在患部反覆擦拭，即可止癢，堅持數天，即可治癒。　　　　　　　　　　（牛金玉）

揉核桃治失眠

每晚臨睡前，找兩個大核桃雙手揉，小核桃揉三個，直到揉累了為止，有條件的揉前可喝杯牛奶，牛奶裏滴兩三滴白酒效果更好，核桃的揉法就像揉保定鐵球那樣，山核桃也行。　　　　　　　　　　　　　　　（楊向泉）

糯米蓮子芯冰糖粥治失眠盜汗

我曾夜間盜汗偶爾睡著又驚醒，周身是汗，經朋友推薦我使用一食療法，幾天即治癒。**方法**　將糯米100克，蓮子芯30克，洗淨同熬成粥，快煮熟時熱服一碗，連續服食可養陰安神，治療神經衰弱、失眠、盜汗諸症。

（劉長溫）

胡蘿蔔熬水治小兒便秘

嬰幼兒時期，吃奶粉容易小兒便秘。兒童排便困難，常給母親帶來煩惱。如果用兩根胡蘿蔔切片後煮水，小孩不僅大便通暢，並且又增進了胡蘿蔔素等營養。　　　　　　　　　　　　　　　　　　　　　　　　（楊秀珍）

山楂麵治小兒失眠

小孩有時睡不好覺，該睡覺時不睡覺、折騰。別急，拿個小碗，放上50克左右的山楂麵，用溫水調成糊，趁熱吃下去，一會兒就睡著，很靈驗。

（莫燕萍）

吃糖克服懷孕的不良反應

婦女在懷孕初期有噁心、嘔吐等妊娠反應，有的人比較嚴重，吃點東西就嘔吐，從懷孕開始一直吐到生小孩止，結果生下的小孩營養不良，甚至有殘疾。為了克服這種妊娠反應，我是這樣做的：當想吐時，吃點糖就不吐

第九章
民間常用的奇招妙方

了，水果糖或白糖都行。 （程琴著）

大蒜治陰道滴蟲病

患陰道滴蟲病，癢得難受，只用大蒜就將其治好。**方法** 鮮紫皮蒜四頭去皮切成片，摻300克水煎開，趁熱有氣時薰外陰部，再用藥棉蘸洗外陰部直至水涼。每日至少薰洗兩次，一週一個療程，一個療程後病症減弱，繼續薰洗可以治好此病。 （弘陽）

大蒜治囊腫

我肘部長個大疙瘩，醫生說是囊腫，須做手術。試用一偏方效果很好，用一大瓣蒜削一個切面，拿著蒜瓣切面對著腫塊反覆摩擦。每次半小時以上，每日2～3次，第三天囊腫變小，第五天消失，至今未再長。 （梅振宗）

朝鹽晚蜜除心煩

年近古稀的老吳，原來患有消化不良等疾病，且入睡不易。近幾年，他堅持每天早晨起床後喝一杯淡鹽開水，晚上臨睡前喝一杯蜜糖水，失眠和消化不良等現象就慢慢消除了。

朝鹽晚蜜，這種簡單可行的養生方法，在中國民間早就廣泛流行了。《本草》說鹽能「去煩熱，明目鎮心，清胃中食飲熱結」。蜂蜜能治「心腹邪會，益氣補中，潤臟腑，調脾胃，養脾氣，除心煩」。 （張中橋）

對付肌肉抽筋的絕招

在日常生活中，如果長時間重複一種動作，突然增加運動量，或者開始一項不熟悉的運動，都可能使局部肌肉進入疲勞狀態。肌肉疲勞時，維持肌纖維收縮和舒張功能的氧氣儲備消耗殆盡，肌肉活動產生的廢物不能及時清除，原本受意識支配的肌肉組織就會不聽指揮、自作主張地進入反應性收縮

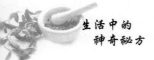

狀態。和肌肉疲勞發生抽筋的原理相似，如果供血不足，也會導致肌肉缺氧、乳酸和其他代謝產物堆積。劇烈運動，特別是在天氣炎熱的夏天，最容易因為大量出汗而造成體液流失、血容量下降，以致肌肉組織缺血。對妊娠婦女來說，隨著胎兒生長，下肢動脈受到的壓迫也會逐漸加重，影響大腿和小腿肌肉的血液供應。

外界溫度驟然下降也是抽筋的誘發因素。最明顯的例子就是人在游泳的時候，因冷水刺激而發生抽筋。抽筋是肌肉組織在困境中發出的求救信號，目的是喚起高級神經系統的絕對重視。

抽過筋的人，都忘不了發作時突然劇烈的疼痛。發生抽筋時應該如何應對呢？

雖然抽筋者的部位不同，但應對方法卻大同小異。抽筋多發生在連接兩個相鄰關節的肌肉組織，例如小腿後部的腓腸肌、大腿前部的股四頭肌等。抽筋的部位還常見於大腿後部、腳趾、手指、胳膊、腹部和肋間。如果置之不理，抽筋可以持續1～15分鐘，也可能在短時間內重複發作。救治抽筋不應強拉硬扯，正確處理的步驟包括：

（1）按摩抽筋部位。

（2）小心地舒展、拉長抽筋部位的肌肉，使它保持在伸展狀態。（雪青）

小耳朵大乾坤

人的雙耳不僅是聽覺器官，而且還是人體的全息縮影，外觀上耳朵像一個倒置的胎兒，猶如生命之根的化身。

中國醫學認為，耳為宗脈之所聚，十二經脈皆通於耳。透過各種方法刺激耳朵的經絡，就可以激發身體的潛能，調整臟腑機能，改善健康狀態，收到意想不到的健身效果。耳朵小乾坤大，小小耳功不可輕視。下面介紹一組耳部按摩法供大家操練。

提耳法 每天早晨坐在床上，將右手從頭頂舉過伸向左耳，捏住耳尖向

上提拉14次或21次，然後將左手舉過頭頂捏住右耳尖提拉14次或21次。有人只練這一提耳法，長年堅持而獲延年益壽之效。「腎開竅於耳」本法可滋腎水、固精氣。」

拉耳法 兩手分別上下捏拉兩耳3～5分鐘，然後捏耳垂3～5分鐘，可刺激末梢神經，調節和改善身體臟腑的機能，有強身健腦之效。

摩耳法 坐立均可，先搓熱雙手，捂耳片刻，待耳朵有熱感之後，先用兩手掌在兩耳外面呈橢圓形旋轉按摩，以耳邊紅而有熱感為宜。接著用兩手指分別輕輕按摩兩側外耳孔20次，然後用拇指、食指按摩伸拉耳垂10餘次，以不使耳廓感到疼痛為限。此法對健腦醒腦有佳效。

搓耳法 用兩拇指側緊貼前耳下端，自下而上。由前向後，用力搓摩雙耳1～2分鐘。可疏通經脈，清熱安神，防止聽力退化。

揉耳法 可於睡覺前後習練，也可平時用零星時間練，站、坐均可。先將雙手掌心相合，反覆搓手，直到微微發熱，然後將手放在面頰上，上下磨擦到面部發熱，接著用手捂住雙耳，反覆搓耳，直到微微發熱，然後將手放在面頰上，上下摩擦到面部發熱，接著用手捂住雙耳，前後推擦均勻用力，手由後向前擦時要將耳廓壓倒，掌心從耳背滑過，直到耳朵發熱為止。練功不限時間，不定次數。戴耳環者需取下耳環。

此法要領為搓手、擦臉、揉耳朵，將手、臉、耳結合著練，效果更佳。操練十天半月可使皮膚光潤，若能持之以恆，便可容光煥發，青春永駐，達到理想的功效。

壓耳法 先用雙手掌輕捂雙耳，從前向後搓耳49次，再從後向前搓耳49次，以使耳部稍有紅熱感為度。持之以恆做下去，能清腦神、美容顏、明目增視。

點穴法 配合食指尖作指針點壓耳區，刺激或調節體內性腺激素，使之保持在較為正常水準，更有助於防衰、抗衰效應的發揮，永保青春常駐。

九放響 搓熱掌心勞宮穴，再掩按耳孔，十指貼後腦，雙掌先壓後放，開合放響9次，放響時十指不離後腦。能增益腎氣，益精全神。

許多人工作繁忙，抽不出那麼多的時間專門到一定的場所去參加健身活

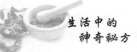

動。操練耳功不受外部種種條件的限制，徒手可做，費時不多，法簡效宏，安全可靠，所以非常適合現代人習練，只要每天隨時隨地忙裏偷閒修習一會兒，持之以恆，必將會收到可觀的效果，從而使人體的健康狀況得到改善。

（吳樹良）

歷代面膜美容法

「女為悅己者容」，似乎成了一條鐵則。滾滾而來的美容熱方興未艾，面膜美容，由於其功效斐然，成為美容浪潮中的弄潮兒。近幾年在各大城市的美容場所悄然興起，生意日益興隆。其實，在古老的中醫方書中，早就有面膜美容的方法，這是毋庸置疑的。

面膜是一種塗在面部，使其凝成薄膜的膏狀營養護膚用品。中醫美容方中，面膜的配方很多，但最基本的形式是，在雞蛋清或豬蹄湯等黏液劑中，加入具有不同美容效用的中藥粉末調劑而成。雞蛋清和豬蹄湯中的主要成分為蛋白質，本身具有營養細胞、滋潤皮膚、延緩衰老的作用。再將中藥粉末調入之後，中藥借助於蛋清等的黏附作用，可與皮膚密切接觸，充分發揮藥物的作用。透過塗敷面膜，可以潔淨皮膚、滋潤皮膚、營養皮膚，或者利用某些藥物的抑菌、殺蟲等作用，達到防皺抗衰、益膚美容的目的。

面膜使用應該在洗臉之前或者在晚間睡覺之前塗敷，待其自然乾後，二十分鐘或是第二天早晨洗掉即可。

應當注意的是，面膜製劑必須隨配隨用，以免變質或受到污染，影響美容效果。再者皮膚過敏的人，在使用面膜之前應先在手部皮膚少量塗抹，觀察20～30分鐘，若沒有紅腫或瘙癢的感覺時，就可用於面部。

紅玉膜（《聖濟總錄》）
新鮮雞蛋1個，上等朱砂末30克。
用法 雞蛋去黃後，將朱砂末放入雞蛋內，封固其口，與其他雞蛋一起

第九章
民間常用的奇招妙方

給母雞孵化。等到蛋出小雞時，取出這個蛋清密貯瓶備用。每日晨起洗臉後塗於面部。

功效　潤膚祛皺，美容養顏。

明代李時珍《本草綱目》載，此方為古傳美容秘方，名西王母枕中方。南北朝時期的陳朝，有一位張貴妃覺得此方，常常用之而紅顏常在。方中的朱砂，早被用作美容佳品。《名醫別錄》說朱砂「通血脈，悅澤人面」，現代研究證明其有抑制和殺滅細菌、寄生蟲的作用。再加上其天然的紅色，更可起到美容化妝的作用。二者相合，既可滋養皮膚，又可殺蟲滅菌，還有化妝作用，可謂一舉三得。

白雪膜（《備急千金要方》）

新鮮雞蛋3個，好酒適量。

用法　將雞蛋浸於小酒罐內，密封，28天後取出備用。每晚臨臥前，以雞蛋清敷面。

功效　潤膚除皺、增白。據原書記載，此方敷面的增白效果尤佳，能使皮膚「白如雪」，故取此意命名為「白雪膜」。

此方主要是利用蛋白質的營養防皺作用。據傳慈禧太后最喜此方搽臉，就寢前用肥皂水和清水洗去，再塗上忍冬花汁，效果更好。

半年紅方（《普濟方》）

新鮮雞蛋1個，胭脂少許。

用法　將雞蛋去黃留蛋清，加入胭脂，用紙密封，與其他雞蛋一起用母雞孵化，待蛋出雛雞時取出貯瓶備用。用時取少量敷面，每日一次。

功效　活血潤膚。書中記載，用本品「乾以敷臉，洗不落，半年紅」。方名即從此而得。

本方與「紅玉膜」有異曲同工之妙，本方中的胭脂，是一種紅色顏料，一般用紅花製成。紅花是活血化瘀常用的藥物，現代研究證明其能消退血管內膜脂質斑塊，改善血液供應。

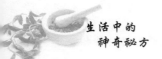

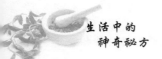生活中的
神奇秘方

消皺方（《東醫寶鑒》）

豬蹄4個。

用法　洗淨豬蹄，加水適量煮，待湯如膠狀即可，取湯貯瓷器中備用。每晚臨睡前塗面，次晨溫水洗去。

功效　潤膚消皺。

豬蹄做面膜的美容作用有二，一是豬蹄含有豐富的蛋白質，可滋養皮膚；二是豬蹄膠比較黏，可使面部皮膚繃緊去皺。常用此方可以達到滋養皮膚，減少皺紋的目的。

七白膏（《御藥院方》）

白芷30克，白蘞30克，白朮30克，白茯苓9克，白芨15克，白附子9克，細辛9克，雞蛋清適量。

用法　將上藥研為細末，以雞蛋清調丸如彈子大，密貯瓶中備用。每晚洗臉後，用溫米泔水磨藥丸塗面。

功效　清熱解毒，祛風消腫，白膚除皺，對治療面部斑有較好作用。

本方七味藥物中，有六味以「白」字開頭，且本方的主要作用是增白祛斑，除皺潤膚，故稱「七白膏」，是元代的宮廷處方集《御藥院方》所載的美容名方。中醫認為，面部形成雀斑、黧黑斑等面部黑斑的原因是風熱邪毒。因此，方中白芷、白附子、細辛祛除風邪，白蘞、白芨清熱解毒、消腫，五味藥物正是針對風熱邪毒的。白朮、白茯苓配合雞蛋清，可以潤膚除皺，使人面色白潤。

治白癜風方（《太平聖惠方》）

雞蛋2個，硫磺3克，生附子3克。

用法　先用醋浸泡雞蛋，七天蛋殼軟化後，取出蛋清，再將硫磺、附子研為細末，以米粉6克研令均勻，雞蛋清調勻，密貯瓶中備用。用時塗抹於患處。

功效　搜風、通絡，除濕、解毒，用於風邪抹濕的白癜風。

第九章
民間常用的奇招妙方

方中附子辛熱，外用可溫經通絡，搜除風邪，配以除濕的硫磺，潤膚解毒除皺的雞蛋清，可以較有效地治療白癜風，從而達到美容的目的。

（王振國　劉更生）

因地制宜，鍛鍊關節

專門從事人體關節生物力學研究的北京科技大學教授張人驤，向缺少勞動或不能參加運動的人介紹了幾種簡便易行的關節鍛鍊法。

揉膝　將雙手手掌分別放置在兩腿膝關節上，兩手同時輕揉膝關節各100次，力度適中，不宜用重力。

轉踝　坐姿，抬起兩腿，兩腳分別按順時針和逆時針方向各轉動30次以活動踝關節。然後兩腳伸直，兩腳分別繞踝關節上、下擺動各30次。

蹲坐　兩腳分開，與肩同寬，兩手自然下垂貼於身體兩側，從站立位置緩慢下蹲，蹲至兩大腿與小腿相接觸。然後慢慢站起，如此反覆活動十次。鍛鍊時兩目應平視，不要低頭或仰頭。對體胖和體弱者可先兩手扶住穩固物體，逐步增加下蹲程度和下蹲次數。

踏步　採取原地踏步，踏步時將大腿盡量抬高，腳前部著地，左、右兩腳輪流各踏不少於50次。

活動人體各關節先從雙手指關節開始，然後腕、肘、肩關節，其次是頸椎、胸椎和腰椎關節，接著是髖（胯）、膝、踝關節，最後是各腳趾關節。鍛鍊時可站、可坐，也可手扶物件，動作要緩慢，每個關節的活動次數可先從3～5次開始，再酌情適量增加。活動關節可以疏通經絡，增強內臟功能，增加大腦血流量，預防老年性癡呆。關節有疾病的患者應慎行。　　（曉紅）

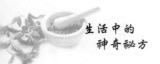
生活中的
神奇秘方

治療皮膚病的九則經驗

皮膚病的種類繁多，病情複雜，病因各異，不容易治療。現將本人收集與日常應用的療法介紹如下：

治療頸部皮膚感染方　1975年8月16日晚，我偶然抬起手撫摸頸部，感覺有針劃一橫線，稍痛，隨之快速抹三、四次，就沒有什麼感覺了；17日早晨，頸部略感到痛疼，就抬手抹之，卻感到二寸多長的橫線；18日橫線在頸部就發展成三寸多長，寬0.3釐米。隨之，我就去醫院的皮膚科找專家診治，給予爐甘石水塗擦，但是，效果不佳，19日發展到橫線有四寸多長，寬一寸，深0.6釐米，好像是一隻毛蟲曲曲彎彎橫在我的項部，灼灼似火燒，痛得我不能抬頭，不能行走。在慌亂之際，我市針織二廠工人李新提供家傳一方，我按方治療。馬齒莧去根，洗淨晾乾放入石臼內，搗成糊狀，放入青黛調勻，貼於患處。

同日下午三時施治，至八時痊癒，在治療時四十分鐘換藥一次，連續九次，由於塗抹此藥後氣味難聞，因此必須勤換藥。很是奇怪，此方使得頸部癒合得很快，而且毒液腐肉祛除得很乾淨。

1998年同一大院的劉家啟也患了此病，經醫院皮膚科兩日治療，不但沒有減輕，反而加重，他無法，邀我治療。我給予此方，他因換藥次數少，所以痊癒得也慢，但也沒過兩日就治癒了。

筆者覺得本方略加冰片少許效果更佳。此方適用於皮膚感染潰爛或生癤、癰。

治療手部過敏方　郝女士六十四歲，患糖尿病併發症，眼睛視力障礙看不清，每次刷碗刷鍋放洗滌劑量過大，侵蝕手部，致使發生紅斑囊腫，大者如蠶豆，一般如黃豆、小豆、綠豆等不同形狀，痛疼難忍，不能入眠。2000年3月，她在浴池洗澡，聞到醋味，有同浴的人問：「誰拿醋作何用途？」帶醋來洗澡的人說：「我拿的醋，洗好澡後，塗擦在身上可防過敏。」郝聽到後，如獲至寶，回到家中就用醋擦患部，馬上感覺患部輕鬆。堅持用鎮江香醋塗抹患處，近月餘，紅斑囊腫就全治癒了，此時，她剛剛用完兩瓶鎮江香

醋。

治療蕁麻疹方　蕁麻疹又名風疹、風疙瘩、扁疙瘩症。中醫的治療方法取何首烏、石菖蒲、威靈仙、胡麻仁、苦參、荊芥共六味，各9克，水煎服。趁熱服下，一般服一劑可癒，如若不痊癒者，按原方再服一劑。

我遇到一位曾患過本病的人說：「這個病很好治，我用臭椿子25克，水煎沸後，隨沖紅糖茶，趁熱服下，汗出即癒。這個方子的來歷就是解放前我弟患實脹，腹脹如鼓，啼哭不止，在無法的情況下，我們請一位老中醫來看，他看後，吩咐我們燒水，水沸後，取臭椿子約250克，隨服下不到十分鐘時，就把脹氣從肛口排出了，很是神奇。」

治療銀屑病方　銀屑病，又叫牛皮癬。具體方子取牛尾巴一個，切碎，放舊瓦上焙焦，研成細末，過羅後視其情況而定。取棉籽油調和牛尾末，擦患部直至癒合。

還有一個方子治療銀屑病效果比較好柏仁油500克，豬膽160克，斑蝥160克，黃蠟40克，雄黃6克，乳香、沒藥各6克。製法先將柏仁油、豬膽汁放入鍋內熬三沸，再把其他藥研成細末加入鍋內再熬一沸。出鍋裝入瓷罐內，密封罐口，埋地下七晝夜取出備用。用法先把癬面上的泡穿破，繼塗3～4次即癒。

治療疣與扁平疣方　取生薑50克，用木棒砸破，放入鎮江香醋150克，浸泡一日，然後蘸醋塗疣，每天數次，一般十天自癒，永不復發。

對扁平疣亦可用此方試治之，若無效，可取鮮薑切片用針穿洞透孔，於扁平疣上點燃艾柱，如熱後，手持薑片移動以防燒泡，如艾絨待盡時，先將死灰吹去添上艾柱，直灸至4～5柱，隨用手捏成蠶豆大的艾絨柱。在這個過程中，始終手持薑片移動嚴防燒傷。

治療腳癬方　取古銅錢，放入陶瓷碗底加適量醋，食指按住古銅錢摩之，待摩明後可用食指蘸醋塗擦癬部。每天三次，夜間酌情。我母親就是使用該法獲癒的。

又方：對體癬取生半夏50克研末，用雞蛋清兩個以調勻為度，抹患處。

治療白癜風症　白癜風症尚屬皮膚科疑難病之一。二十世紀初與二十世

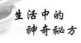

紀五〇年代，聞有人密用此方治療白癜風症，後經多次動員，有人獻出此方，具體做法密陀僧、枯礬、防風各等份，研成細末，用鮮黃瓜切片，蘸藥末擦患部，數日即起效應。

又方：取豬肝一具，煮熟，炒沙苑蒺藜62克，研麵。熟豬肝切成小塊蘸藥麵吃，一日服完。輕者1～2料，重者2～4料，有人驗之，說效果不錯。

治療糖尿病患者腳部起泡和潰破 糖尿患者晚期伴有併發症，如腳部起成大水泡，潰破後不癒合。我的治療方案是，給予黃連片研細粉，先將泡水穿破，將藥粉撒至破潰面上，如藥麵被浸透後再撒本藥麵，如破潰面的藥麵積厚了，則一定設法除去，在除藥的過程中，不得觸碰破潰面之肉。可直接撒藥麵，結疤時則停，其疤不要用手摳除之，最好能自然脫離。

另方：取黃柏、黃連、黃芩、枯礬，共研細末，用法同上。

治療腳墊（即稱雞眼）方 取二寸細銀針，刺入雞眼中心，深度以見好肉為度，留有20分鐘。起針後，用拇指與食指擠出大量血液，用消毒繃帶包好為妥。一般一次即癒，十日後雞眼自行脫落。

又方，取鴨膽子油塗擦。輕者一次，嚴重者二次即癒。也可用鴨膽子去皮，搗成餅，貼患部，外用布包好，一晝夜，雞眼可自行脫落。

以上治療方，是本人或他人治療皮膚病的實踐，有選用者，最好請有經驗的醫生按法操作，或根據醫囑自行操作。　　　　　　　　（楊貫忠）

解除「安眠藥癮」的三大妙訣

我今年80歲，患失眠頭痛頑症有幾十年的病史。究其病因極其複雜，主要是：用腦過度，思慮過多，工作責任心過強，上進心過甚，精神負擔過重。睡眠時間過少，諸多病症過煩，受到挫折打擊過悲……種種因素刺激大腦神經，導致氣血陰陽失衡，引起失眠，失眠又引起頭痛，頭痛又影響睡眠，形成惡性循環。初服安眠藥有效，久服無效卻成癮。一旦成了癮，和吸鴉片一樣，就有依賴性，一晚不服，整夜不能睡。

這個藥癮非解除不可，首先要從病因治起，要正確認識人生道路是曲折的，社會是複雜的，外環境在不斷變化，人的軀體也是有健康和生病的，我們應該看到前途是光明的。思想要開朗些，精神要瀟灑些，看問題要辨證些，生活上的風波要想開些，受到挫折和災難也不要心灰氣餒，只要你堅持信念，調動自己的積極性，困難必定迎刃而解。只有這樣才能達到心理平衡。其次要下定決心，停服安眠藥，但還要措施跟上。我解除「藥癮」的秘訣共有三條，即服中藥、食療、針灸按摩。

服中藥
在這方面，我主要用了一個中藥方酸棗仁、茯神各10克，川芎10克，龍齒15克，夜交藤30克，牡蠣30克，合歡皮10克，甘草6克，五味子10克，太子參15克，柏子仁10克，知母10克。

食療方
（1）八寶藥粥：小米150克，梗米50克，綠豆50克，百合150克，桂圓20個，蓮子20個，大棗20個，銀耳20克，浸泡後早晚煮粥吃，再放些豆油煮煮。此粥有安神定志，養心養血，補脾養胃，保護肝臟，降低膽固醇之功效，對安眠有良好的作用。

（2）如果夜間覺得心裏熬心、抓心，說明心血不足，得要喝老母雞湯（草雞）。

（3）白天喝枸杞子茶，晚睡前喝一杯牛奶。

針灸、按摩
先針灸一個療程5～7天，以後再按摩，或針灸部分穴位，按摩部分穴位。

（1）風池穴（在耳後枕骨下兩側髮際陷中），完骨穴（在耳後入髮際四分）。用兩手拇指腹分按兩側風池穴上，餘四指併攏著力頭兩側隨拇指而動，兩拇指先向外揉摩旋轉50下，再向內按摩旋轉50下，逐步擴大範圍，順

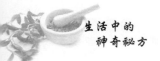

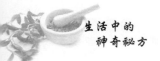

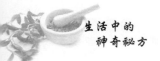生活中的
　　神奇秘方

摩安眠、完骨穴。

（2）神庭穴（在前額正中入髮際五分處）。用食、中、無名三指併攏按壓在神庭穴上，用力揉摩50下。

（3）內關穴（在腕橫紋正中上二寸兩筋之間）。先用右手拇食指叉開捏拿左手內關50下，再用左手拇食指叉開捏拿右手內關50下。

（4）神門穴（在小指側、掌後橫紋頭陷中）。先用右手拇食指叉開掐捏撚揉左手神門50下，再用右手掐捏撚揉右手神門50下。

（5）足三裏穴（膝下三寸、脛骨外一橫指）。用兩手拇指分別按壓在兩腿足三裏上，同時用力按，使勁上下揉50下。

（6）三陰交穴（在內踝正中上三寸，脛骨後緣凹陷中）。坐在床上，用兩手拇指分別按壓在小腿三陰交上，同時用力按，使勁上下揉50下。

（7）照海穴（在內踝下緣四分凹陷中）。坐在床上，用兩手拇指分別按壓在兩足照海穴上，同時用力按揉撚50下。

（8）行間穴（在足大趾、次趾趾縫陷中）。坐在床上，用兩手拇指分別按壓在兩足行間穴上，同時用力按揉撚50下。

（9）湧泉穴（在足心凹陷中，從中趾至跟1／3處）。坐在床上，先把左腳立在右大腿上，用右手拇指按揉左腳湧泉50下，再把右腳放在左大腿上，用左手拇指按揉右腳湧泉50下。

（10）頭痛加合穀穴（在拇食指歧骨間）。先用右手拇食指岔開，捏拿左手合穀50下，再用左手捏拿右手合穀穴50下。

（11）偏頭痛加太陽穴（在眼梢與眉梢之間，向外五分處）。用兩手食、中、無名三指併攏分別按壓在兩側太陽穴上，兩手同時用力先向前揉轉50下，再向後揉轉50下。

以上穴位，針灸請醫生，按摩自動手，只要持之以恆，每天晚睡前、早醒後各按摩一遍，閒下來看電視時亦可多按摩幾遍。

透過中藥、食療、針灸、按摩，調和氣血，我的神經系統獲得了平衡。終於迎來了睡覺好、飯菜香，心情舒暢的好時光。 　　　　　　　　（孫鴻賓）

第九章
民間常用的奇招妙方

養顏珍品數珍珠

中國古代宮廷一直將珍珠粉視為美容護膚佳品。相傳，珍珠粉是使西施、楊貴妃等美女保有如玉肌膚的秘密武器。據說慈禧太后每隔十天就要服用一銀匙珍珠粉，數十年從不間斷。她還把香粉揉進珍珠粉，用以護面潤膚。所以慈禧古稀之年仍容貌姣好，並不顯老。現代科學實驗證明，珍珠含有鈣質、十多種氨基酸和鋁、銅、鐵、鎂、鋅、錳、矽、鈦、鍶等微量元素，這些都是人體不可缺少的營養成分，其中被稱為珍珠蛋白的蝸殼蛋白氨基酸，具有保濕、抗過敏、調整ＰＨ值、活化細胞、抗老化等作用，被視為珍珠最奧妙神奇的成分。珍珠蛋白的組織結構與人體細胞中的蛋白質十分相似，易為人體所吸收，頗具美容療效。由於珍珠粉不易被吸收，所以應研為極細末服用。

二十世紀以前的珍珠，由於多為高品質的天然野生珍珠，雖然藥用價值很高，畢竟數量有限，只能供少數王公貴族享用。二十世紀以後，人工大規模養殖珍珠技術的日益成熟，用於保健、美容的各種淡水珍珠已琳瑯滿目，不一而足，而且遍及民間，惠澤百姓。除了珍珠粉，人們還研發出各種營養保健口服液。

隨心所欲能治病

藥物治病，世人皆知。但是，疾病不藥而癒，常被視為奇談趣事。筆者在臨床實踐中體會到，對於不少疾病，巧妙運用隨心所欲療法，不僅對治病有奇效，對養生也極為重要。先賢張仲景、朱丹溪、李時珍等都善用此法，清代戲曲家李漁不僅常用此法治病，且作了系統的總結和分類。以下是他在《閒情偶記》一書中記述的七種療心之法：

本性酷愛之藥　李漁曾有病，想吃楊梅，而醫生對他的妻子說楊梅性

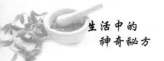
生活中的
神奇秘方

熱，吃一二枚便會使他喪命。於是他的妻說，街上沒有賣楊梅的。李漁不高興，病更加重，恰好街上傳來叫賣楊梅的聲音。李漁大喜，精神為之振奮，急忙讓妻子去買來楊梅。待幾枚楊梅吃下，李漁便神怡氣盛，不覺之中病竟痊癒。為此，李漁得出結論：平生酷愛的東西，也是治病良藥。

急需之藥　不論什麼人，都有其急切要得到的東西。窮人要錢，富人要官，老人要壽，鰥寡想要配偶。人在病時，突然給他送去朝思暮想的東西，有時比神醫妙藥所起的作用還大。所以凡是遇到重病，尤其那些已無藥可醫的病人，用這種方法最妙。如果無力達到病人的需求，不妨暫且騙他一下，使他懸想的東西，如在眼前。這樣，一般都有可能使病者延長生命，甚至治癒頑疾。

一心鍾愛之藥　一心鍾愛的人，也可當藥。人在病時，必想見心中思念之人，或親屬、或朋友、或情侶。心有所思而不能見面，會使病情加重，單憑藥力是不能治癒的，最好是讓他了此宿願。

一生未見之物　為人一生，常有想念一物而終生見不到的，在病時，如果能使他見到該物，也可治病。如某文人一心想得到某種異書，某武士一直想得某柄利劍，在他們病時，將異書利劍送他們，也是治病良方。一般地說，人人都有一些想見而由於種種原因未能見到的東西。細心人當對病者仔細觀察，必能發現，如果遂其心意，勝過千金妙藥。

平時契慕之藥　平時契慕的人，如在病時突然到來，勝過一劑良藥。秦始皇閱讀韓非寫的書，歎息道：「寡人得見此人與之遊，死不恨矣！」後來韓非到來，秦始皇因此忘記了自己正在生病，這就是一例。

樂為之藥　人在病時，不要停止「樂此不疲」的工作。李漁每次有病的時候，便吟詩作文，以悅身心，結果每次都將病治癒。天下之人，都有「樂此不疲」的愛好，病中也不應該禁止。只要不使病人身體太疲乏，就可以使病人轉移精神、而忘掉疾病，從而達到治病的目的。

平生痛惡之藥　人在病中，性情煩躁，如果聽說平生痛恨的人或厭煩的東西已被除掉，便能一解心頭之恨，疾病有時便會因此而痊癒。

第九章
民間常用的奇招妙方

以上各種方法都是李漁即興之筆中所介紹的，今天看來也不無道理。顯然，它們屬於現代心理療法的範疇，設想之周詳、運用之巧妙，令人讚歎，值得借鑒。養生者可以借鑒這些方法來調養身心。　　（韓文振　韓文治　韓文領）

三、家庭自療自癒方

青春不老保健操

健腦操是增強腦力，促進腦功能健康的一種健身操。它還有延緩腦的衰老，提高工作效率的作用，對常感頭昏腦脹的人，也能起到緩解和改善的作用。

（1）兩腿分開站立，兩臂自然下垂，雙肩用力向上提，使肩聳起，頭頸部相應下縮。稍停片刻，放鬆還原。

（2）兩腿分開站立，兩臂伸直並用力向後擺至最高處。稍停片刻，再擺回體側復原。

（3）兩腿併攏站立，兩臂屈肘90度，兩手十指交叉握於胸前，然後，兩臂用力前伸，同時盡力低頭於兩臂之間。稍停，再抬頭收臂於胸前。

（4）兩腿開立，兩手十指交叉握於胸前，上體右轉，轉動幅度盡力加大。停留片刻，然後復原，再左轉，左右交替進行。

（5）兩腿併攏站立，雙手叉腰，然後，先做低頭、仰頭活動，並逐漸加大幅度，再做左右側屈頭活動，最後做頭向順時針和逆時針方向的環繞活動。直至感到舒暢為止。

（6）兩腳開立，兩手十指張開，屈肘於胸前，然後，用力握緊，兩臂前伸做衝拳動作。再收回。

（7）兩腿開立，兩手置於胸前，掌心相對來回摩擦至掌心發熱，然後，再用一手掌摩擦另一手背至發熱，左右手交替摩擦。

（8）兩腿開立，兩臂放鬆下垂，然後，以大臂帶動小臂用力甩動雙手。

（9）兩腿開立，兩手相對，十指交叉合掌於胸前，然後，兩手相握不動，雙臂用力上舉過頭，並同時深吸氣，隨後，兩手分開，兩臂從體側平穩落下，同時呼氣。

這套操共分9節，每天做一遍，每個動作反覆做8～10次。　　　　（徐鐵）

爬行療法治富貴病

　　爬行運動在血液流動方向上從心臟到大腦，幾乎與地平面成一條平行線。它與人們站立橫向運動相比，其動靜脈循環有兩大優點：第一，通暢而又順當，所需能量也小得多。第二，血液循環也是一種螺旋運動，像槍彈出膛一樣，平行旋轉行進，衝動大、速度快，幾乎可以衝開血管內的一切阻力，保證大腦和其他器官的營養供應。所以爬行動物很少患心腦血管疾病。在生活中，我們看到篤信佛祖的人們，經常要彎腰跪拜。甚至有些藏民去拉薩朝拜，要大跪大拜一路，他們很少患心腦血管疾病。還有經常彎腰與攀登工作勞動者和做倒立與翻滾的運動員們也很少患心腦血管疾病，不能不說與此有直接關係。

　　人類在演化過程中，自從由爬行進化為直立行走之後，雖然視角擴展了，大腦發達了，但從心臟到大腦的血流方向，也由平行供血變化為垂直供血。試想，腦殼高高在上，從下往上泵血，差不多需要七個心臟直徑的揚程。即便是螺旋轉動，也需要很大能量。這是人類比哺乳動物容易患心腦血管病的重要內因之一。不過，是否患某種心腦血管等疾病，還需要有一定的外在條件。這些條件如「七情」劇變，工作緊張，經常食用豬、牛、羊肉，不斷吸煙飲酒等。在這種情況下，隨著年齡的增長，動脈硬化疾病逐漸發生了。

　　據此，有的醫學家想，在保持人類進化的一切優勢前提下，把丟失了的爬行運動再撿回來，結果如何呢？巴西著名老年病專家龐示旺博士，把六十歲以上患有動脈硬化、冠心病、痔瘡、下肢靜脈曲張等病的患者，集中在一個大廳裏，每天讓他們在地上爬行20～30分鐘。爬得頭暈腦漲，東倒西歪。結果經過一個時期爬行，這些人的狀況明顯好轉。龐示旺總結，患者透過爬行，第一，改善了全身血液循環，延遲了老化；第二，由於腹式呼吸加大了肺活量，心肺功能得到加強；第三，頭部供氧改善；第四，下肢靜脈壓降低了，是治療靜脈曲張的特效「藥」。

　　在中國，有一位患有十餘種病症的意志堅強者，用自己的行動，證明了

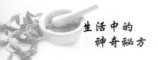

爬行運動的神奇效果。1999年6月5日，這位實踐者在《山西健康報》上介紹了自己的親身經歷。那是在十三年前，他被確診為患有腦垂體腫瘤，同時患有冠狀動脈硬化、糖尿病、肺氣腫等十餘種病。當時全身浮腫，肢體肥大而麻木，眼球突出，舌頭腫得嚇人，說話也不清，大便不下……可謂病入膏肓。醫生也無能為力了，婉轉勸告：「盡情享受吧！」就在這種山窮水盡的情況下，他選擇了爬行運動。剛開始，旁觀者議論紛紛，七嘴八舌，說什麼話的人都有。對於這些話，他並未放在心裏，繼續堅持爬行。剛開始爬行，他每次氣喘、腳顫，相當難受，但硬是堅持下來了。從此，爬行成為他每天生活中不可缺少的一項內容。結果如何呢？腫瘤得以控制，其他疾病不翼而飛，真是奇蹟！前年，他還參加了運動會，居然在鉛球、游泳兩項比賽中分別獲得第一、第四名！

翻滾療法治心血管病

在心腦血管疾病病情穩定的前提下，可以做做翻滾運動。這種運動方式實際上就是在地上打滾。據專家介紹：「人每滾動一圈，全身就被按摩一遍。遇到些突起物，就被針灸一遍。每分鐘可滾60圈，連續滾動100分鐘，就是按摩針灸6000遍。」根據專家的經驗，高血壓滾20圈，冠心病滾30圈，肺氣腫滾120圈、肥胖病滾60圈、高血脂滾20圈，老年癡呆症滾20圈就可見效。甚至精神病滾動640圈，癌症患者滾動600圈，也可見效。

這種運動的好處在哪裏？恐怕不僅僅是因為按摩針灸啟動了經絡系統。螺旋運動是宇宙間最神秘也最普遍的一種運動，大至星雲天體，小至原子核內部，都是這種運動方式。從動物到植物，都有這種運動形式的體現。地上翻滾期間，人們由胸式呼吸變為腹式呼吸；血液循環從心臟到大腦為螺旋平行；同時也啟動了全身免疫系統；在滾動中，人體代謝中的任何「故障」都會得以排除。總之，這種運動正好順應了自然界最普遍、最主要的運動方式，所以，效果自然是比較明顯的。

（林中樹）

第九章
民間常用的奇招妙方

按摩胸腹根治冠心病有悟

透過自我按摩胸腹部，可以幫助被瘀塞的冠狀動脈逐漸增粗、擴張，促進血管新生，建立側支循環，符合兩位醫學專家所設想的建立有效的側支循環、促進血管新生的理論。應用按摩手法，我和其他四位冠心病患者都治好了自己的疾病，獲得了健康。清《內功圖說》指出：瘀血是百病之始，供血不足是萬病之源。用以腦、心、腎為重點的全身按摩而治之，能通和上下，去舊生新，驅外感之諸邪，消內生之百病。按摩頭部防中風、按摩胸部能治冠心病、按摩腎區防腎衰。按摩有四大功能：

（1）能活血化瘀，疏通經絡，可起到運行全身氣血，溝通上下內外的氣血通路，促進氣血正常循環。

（2）能防治動脈硬化。

（3）能行氣通脈，促進氣血通暢。

（4）能增強身體免疫力。清代名醫葉天士指出：「病在血，治在絡。」即是說病在血液裏，治在疏通血管。

中醫按摩促進微循環試驗證明，按摩對促進微循環有特效，按摩後比按摩前毛細血管增加五十多倍，達到了促使「血管超速生長」的目的。

實施自我按摩胸腹部的方法，需多長時間才能促使血管新生呢？

從我們五位冠心病人的實踐結果來看，每天堅持早晚兩次按摩，療程則要根據每個患者病歷長短、病情輕重、按摩力度大小而定。如，張某患了二十年的冠心病，按摩四年就治好了（治好的標準是可以不必服藥而胸不悶）；我患十年冠心病，按摩三年治好了；白某患五年冠心病，按摩二年治好了；楊某患二年冠心病，按摩一年治好了；孫某剛確診為冠心病住院三個月出院後，就及時進行按摩，他按摩力度大，每天堅持早晨、上午、下午、睡前四次按摩，半年就治好了。

按摩的方式方法和次數：把胸部分成橫三、豎三個部位，用掌心分別按揉這幾個部位，上下來回按摩或順逆時針按摩均可。每個部位按摩200下，可兩手同時進行。腋窩和腹部也可照此法進行。當然，其他的按摩方法也是可

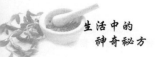

生活中的
神奇秘方

行的，患者可以按自己的意願來進行。但按摩要堅持三心：即耐心、信心、恆心，長期不間斷地按摩下去，最少每天也要按摩一次，什麼時間按摩都行。否則即使透過按摩已被疏通的血管，還有被瘀塞的危險，如楊某1999年冬季停止半年沒按摩，又發生胸悶，繼續按摩才又好了。

在每天堅持按摩的同時還要堅持幾項配合治療措施：如每天控制好血壓，每天定時定量空腹飲8杯溫開水（4000毫升），稀釋血液；每天吃20克大蒜，10克生薑降血脂；每天服9種維生素：維A1丸（3000國際單位），維E 1～2丸，維C 3片，B$_1$ 2片，B$_2$ 2片，B$_6$ 2～4片，B$_{12}$ 2～9丸，葉酸2片，煙酸2片。服法：維C上午單服，其他維生素早晚飯後服。主要是清除血液中有害物質「胱氨酸」、「高半胱氨酸」、「自由基」等。平時還要注意膳食營養平衡，堅持積極而有規律的健康生活方式等。

運動治療腰腿痛

「不倒翁」與「飛燕」伸筋健身法

抱膝仰臥起坐　仰臥將膝部彎曲提起，雙手抱在胸前，前俯後仰十次為一組練習，日練三組。好比「不倒翁」。可逐步加大角度，熟練後越擺勁越大。

練「飛燕」動作　腹部著床墊、俯臥、呼氣，慢慢抬起頭部，盡量後仰。如能雙腿併攏，雙腳向後抬起，形似「飛燕」。中老年可循序漸進，先完成頭部動作，再練抬腳。逐步達到十個為一組，日練三組。

扭腰肢　猶如轉呼啦圈雙腿稍分開站立，雙手在頭後交叉，身體如同套上一個呼啦圈，左右扭轉，使腰肌、肌腱、關節得到伸展及牽拉。熟練後二十個為一組，每次練三組，初練時不要用力過猛。

退步走　不少操作電腦、駕車、伏案工作的人，因身體常處於前屈狀態，使生物力學平衡失調。這些人應加強腰部後伸運動，而退步走就是最簡單易行的方法。找一塊平坦僻靜處，向前走100步再退回來，反覆多次。每

第九章
民間常用的奇招妙方

日堅持走一刻鐘，如能達到走幾千步且經常鍛鍊，腰肌又回到正常的生理曲線，腰痛可以得到緩解。　　　　　　　　　　　　　　　　　　（繆海萍）

推拿治痛經

　　婦女在經期和經期前後，小腹和腰骶部疼痛難忍，甚至出現虛脫狀態，隨月經週期而發作，造成精神緊張，影響工作和學習者，稱為痛經。

　　中國醫學認為，痛經的主要原因有：婦女在身體虛弱時受到風、寒、濕斜的侵襲，造成氣滯血瘀，氣血動行不暢，經絡受阻，致使月經排出困難，不通則痛，故發生行經疼痛。

　　我在長年的臨床工作中總結出了一套行之有效的推拿手法。這套手法的特點是：根據痛經的發病原因以治本為主，標本兼治。使用這套手法見效快、療效好，而且操作簡便，容易學習，便與家庭成員之間互相操作。

　　痛經可分為氣滯血瘀型，寒濕阻塞型和氣虛腎虧型。針對這些分型的不同，在實際操作過程中所採用的手法和選取的穴位也要有所側重。

氣滯血瘀型

　　氣滯血瘀型的主要症狀是：腹部有下墜痛，疼痛難忍，甚者不能直腰，並伴有兩脅肋脹滿、乳房脹痛、噁心、嘔吐、性情急躁。治療此症的手法應以行氣活血為主。

　　操作步驟如下：

　　（1）患者側臥位，醫生站其背側，雙手成八字，自腋窩向髖部做輕而緩的推抹。然後做分推脅肋部，反覆5～7次。然後做另外一側。此手法的目的是調肝理氣，緩解脅肋部的脹滿，從而減輕腹部的疼痛。

　　（2）患者仰臥位，醫生站其一側，雙手掌面著於患者腹部，自劍突至恥骨做輕而緩的推按。然後雙手疊掌，做順時針的摩腹。要領：動作由輕到重，幅度從臍中開始由小到大，以患者能夠忍受為度，時間3～5分鐘，此手

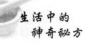

法的目的是：行氣導滯，活血化瘀，通經活絡，從而減輕腹部的疼痛。

（3）患者仰臥位，醫生雙手拇指點按天樞、五樞、血海、三陰交等穴各三分鐘。

治療氣滯血瘀型痛經的手法主要以通為主，打通經絡，使氣血運行通暢，以達到止痛的目的。

寒濕阻塞型

寒濕阻塞型痛經的主要症狀是：手腳發涼，惡寒怕冷，小腹冷痛，遇熱則痛減，面白無華，嘴唇青紫，舌質淡或紫苔白膩，月經顏色較深並時常有血塊。治療此症的手法應以濕經散寒為主。

（1）患者俯臥位，醫生站其一側，雙手疊掌在患者背部和腰骶部做揉法3～5分鐘，然後點按背俞穴，重點是腎俞、大腸俞及八髎穴。然後醫生單掌搓患者腰骶部及八髎穴，以發熱為好。

（2）患者仰臥位，醫生雙手著於患者腹部做揉法，動作由輕到重，幅度由小到大。然後醫生以拇指點按患者的關元、氣海等穴各三分鐘。然後醫生雙手搓熱立即著於患者腹部並做顫法，反覆數次。

（3）患者仰臥位，醫生雙手揉搓患者大腿和小腿數遍，以發熱為宜。然後醫生雙手拇指點按患者的氣沖、血海、涼丘、足三裏等穴。

治療寒濕阻塞型痛經的手法主要以濕熱法為主，寒濕氣遇熱則散，遇寒則凝，在月經期間凝結在少腹中的寒濕氣阻塞了經血的排出造成行經困難，故發生疼痛。治療此型痛經手法的要領是選取有濕熱作用的手法，如揉法、搓法、擦法等。手法的節奏稍快，用力要持久深透，要使手法的熱度滲透到肌體的深面。

氣虛腎虧型

氣虛腎虧型痛經的症狀是：心悸健忘，神疲乏力，不思飲食，面色少華，舌淡，苔薄，脈細弱，月經量少色淡，經前和經期間少腹有隱痛，遇熱疼痛消失月經很快結束。造成此症的主要原因是：腎精不足，氣血虧虛，故

造成月經量少，排出困難，出現痛經症狀。所以治療此症的手法應以補法為主。

（1）患者俯臥位，醫生站其一側，雙手疊掌揉按患者腰骶部，用力要持久深透，時間5～7分鐘。然後醫生雙手拇指同時點按患者兩側的腎俞穴3分鐘，再用掌擦患者的命門穴、腎俞穴，以腹部發熱為宜，再用拇指分別按揉患者的肝俞、脾俞、腎俞、大腸俞及八髎穴。

（2）患者俯臥位，醫生雙手按揉大腿和小腿的後側，用拇指點按膀胱經上的承扶穴至昆侖穴，反覆3遍。然後雙手分別揉拿患者雙腿的足三陰經，反覆三遍。再點按三陰交、太溪、湧泉等穴，隨後掌擦湧泉至足底發熱。

（3）患者仰臥位，醫生用掌磨患者腹部，重點是氣海、關元、中寂等穴，直至腹部發熱。再用兩手拇指反覆揉按臍下的充任脈路線。最後按揉中脘、血海、足三裏等穴。

（4）患者仰臥位，醫生雙手揉拿患者大腿前側肌肉，反覆數次，然後用拇指或大魚際揉小腿的胃經和脾經線路，再用拇指點按血海、足三裏、三陰交等穴。

注意事項

（1）推拿治療痛經，應在月經來潮前的一周做三次，隔天做一次，連續三個月為一療程，共九次。

（2）在經期注意保暖，避免寒冷，注意經期衛生。

（3）適當休息，情緒安寧，避免喜怒及憂鬱。　　　　　　　　（劉衛東）

邁動腳丫長壽無涯

走，是人類基本的運動形式，因此也是效果最好的運動項目之一。我是在不經意間走好了前列腺肥大，之後就將走作為經常的健身項目。走，對心臟、大腦及全身都有保健作用。

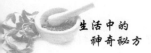

我的公司離家有三公里多，每天早晨上班，為了避免遲到，騎車去。中午回家吃飯，走回來再走回去，晚上再騎車回家。

開始，確實感到累，有點自討苦吃的味道，心中也常常出現「何苦」的念頭。可一想到前列腺病的可怕，一想到不打針，不吃藥，不花錢，不遭大罪就能治好病，心中就充滿了力量。過了幾天，習慣了，就不感覺累了。

許多人認為，走，僅僅是腿腳的運動，其實走的時候，全身都在運動。我們的兩條腿，承擔著全身重量，可以說負擔是很重的。雙腿處在身體的最下方，受重力的作用，血液容易沉積在這裏。腳心是動靜脈血管的交匯之處，穴位集聚之所，我們走路的時候，雙腿的肌肉不斷地伸縮，促使血液加快流動，促使全身氣血通暢，使身體的各組織器官及時獲得營養，沉積在其中的廢毒物質及時排出。而氣血是否通暢，是決定人體是否健康的關鍵所在。可以說，走，是所有體育運動中最簡單、最有效、最容易和生活實際相結合，最有利於氣血通暢的一種運動方式。

記得有一首歌《快樂老家》唱道：「跟我走吧，天亮就出發，夢已經醒來，心不要害怕……」。我把歌詞稍改一下：「跟我走吧，現在就出發，道理已明白，健康要靠它，有一種方法，邁動腳丫，百病皆無，長壽無涯。你不要怕累不要怕笑話，為健康付出的代價……健康是我快樂的家」。　　（張效天）

乾燥性鼻炎治療有方

乾燥性鼻炎，多發生在氣候乾燥的冬、春季，高溫作業和在有大量粉塵環境中工作的人容易發生。另外，維生素缺乏可引起鼻黏膜改變，誘發乾燥性鼻炎；吸煙、飲酒及其他周身疾病，可使患者抵抗力減弱，易於發病。表現鼻腔黏膜乾燥不適，分泌物相當少。病人一般不流鼻涕，由於鼻內乾燥有癢感，病人常挖鼻孔，有時鼻涕中帶血絲。

對於乾燥性鼻炎，不要經常用手挖鼻，以免損傷鼻黏膜，每天應清洗鼻腔，將結痂浸軟，取出。每天做鼻部磨擦或按摩鼻穴：用拇指沿鼻樑上下磨

第九章
民間常用的奇招妙方

擦鼻翼數次，用食指旋轉按摩「迎香」穴數次，加強鼻部血液流速。為保護鼻黏膜，氣候乾燥時，出門在外應戴口罩，鼻腔滴用複方薄荷油等。平時多補充一些維生素A、B、C，有助於鼻黏膜上皮的恢復。因為維生素B$_2$能增強細胞功能，促進鼻黏膜纖毛的運動。維生素C對毛細血管壁有保護作用。另外，應戒除煙酒，飲食中忌食辛辣、燥熱之物，多吃些蔬菜、水果，保護大便通暢。

有一偏方可以一試，芝麻粥：芝麻50克，粳米200克，蜂蜜50克。先將芝麻炒熟，研成細末，用慢火熬粳米，待米「開花」後，加入芝麻末和蜂蜜，熬於粥成，早晚食用。 （劉江峰）

美容祛斑方集

擺脫痤瘡 痤瘡的處置方法是保持皮膚清潔，每天早晚用溫水洗臉，最好用藥皂。不用油性化妝潤膚品、不要擠壓，以防炎症，重者必須去醫院治療。可遵醫囑每日口服維生素B$_6$或維生素A，能減輕皮脂分泌。如有炎症，可在醫生指導下口服抗菌素。中藥治療以清熱、宣肺為主，可用枇杷葉、連翹、赤芍、桑白皮、紅花等煎服。

局部治療可用硫磺洗劑，或10%氯黴素酊劑塗搽。也可將等量大黃和硫磺研成細末，水調塗敷。早晚各一次。

飲食調理最為關鍵。中醫認為此症乃脾胃濕熱鬱滯面部所致。故含油脂高的肥肉、魚油、蛋黃、花生、芝麻，含糖分高的糖果、甜瓜、香蕉、紅薯均宜少吃。辛辣刺激食品也不宜食用。

消滅雀斑 雀斑是一種色素性的皮膚病。雀斑是由圓形或橢圓形黑褐色斑點構成，可大可小，小可如針徑，大可如綠豆，表面光滑、不痛不癢，對身體健康毫無影響，但對面部美觀是一種缺憾。雀斑通常在六、七歲時出現，至青春期表現得最為明顯。雀斑的發病與局部皮膚的色素代謝有關，是表皮細胞色素增多的原因。雀斑生成原因與遺傳和隔代遺傳有關，也與體內

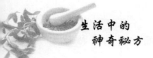

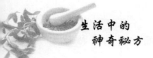生活中的
神奇秘方

激素有關。如仔細觀察，雀斑一般在來月經時顏色較深，月經過後顏色變淡。雀斑還與光照射有關，夏日陽光強烈，雀斑顏色較深。

雀斑一般無須治療，如患者有要求時，可試用下列方法：

西藥可用5％～10％的白降汞，每日早晚將臉洗淨後均塗，注意在皮膚脫屑時停止使用。還可用5％對氨苯甲酸兌在70％酒精內擦塗。春秋季外出時，可用複方二氧化鈦霜。中藥可用消風玉容散藥粉洗臉，配方為：綠豆麵100克，白菊花50克，白附子50克，白芷50克，鹽25克，和勻研末，再加入冰片2.5克，堅持長期用此粉塗臉。亦可用鴉旦子，取出核仁搗碎，用所出的油塗局部，直至雀斑消褪。有條件可用液氮冷凍法治療。

治療雀斑是一個較長期的過程。不要以為上幾次藥就可治癒。

雀斑的治療還應輔以飲食療法，多食富含維生素C的食品，如菜花、苦瓜、油菜、番茄、鮮棗、山楂、柑桔、草莓等。還可口服維生素C，每日100毫克，每日三次。外出時須注意防曬，如打傘遮蔭，田間勞動時戴草帽防護。

美白蝶斑　蝶斑是年輕女性在兩頰處生出黃褐色或咖啡色的片狀斑塊，分布對稱，大小不一，邊緣清楚，表面光滑。於健康及生理無礙，但由於像一隻大蝴蝶貼在臉上，故稱之為蝶斑。它的學名叫黃褐斑，是一種常見的色素性皮膚病，由於皮膚細胞中黑色素增加引起。

蝶斑產生原因比較複雜，與內分泌改變有關。最常見的是妊娠期蝶斑。妊娠使雌激素和孕激素分泌增加，同時促進了面部色素的沉著。故女性從懷孕三、四個月始，臉上可能出現蝶斑，分娩後激素降到正常水準後可能消失。口服避孕藥時也可出現，但停藥後一般都會逐漸消失。患婦科疾病，如痛經、月經不調、卵巢炎及慢性子宮疾病，也可能出現蝶斑。營養不良者體內缺乏維生素A、維生素C 等，也可產生蝶斑。正常情況下，如日照過多，局部摩擦、輻射及使用不當的化妝品潤膚時，也可出現蝶斑。

蝶斑的治療應針對性地祛除致病因素，積極治療原發疾患。此外，要增強營養，多吃蔬果以補充維生素，維生素C能參與阻滯黑色素生成反應的氧化作用，使黑色素含量降低。

第九章
民間常用的奇招妙方

蝶斑的治療同於雀斑。

化解多毛症　女性患了多毛症後，全身毛髮呈男性化，不僅下腹、腋窩處汗毛粗長濃密，而且顏面部還可能生有鬍鬚，使女性十分煩惱。

產生多毛症的原因複雜，與體內雄性激素水準升高有關。當女性的卵巢、甲狀腺、腎上腺、腦垂體、大腦或下丘腦等部位產生疾患時，內分泌功能被攪亂，體內雄激素水準呈增長狀態，從而引起多毛症；不合理地服用激素，治療自身免疫病的過程，服用苯妥英鈉等藥物，也可能產生多毛症。有些多毛症有遺傳傾向，可以查出父母多毛的徵象。

女性患多毛症，多數是特異性的，而非病變性的，一般無須治療。也不必產生憂愁和煩惱。針對激素類藥物引起的多毛症，可用生地黃60克，制香附60克，茵陳60克，白茯苓30克，澤瀉30克，淮山藥60克，大蒜一頭，研成細末，加蜜製成丸劑。每日服用，每日10克左右。遺傳因素患者，可用龍膽草60克，柴胡10克，澤瀉10克，車前子30克，生地黃60克、柴河車60克，研成細末，每日服用10克。

上述治療，應在醫生指導下進行。患者應明瞭自己是何種原因所致多毛症，以便針對病因進行治療。　　　　　　　　　　　　　　　　（尚文扉）

自我排毒養顏法

自古以來，中醫就有「大腸是百病之源」的理論。唐代著名醫學家孫思邈在《千金要方》中說：「便難之人，其面多晦。」現代醫學也認為，食物殘渣在腸道內停留過久不僅會產生便秘，還會因腸道細菌發酵而產生許多有害物質，這些有害物質被人體吸收後，就會引起精神倦怠、頭暈乏力、食欲不振，進而使人的皮膚粗糙、面色灰暗、出現斑點。

要保持大便通暢，最重要的是養成每天定時排便的習慣。此外，多吃新鮮蔬菜、水果及蜂蜜、核桃、芝麻等潤腸食品，以及加強體育鍛鍊也非常重要。下面就向大家簡單介紹一下簡便易行的體育療法和飲食療法。

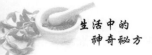

體育療法

增強腹內壓的體操　主要動作有四節：原地高抬步、深蹲起立、腹背運動、踏腳運動和轉體運動。每節做四個八拍。

快步行走　快步行走可促進腸道蠕動，有助於解除便秘。體力較差者可在早晚餐後散步十五分鐘，再去廁所大便。

深腹式呼吸　仰臥位，做深腹式呼吸，每天1～2次，每次30分鐘。深長的腹式呼吸時，膈肌上下活動的幅度較平時增加三、四倍，能有節律地對胃腸進行「按摩」，促進胃腸蠕動。

腹部自我按摩　腹部自我按摩是仰臥在床上，鬆開褲帶，屈曲雙膝，兩手搓熱後，左手平放在肚臍上，右手放在左手背上，以肚臍為中心，順時針方向按揉，開始輕一些，以後逐漸加重，每天做2～3次，每次5～6分鐘。

飲食療法

菠菜粥　新鮮菠菜250克，洗淨，放入沸水內燙至半熟，撈出切碎；粳米250克，淘淨，置鍋內，加水適量煮至成粥，放入菠菜，拌勻，煮沸即成。早晚空腹食。

五仁粥　芝麻、松子仁、胡桃仁、桃仁（去皮尖、炒）、甜杏仁（注：絕對不能用苦杏仁）各10克，碾碎混合，與粳米250克，共熬成粥，加白糖適量，每天早晚食用。

何首烏粥　何首烏60克，先用砂鍋煎取濃汁，去渣，再用何首烏汁，與粳米100克，紅棗5枚，共煮成粥，服時加少許冰糖調味。

柏子仁粥　柏子仁10～15克，去雜質搗爛，和大米50克加水同煮成粥，服時再加入適量蜂蜜即成。

冰糖甜杏仁粥　將甜杏仁（注：絕對不能用苦杏仁）15克，用熱水泡軟，去皮搗爛，與大米50克加水同煮成粥，放入適量冰糖即可食。

芍藥甘草湯　用生白芍45克，甘草15克，水煎服，每日一劑。一般2～4劑後暢排軟便。若頑固性便秘，每週服1～2劑，連服三個月。

連翹茶　取乾燥的連翹，去梗、洗淨、曬乾，裝罐備用。每次用20克左

右，煮水當茶飲，可連續服1～2周，無任何副作用，適用範圍廣。

紫菜湯 紫菜10克，麻油適量，醬油數滴，飯前半小時用開水沖泡，溫服。紫菜除含有大量的鈣、磷、碘和多種維生素外，還有異常柔軟的粗纖維。以其做湯，不但味道鮮美，還能清理腸道內積留的黏液、積氣和腐敗物。頭天晚上服用，第二天即能解除便秘。

若將體育療法與飲食療法結合起來，效果則更顯著。此外，還應少吃辛辣食物、多喝開水、多吃富含植物纖維素的蔬菜。　　　　　　（馬學仁）

使用香薰油除病

不知你是否注意到，在一些城鎮的街頭巷尾悄然冒出了一家家香薰美容店，店裏不時飄出縷縷幽香，神秘而濃郁。香薰美容是一種介於美容護理與醫學治療之間，具有一定療效的美容方法。香薰療法的主要用品是從植物中提取出來的精華油，也叫香薰油，透過中樞神經系統，主要是嗅覺和觸覺，將情緒、心理及生理調整到正常狀態。

整個芳香療程中，為讓客人享受頂級服務，以滿足其健美身心的願望，香薰師會運用哪些方式來進行芳香理療呢？

按摩 香薰師針對客人的需求調配精油，對身體局部或全身進行按摩，促使有效成分很快進入體內，啟動細胞，實現療效。

薰蒸 根據客人喜好，選擇芳香怡人的精油滴入香薰燈（台），點燃蠟燭，為客人營造一個香氣繚繞的溫馨氛圍。在此氛圍中，客人呼吸著沁人心脾的香味，足以緩解緊張疲乏，忘卻煩惱和壓力。

浸浴 幽雅私密的環境中，香薰師用精油為客人調兌好浸浴用的溫熱適中的水，讓客人體味融合自然芳香的水的柔情，達到深層滋養肌膚的效果。

飲用 在芳香理療開始前或過程中，香薰師會為客人端上一杯花草茶。它是選用綠色植物經科學配方而成，具調理人體機能、養顏靚膚的作用。

日常生活中，我們的身體和心靈有時會出現一些不適，這時候，精油能

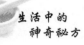
生活中的
神奇祕方

幫上大忙，不用上美容院，在家裏也能享受香薰的獨特魅力。

在家中可以進行簡單且易操作的芳香療法，但前提是購買香精油時需向香薰師詳細諮詢，讓其為你調配適合你的精油，以便使用。也可讓香薰師教你怎樣調配，並詢問注意事項。

以下是幾種使用較多的家用保健精油：

舒緩頭痛　紫檀木＋尤加利＋迷迭香

預防感冒　肉桂＋樟樹＋洋甘菊＋尤加利＋荷荷巴油

去除頭皮屑　佛手柑＋天竺葵＋杜松＋迷迭香＋荷荷巴油

趕走失眠　香橙＋檀香＋薰衣草

提神醒腦　檸檬＋西柚＋薄荷

恢復精神　黑胡椒＋西柚＋薄荷

舒緩壓力　薰衣草＋佛手柑＋檀香

在家中進行芳香療法主要有以下幾種方法：

沐浴　浴缸放滿水後滴入精油（5～8滴）。

蒸氣　購買一盞香薰燈，在盛香油的碟中加入水及數滴精油，點燃無煙蠟燭，吮吸芳香。

吸入　在一小盆熱水中加入1～3滴香薰精油，用毛巾蓋住頭部，將面部朝向熱水薰蒸，邊蒸邊吸入蒸氣。

使用精油時應注意以下幾點：

（1）避免在眼睛、鼻孔、耳朵、嘴巴周圍使用。

（2）敏感性膚質者使用前最好做敏感安全測試。

（3）使用精油泡澡時，精油要適量，特別是臨睡前泡澡時間不宜過長，以免引起精神亢奮。

（4）純香精油不要直接塗抹在皮膚上，以免刺激皮膚；香精油在開封後盡量在六個月內用完，以免揮發。　　　　　　　　　　　　　　　　（小風）

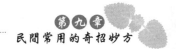

青春駐顏療法

青春易逝，如何留住青春的容顏，讓人的「青春容貌」不因年齡的增長而衰老，從而「永保青春」呢？

美麗的容顏是以強健的體魄為基礎的，多愁多病之軀，是難免形容枯槁，未老先衰的。綜合地、整體地啟動人體機能，利用「內調療法」和「外用療法」相結合，才是最理想、最安全、最可靠的美容保健法。

內調療法

是透過練功，來開發和調動起人的自身能量，啟動人體生理機能，提高整體健康水準，以達到保健美容、青春永駐之目的。

宋代晏殊《菩薩蠻》道：「人情須耐久，花面長依舊。」意思是說人情（即人的感情、心境）是以慈悲為懷，心存善意，多行善舉，多施善行，持久終生，「人情」長久不渝，定會給自己帶來一種「良性激刺」。因良性循環，內心舒暢、欣慰，才會有一個「和顏悅色」的好面容。所以說，「心靈美」可以讓人的「面容更美」。但這需要一個長期的「調心」、「調息」、「調身」的修練過程。

調心　是指「心理養生療法」。所謂心理養生，就是「調整好人的心性」。因為「心是身主」，人的一切行動，都是以一顆無形的「心」來指揮、來統帥著。心能「主宰」一切，若調整不好（把握不住）這顆心，就會迷失方向甚至走上人生的歧路；若能調整好（管得住）這顆心，就會長存善意，善舉善行。人透過練功，修心養性，始終把握住這顆心，有了崇高的思想意識修養，就能自然而然地目之所視，耳之所聞，以及平凡生活中所遇到的「喜怒哀樂」之事，都能一一處理得恰如其分。並能嚴於律己寬容他人，使得心平氣和。心平即心安，心安、心靜之後，才會空而忘我，真空之後才會「妙有」……才會使人體血液循環和神經細胞的興奮度調至最佳狀態。這種「最佳狀態」不但能強身健體，雜病不生，而且還能出功、駐顏。因此，調好心性，就像有了一個萬能的「穩壓器」，人如果有了這種「穩壓器」，

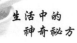
生活中的
神奇秘方

278

無論遇到什麼不順心之事，都能自然地保持「心平氣和」；並能事事、時時、處處講仁義、講道德；又能把名利、地位、錢財、享樂，看淡看透，才會「無憂無慮無煩惱，駐顏自然好」。

　　調息　就是利用氣功「吐納法」、「意念法」來調整周身氣血，來增加外部器官活力，從而獲得「美容」的效果。

　　吐納導引法：包括口進鼻出；鼻進口出；鼻吸鼻呼；鼻吸胸呼；鼻吸背出；身吸身呼；胎吸胎呼等。在具體吐納導引中，透過深、勻、細、長的呼吸和訓練，使人養成心平氣和、綿綿柔柔的性格，更有益於養生駐顏。

　　調動意念法：意想自己坐在百花盛開的鮮花叢中，吸氣時吸取花的靈氣、能量至體內；呼氣時意想身上的病氣、臉上的斑點完全排出體外。尤其是在吸氣時，意想要強——吸取花的靈氣，美化自己面容；也可以意想自己變成了一棵牡丹。

　　共振法：意想自己與植物、動物或某一物體，產生同頻共振。只要一習練，就會感到有一股很大的力量在「一吸」、「一拉」著自己，「吸拉」自然，不由自主。正是在這種「共振」中，來調整陰陽，促進周身各個器官產生「脫胎換骨」的變化。

　　調身　就是在調心、調息完成後，再做每次靜功的最後收功動作：搓雙手72次，能使雙手的電位升高、發熱，作用於面部乾洗臉36次。透過搓擦面部，使面部皺紋減少，面上瘢痕、斑點搓平或擦掉；乾梳頭數次，每次梳至玉枕穴至大椎穴之間處，以雙手手指尖深按三次（按時要有穿透力），可預防感冒；搓雙耳，可揉通全身經絡，不生疾病。此外再加上駐顏按摩：兩太陽穴、迎香穴、印堂穴、頰車穴、聽宮穴、聽會穴、刮眉穴等。更有益於美容駐顏。

　　其次，就是各種動功的功法習練，如：五禽戲動功，來模仿動物的動作；八段錦；少林十二洗髓內功等等。此外，透過時常的「打坐」、經常的「自然辟穀」等。這些都是調身的保健、駐顏美容法。

第九章
民間常用的奇招妙方

外用療法

就是運用天然植物中草藥為原料，來恢復和提高肌體健康，美化儀容。具體調控治療是：根據不同年齡、不同體質的不同需要配製而成，來達到保健美容的目的。天然美容外用方，有以下幾類：

洗面類

①白附子、白芷、白僵蠶、藁本各等份。上四味藥共研為末，用以洗面。治風刺、粉刺、瘡麻子等。

②玉容西施散：綠豆粉60克，白芷、白芨、白蘞、白僵蠶、白附子、天花粉各30克，甘松、三奈、茅香各15克，零陵香、防風、藁本各6克，肥皂莢200克，以上諸藥共研細末，每次洗面用之。功效：袪風潤膚、通絡香肌，令面色如玉。

③七香嫩容散：黑丑（炒）、白芷、零陵香、甘松、天花粉各60克，茶子、皂角各120克。諸藥共為細末，每日早晚洗面用之，令面容細嫩。

塗面類

①美容膏：防風、零陵香各10克，藁本、白芨、白附子、天花粉、白僵蠶、白芷各30克，甘松、三奈、茅香各15克，皂角適量。諸藥共研細末，白蜜調和塗面。功效：袪風通絡、散鬱消腫、治療酒渣鼻、粉刺等。

②令面色光澤方白附子、白芷、密陀僧、鉛粉各45克，上為細末，羊乳調和，夜臥塗面，且以溫水洗去。

③玉容粉：綠豆粉、滑石粉各60克，元明粉、白附子、白芷、白僵蠶各30克，朱砂4.5克，鉛粉9克，冰片1.5克。諸藥共為細末，每次用藥1.5克，以人乳或雞蛋清調塗於面部。治療面部黑斑、粉刺等。

面脂類　令面白如玉色方。

①草烏頭、羊脂、狗脂各30克，白芷、甘草、半夏各15克，桃仁24枚，大棗10枚，麝香少許。做法：先用清水漂淨兩脂，瀝乾，再熬取油加入諸藥同熬，等白芷變成老黃色止，濾去藥渣，入瓶備用，塗面。

②常敷面脂：細辛、玉竹、黃芪、白附子、山藥、辛夷、芎藭、白芷各3克，煉成豬脂60克，以上藥以棉布裹（除豬脂外），用酒浸一宿，再以豬脂

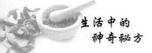

煎之，色黃藥成，去渣塗面。治人面無光潤、黑皺，亦止血。

除「外用療法」之外，還有相當一部分內服方。其中一方供給大家參考：

③神仙駐顏延年方：熟乾地黃、枳實、甘菊花、天門冬各等份。諸藥共研細末，酒蜜各半為丸，如梧桐子大，每服60丸，每日一次。功效：烏髮固齒、輕身悅顏、延年益壽。

駐顏還可以用「食物療法」，如：水果、各種蔬菜、清淡食品等。盡量少吃肉類、腥類。

無論是「內調療法」，還是「外用療法」，都是相輔相成的，缺一不可。如果光注重「外用療法」，不重視氣功修練的「內調」，照樣起不到良好的效果。如果「內調療法」做得好，再加上「外用療法」，勤練、勤修、勤作妝，一定會收到顯著的「駐顏」效果。 （葛秀英）

哮喘病人的秋季保健方法

哮喘病人過秋天，四個注意記心間：一要注意選衣穿，柔軟寬鬆質純棉；二是飲食要慎重，宜忌補避細細選；三要注意居室淨，徹底避開過敏源；第四注意常活動，增強免疫好禦寒。

衣 進入秋涼季節的哮喘患者，尤需注意氣候變化，隨時增添衣服，以防受寒發病。在衣料的選擇上，羊毛內衣、鴨絨背心、動物毛皮衣物及腈綸、滌綸、維棉等化學纖維衣料，易引起過敏、蕁麻疹、哮喘發作，故哮喘病人的內衣以純棉織品為宜，且要求面料光滑、柔軟平整，衣服不宜過緊。另外，哮喘患者的衣褲要經常放太陽下曬，以殺滅蟲蟎等致敏病菌。

食 目前醫學上已確認有許多食物可引起哮喘發作。一般鮮海魚、蝦、蟹、秋茄等均易引起過敏發喘，哮喘患者應避免食用。中醫辯證屬寒性哮喘者，不宜多食性偏涼的食物，如，生梨、菠菜、毛筍等，而應進食性溫食物，如，羊肉、鵝肉、薑、桂等；而熱性哮喘則正好相反。荸薺、白蘿蔔、

胡桃肉、紅棗、芡實、蓮子、山藥等具有健脾化痰、益腎養肺之功，對防止哮喘發作有一定作用。患者還可根據自己的體質類型，適當選擇些補品，這對提高機體免疫功能、增強呼吸道防禦能力很有幫助。哮喘發作時，應少吃脹氣及難以消化的食物，如，豆類、馬鈴薯、地瓜等，避免腹脹壓迫胸腔而加重呼吸困難。

　　住　哮喘多在夜間發作，因此患者臥室既要保持一定溫度和濕度，又要保持空氣流通。剛用油漆噴塗的房間不能立即進住，至少應開門窗流通一周，以防接觸過敏。哮喘患者的衣被、床上用品也應少用絲棉及羽絨製品。要注意清掃死角灰塵，避免能引起過敏的蟎蟲滋生。

　　行　秋涼季節，患者應注意運動和耐寒鍛鍊，可從夏季開始用冷水洗臉，若身體許可，還可堅持用冷水擦身，持之以恆，可以增強免疫禦寒能力，減少感冒和哮喘發作。另外，秋高氣爽，登高遠眺、遊覽名山大川，也能愉悅心情，放鬆精神，舒張氣管，對預防哮喘發作有積極作用。　　（陳中）

熱風吹膚可除病

　　利用吹風機的熱風吹人體局部（穴位），特別適用於因受寒涼而引起的疾病。利用吹風機的熱風代替針刺和艾灸，刺激手段不同，但作用機制一樣，熱風帶來的熱量能起到疏通經絡、活血化瘀、解痙止痛、宣導氣血的目的。

　　感冒　感冒初起，從頸後一直到肩膀，用吹風機吹到皮膚發熱。吹頸後風池穴、大椎穴各五分鐘。

　　鼻塞　對鼻孔吹熱風十分鐘，鼻即通暢。吹迎香穴、風池穴各5分鐘。

　　頭痛　吹前頭部及顳額部各五分鐘。吹印堂穴、太陽穴、風池穴。

　　落枕　吹頸部及肩胛上部（患側）各十分鐘。吹天宗穴、阿是穴各5分鐘。

　　肩周炎　吹患側肩關節周圍、腋後、上臂、肩胛部各五分鐘。吹肩貞

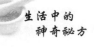
生活中的
神奇祕方

穴、肩髃穴、天宗穴各五分鐘。

乳腺炎　乳腺炎初起吹患側乳腫部位十分鐘。吹膻中、肩井、乳根、阿是穴各五分鐘。

胃脘痛　心窩部有壓痛點，直接吹在痛點上，每次5～10分鐘，即能止痛。或吹中脘穴、脾俞穴、胃俞穴。

腹瀉（虛寒型）　吹臍中（即神闕穴）及尾骶部各十分鐘。吹天樞穴、足三裏穴。

慢性膽囊炎　用電吹風吹神闕穴（臍中），每次十五分鐘，二分鐘後緩解，五分鐘後疼痛消失。

痛經（經前一周開始）　吹小腹及腰骶部十分鐘。吹中極穴、關元穴各10分鐘。

腰痛　腰部壓痛點、腰骶部、骶髂關節附近各吹五分鐘。也可再吹腎俞穴、腰眼穴、環跳穴各五分鐘。

小腿抽筋　吹小腿肚十分鐘。吹承山穴。

扭挫傷（皮下血腫）　首先冷敷，24小時後再用吹風機吹患處，配合按摩，每天1～2次，每次十分鐘。

凍瘡　凍瘡初起皮未破，用吹風機吹患處，每次十分鐘，吹幾次即好轉。

更年期綜合徵　用電吹風吹手心、足心各五分鐘，每天一次。

解除疲勞　每天用吹風機向手掌送去熱風，由遠到近，再由近到遠，反覆6～8次，使手掌、手背、指甲都受到一定刺激。　　　　　　　（劉桂良）

光療治療骨質疏鬆

維生素D的缺乏，在骨質疏鬆症的發病過程中有著十分重要的意義。人體所需要的維生素D主要透過：

（1）在紫外線照射下，皮膚中的7-脫氫膽固醇由光化反應形成前維生素

D_3，需三天時間轉化為維生素D_3。

（2）隨食物攝入的維生素D在小腸被吸收，絕大部分轉化成具有生物活性的鈣調節激素。

光療就是根據上述原理，採用日光浴或人工紫外線照射的方法，使皮膚和皮脂內生成活性維生素D_3，在體內經過一系列代謝轉化為活性維生素D，從而促進骨鈣化，使骨礦含量增加，治療或預防骨質疏鬆症。

磁療治骨質疏鬆

磁療是利用磁場對生物電的影響。磁與電是密切相關的，一切生命現象，如神經衝動的傳導，肌肉的運動，大腦的活動等均與機體內電子的運動和離子的移動有關。磁場可以影響電子或離子的運動速度和方向，因此磁場可以引起生物電的質和量的變化。磁場對神經、體液、經絡和免疫均發生影響，有擴張微血管，促進血液循環，緩解痙攣，產生止痛、鎮靜、消炎、消腫的作用。

靜磁療法　此方法應用的磁場是恆磁場。

磁片貼敷法　用膠布或其他方法，將磁片直接或間接固定在治療部位上進行治療。

直接電磁法　是應用直流電的感應磁場作用於治療部位。

磁按摩　是應用磁按摩器或磁塊直接在治療部位進行按摩的方法。

此外，尚有用磁床、磁帽、磁衣、磁戒指和用磁粉、磁膏外敷等方法進行磁療者。

電療治骨質疏鬆

直流電療法　當直流電透過人體時，體內各種離子發生移動，其移動方

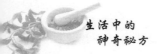

生活中的
神奇秘方

向不同而產生離子濃度的變化，繼而引起細胞滲透性、興奮性的一系列改變。在陰極有興奮作用，使組織水分增加；而在陽極可以降低興奮性，減少滲出和鎮痛。直流電能明顯擴張血管，促進局部血液循環，從而改善血供和營養，使骨質生長旺盛。直流電可使骨骼肌收縮，對骨骼產生機械刺激，刺激骨礦物含量和骨密度增加。

直流電還可根據病情進行藥物導入。

低頻脈衝電療法　利用頻率較低、電流（或電壓）較小的，按一定規律或某一電位水準上瞬間出現或消失的脈衝電流來治療疾病。通常用的頻率為每秒1000次以下。低頻脈衝電療可分為：

①感應電療法：感應電可興奮正常神經和肌肉，應用節律性感應電，便可產生合乎生理的感應電刺激。使肌肉節律性收縮、肌肉有節律的收縮和弛張，使靜脈和淋巴管被擠壓排空後又擴張充盈，結果促進了血液循環；促使肌肉組織增大，改善神經系統功能狀態；減輕疼痛，防止肌肉萎縮，肌肉活動增強。對骨產生機械性刺激，有利於骨質疏鬆症的康復。

②斷續直流電療法：利用通電和斷電的瞬間電流對運動神經肌肉的興奮作用產生肌肉收縮，其機理同感應電療法。可改善肌肉營養代謝，提高肌力，促進神經再生，間接影響骨的代謝。

③電興奮：使神經肌肉興奮，調整恢復神經纖維傳導功能減輕腰腿痛等。

電療法使用的儀器主要為「經絡治療儀」等。

凍瘡熱治效果好

凍瘡患者身體多為陽虛，故氣血運行不暢，凝滯脈絡，久之肌膚失養，陰寒久伏於脈絡，導致凍瘡反覆發生，而陽虛者，可受夏季自然界陽氣隆盛的影響，使人體陽氣在夏季處於節律變化的高峰，體內凝寒之氣在夏季有易除易解可能，加之夏季皮膚毛孔容易擴張，如配合活血化瘀藥物乘其勢而治

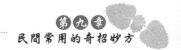

之，往往可收到事半功倍之佳效。反之，在冬季人體處於陽氣節律變化的低谷值，即使補之，療效亦難盡如人意。利用夏季氣溫高、機體陽氣充沛的有利時機，調整人體的陰陽平衡，不失時機地對凍瘡進行「冬病夏治」，往往能收到意想不到的效果，甚至可達到根治的目的。

民間有許多防治凍瘡的方法，在盛夏酷暑期間，不妨抓住時機，加以運用。

（1）三伏酷暑之際，選用成熟的紫皮獨頭蒜，搗爛成泥，中午放太陽下暴曬至溫熱，將蒜泥塗於凍瘡好發之處，待一小時後除去。每日塗3～5次，每次使用的蒜泥都要用陽光曬熱，連續4～6天。

（2）取櫻桃20～30克，放入高粱酒中浸泡1～2周，然後以此酒擦冬天發生凍瘡處，每天1～2次。

（3）生薑切片，擦拭易患凍瘡處，每日1～3次，連擦一周。

（4）把食醋適量放在鍋中煮熱，趁溫搽冬天凍瘡患處，每天2～3次，連搽七天。

（5）每天中午取茄子根與乾紅辣椒各適量煮水，趁熱浸洗冬天凍瘡患處，每天一次，連續六天。

（6）夏天吃西瓜時，把瓜皮稍留厚些。用它輕輕揉搽冬天凍瘡患處，每次3～5分鐘，每天1～2次，連搽五天。

（7）用新鮮松枝煎水，搽洗冬天凍瘡處，每天一次。

（8）取紅花、歸尾、桂枝、乾薑、薄荷各15克切碎，放進一個大玻璃瓶中，添加白酒500克浸泡，加蓋密封，過十餘天後即可使用。反覆塗搽冬天發生凍瘡的部位。

（韋辰）

防濕止痛膏貼穴治療冠心病

簡便、有效、無副作用的療法，無疑是人們最為心儀的，傷濕止痛膏穴位貼敷治療冠心病正是這樣的療法。

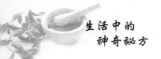
生活中的
神奇祕方

中醫理論認為，冠心病是由於腎氣不足、七情內傷、思慮勞倦而傷及心脾，使體內氣血不通而引起胸痛、胸悶、心悸等一系列病症。因此中醫治療冠心病，主張應以補腎壯陽、活血化瘀、芳香溫通、理氣止痛為原則。經多年臨床實踐和研究的這種穴位藥物貼敷治療方法，就是運用了中醫這一理論。選用傷濕止痛膏或麝香止痛膏作為穴位貼敷的藥物，不僅容易購買，使用方便，而且其中大都含有補腎補血、活血化瘀、理氣止痛等藥物，如：麝香、丹參、當歸、川芎、紅花、獨活、乳香、沒藥、白芷、冰片、牛膝、元胡等。同時所選人體的穴位，如：內關、膻中、心俞、厥陰俞等，均屬於與心臟或心包相關聯的經絡。這些穴位分布於心臟傳入神經，在體表相應的反射區內。用含有藥物的膏藥貼敷這些穴位，不僅藥物的有效成分町以從體表滲透到體內達到治療作用，還可以經過經絡的調節作用，使氣血暢行，調整心肌病變區域的微循環，增加血流量，改善心肌病變區域的能量代謝，並建立有效的側支微循環，使心肌缺血、缺氧症狀得到改善。從臨床實踐中觀察發現，運用這種方法治療後，無論心電圖檢查還是自覺症狀，均有不同程度的改善和好轉。因此許多專家認為這種方法有很高的推廣價值，廣大中老年朋友不妨一試。

具體方法

（1）選用傷濕止痛膏或麝香止痛膏等優質膠布膏藥，將膏藥剪成二釐米見方的小方塊備用。

（2）在心前區、左右內關穴、心俞穴、厥陰俞穴和膻中穴各貼一張膏藥。每天貼敷一次，10～20天為一療程。貼敷期間也可配合服用其他中西藥物，而不影響其他藥物的療效。

取穴方法

（1）心前區即左腋前線第五肋間隙水準處。中老年朋友選擇此位置時可用下列方法：

①找出心尖搏動點向外側兩橫指處。

②男士選擇此位置時，可以仰臥，從左側乳頭向外兩橫指。女士直立，從左側乳房根部正中向外兩橫指。

第九章
民間常用的奇招妙方

③此位置也是心絞痛多發區域，貼敷膏藥時可以貼大一點的膏藥或整張膏藥，也可選擇心絞痛時心前區最痛點為貼敷中心。

（2）內關穴手掌與腕關節分界線正中向上二寸處，即掌後第一橫紋正中向上二寸兩筋之間。

（3）膻中穴男士仰臥，在兩乳頭連線之中點。女士可從劍突向上二寸，或直立兩乳房根部之中點。

（4）心俞穴俯臥，在後背第五、六胸椎棘突間正中線兩側1.5寸處。

第五、六胸椎棘突間確定方法：俯臥，兩手平放在身體兩側，找出兩側肩胛骨最下緣連線至中點棘突（即第七胸椎棘突），再向上查一個棘突（第六胸椎棘突），其上方凹陷處，即第五、六胸椎棘突間隙。

（5）厥陰俞穴在後背第四、且胸椎棘突間正中線兩側1.5寸處。

①此方法可在家人和朋友的幫助下進行。在無人幫助時也可自行貼敷，而只貼敷內關穴、膻中穴和心前區，效果也不減弱。

②皮膚過敏者禁用。

③本文所用的距離「寸」為「同身寸」，即中指中節為1寸，食指和中指併攏時兩指寬為1.5寸。

④病情較重者，請配合服藥治療。　　　　　　　　　（牛旭照　丁石　潘曉冬）

謹防「黃褐斑」

黃褐斑患者在飲食方面要注意以下幾點：

（1）多吃富含維生素C和維生素E的食物，如：蔬菜、山楂、桔子、鮮棗、奇異果等。

（2）少吃高脂肪、油膩、辛辣和酸澀的食品。

（3）不宜吃海鮮，如螃蟹、蝦、墨魚和辛辣的食物，忌煙酒。

斑斑點點有何不同？

肝斑　　只長在臉上，斑的形狀大小不一，一般是對稱地分布，皮膚表面

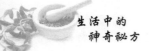

光滑，無痛無癢。

雀斑　生在臉部，但也有可能生在身體或四肢。皮損的形狀是點滴狀、碎石樣不規則的斑點，有點像雀卵，所以名為雀斑。

老年斑　生於臉部或身體任何部位。表面深褐，略突出於皮膚表面，摸上去會有粗糙的感覺。

黑皮症　黑皮症是因粗劣的化妝品，特別是胭脂、粉底等含紅色顏料對皮膚刺激而成。經常化妝的人，一旦使用了與皮膚不合的化妝品或香水，雖然每日洗臉，仍免不了色素沉澱，再加上按摩刺激與日曬，容易導致黑皮症。

（呂斌）

鹽藥治病秘方

人類離不開鹽，食鹽是日常生活中不可缺少的一種物品。人類身體機能不健全就會生病，這是由於體內的新陳代謝作用異常，免疫力減退之故，而調控這些作用的重要物質之一正是食鹽。

食鹽可分解食物，並促使體內的廢物排泄出體外，動物的血液中都含有鹽分，它的功能是使血液獲得淨化，並且可促進各個組織的正常活動。但若攝取鹽分不當，新陳代謝作用就會異常，其結果會使血液呈酸性化，而產生各種疾病，可見食鹽對我們人體的重要性。此外，鹽分能溶解血管壁上的污穢物質，並具有防止血管硬化的作用，還能防止血管老化。

鹽分為海鹽、赤鹽、井鹽、岩鹽等類，對於諸病症均具有治療效果。佛教醫學裏也有用食鹽作為藥物的記述：一位僧侶患了感冒，師父利用鹽藥使其發汗，當時他教那位僧侶服用赤鹽（人造鹽，也就是現在的食鹽）和白鹽（自然鹽）而治癒了感冒。

關於鹽的效用，在印度醫學書籍上曾有這樣的記載：岩鹽能增進食欲，幫助消化，具有強精作用，對眼睛亦有益處；煮沸後的黑色鹽很細，也具有香味，能增進食欲，可作為一種健胃劑，並能去痰；摻雜岩鹽的黑色鹽有刺

激性，能促進消化，消除疼痛。所有的食鹽都能增進食欲，促進養分的吸收。

當便秘時，在清晨起床後飲用二茶杯的淡鹽水即有療效；因感冒而為鼻塞所苦時，可用微溫的食鹽洗淨鼻子，如此即可使呼吸通暢，所以說食鹽的藥效是很廣泛的。

配合症狀的鹽藥療法

我們在日常生活中可以運用的鹽藥療法有以下幾種：

治療割傷 準備一小湯匙食鹽，再注入一茶杯的清水，攪勻使食鹽溶解，用此食鹽水沖洗傷口，具有消毒的效果，且能防止化膿現象，並能早日癒合。

治療流行性耳下腺炎 用食鹽水漱口即能感到舒適。

治療虛弱體質 將魚骨（哪一種魚都可以）在鍋裏炒至褐色，磨成粉末（可在搗藥用的磁碗裏搗碎），加進芝麻鹽，撒在米飯上，每餐食用即能使身體強壯。

治療神經痛、風濕病、皮膚病 把鹽草包投入浴水裏再行入浴即有療效。這是因為在鹽草包裏所含有的苦汁成分溶解於浴水中而有效果，或在入浴時使用粗鹽亦可治療。

治療子宮內膜炎 患慢性子宮內膜炎時，可將鹽炒熱用布包起，置於下腹部使其溫暖即可。

治療月經困難症 將芝麻鹽磨碎，摻入茶葉中飲用即有效果。在預定月經來潮的二、三天前，一天大約飲用5～6次，效果更著。

治療白帶 將少量的鹽炒熱後投入熱水中，用此種鹽水洗淨患部即可。

蛀牙 用鹽水漱口，或者是將一碗米飯加入少量的鹽攪勻後，沾點水塗於宣紙上，貼在蛀牙的那一邊臉頰上，待宣紙乾燥後取下來再換一塊，反覆的替換大約3～4次即能止痛。

治療慢性鼻炎 可用鼻子吸入鹽水清洗鼻腔，再將鹽水由口中吐出來，即有治療的效果，或者可取1%的食鹽，溶入溫水中飲用，也有治療效果。

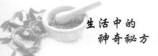

生活中的
神奇秘方

治療結膜炎　將茶葉煎煮的濃汁大約200CC，撒下1/2茶匙的食鹽，用此種鹽茶來洗眼，多洗幾次即有治療效果。

治療夜尿症　飲用一克的食鹽泡的鹽水，即有治療的效果。

治療頭痛　在茶葉裏加入少量的食鹽，待冷至微溫時，利用橡皮管以鹽茶洗淨鼻內，如此即能止痛。

治療嘔吐　將鹽炒熱後用布袋包起來，置於胃部使其溫暖，或是將一小湯匙的食鹽溶入200CC的溫水中，每次飲用少量也有效果。

治療痔瘡　將一小湯匙的食鹽投入200CC的水中攪拌，待其溶解後，在早晨空腹時飲用，若能每天不間斷地實行，將能使大便的排泄通暢，痔瘡能早日治癒。

治療胃痙攣　飲用大量的鹽水，讓胃中的東西全部吐出來，而後絕食一天，從第二天開始攝取米湯即可。

治療心口疼痛　將芝麻鹽投入茶葉中飲用，即有治療效果。

治療胃弛緩　將鹽炒熱後，趁熱裝入布袋裏，置於胃部使其溫暖，即有治療效果，能使血液循環通暢，消化機能活躍。　　　　　　（劉金　栓王燕）

食鹽漱口療秋冬咽喉炎

食鹽是最常用的調味品，而其所具有的許多醫用功能卻鮮為人知。

清降胃火　早晨空腹時，飲淡鹽湯一杯，不僅可清降胃火、清除口臭和口中苦淡無味的現象，還能增強消化功能、增進食欲、清理腸部內熱。

防治脫髮　將濃鹽湯輕輕塗敷頭髮根部，約五分鐘後再用清水洗淨，每日早晚各一次，連續15～20天為一療程。可防治頭髮脫落。

呵護咽喉　秋冬時節氣候乾燥，是急慢性咽喉炎、扁桃腺炎的多發期，在發病初期可採用鹽湯醫治。方法如下：當咽喉感覺有輕微不適時，可用鹽湯做晨間漱口劑。當咽喉腫痛時，每日用濃鹽湯漱口5～6次，能起到消炎殺菌的效果。

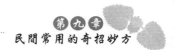

自然止血　鼻出血後，可用藥棉浸鹽湯塞進鼻孔中，同時飲用鹽湯一杯，即可起到止血的功效。口腔內部若發生小出血（如牙齦出血、魚骨刺傷咽喉出血），用鹽湯漱口後可以促進血液凝結，起到自然止血的作用。

除脂美容　酒刺（青春痘）患者夜晚臨睡前用食鹽約20克置於盆中熱水裏，待溶化後趁熱洗面，不僅能清除面部油脂，使酒刺逐漸消散，還可防止酒刺感染發炎。

清汙解毒　當手黏附有毒物質（如硫磺、水銀）時用鹽搓擦手部，即可清汙消毒。若遭受蜈蚣、蠍子蜇傷，可立即用細鹽一湯匙用熱水調敷患處，能起到減痛消毒的效果。吃各種水果時，可用食鹽少許用開水沖調成鹽湯，洗刷水果表皮後，再用清水沖洗乾淨，可除去水果表皮上隱藏的蛇蟲蠍類的毒素，起到清潔消毒的作用。

預防蛀牙　食鹽中含有的氟能起到消炎殺菌、防止蛀牙的作用。因此，早晚用鹽湯各漱口刷牙一次，能預防蛀牙。患肝火牙痛，用食鹽湯漱口，能起到清熱消炎的療效，緩解牙痛之苦。

治肝順胃　肝氣胃痛是胃病患者常見的病狀，可採用食鹽茴香熱敷療法。方法是：取大茴香31克，小茴香16克，搗碎。加入粗鹽一碗（約450克），將上述藥料一同放入鍋中，炒熱後盛起放入布袋內，用毛巾包裹後趁熱熨貼胃部和背部，可使患者胃部的痙攣部位鬆弛舒暢，起到通順胃氣、消解胃病的良好效果。　　　　　　　　　　　　　　　　　　　　（于峰）

酸鹼平衡療法

你是不是成了酸性人呢？醫學專家提出了若干自測指標，你不妨來個對號入座，如果有一半以上症狀纏上了你，意味著你的身體酸鹼平衡失調。

（1）莫名其妙的不適感。

（2）經常頭痛。

（3）疲乏無力。

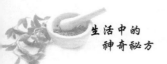
生活中的
神奇秘方

（4）經常健忘。

（5）免疫力弱。

（6）總覺得筋疲力竭。

（7）便秘。

（8）僵硬感覺。

（9）痙攣。

（10）精神抑鬱。

（11）胃腸脹氣。

（12）容易激動、興奮。

（13）血液循環障礙。

（14）胃灼熱、噯氣。

（15）皮膚鬆弛、蒼白或灰白。

（16）皮膚多疙瘩或起疱疹、粉刺。

（17）齲齒。

（18）指甲易脆裂或柔軟。

（19）頭髮易脆裂，沒有光澤。

（20）皮膚多見蜂窩性組織炎。

影響人體酸鹼度的關鍵因素是飲食，故科學地選擇食物非常重要。下面是兩張清單，制定食譜時可參考之。

鹼性食物　各種蔬菜、水果、新鮮的藥草、豆製品、菌類、海藻類以及乳酪與優酪乳。

酸性食物　所有甜食，如：可口可樂或速食食品，肉類、香腸、魚類、蛋類、蜂蜜、麵包、米、酒類。

兩類食物的最佳比例應為8：2，即鹼性食物佔80％，酸性食物佔20％。尤其是以下五種鹼性食物，更要注意安排：

新鮮蔬菜　最理想的健康食品，選購時要注意是否真的新鮮。

水果汁與菜汁　能抵消速食食品對身體的危害，提供豐富的維生素。

香料草　如香菜、茴香、韭菜等，應該整年食用。用來調味不僅增加菜

肴的鮮味，而且為身體輸送礦物質。

杏　最佳鹼性食品。不過，只有成熟的杏才管用，務必選購確實成熟的品種。

沙拉　顏色越雜越好，並用橄欖油與高品質醋作為調味品。

相反，炸馬鈴薯片、可口可樂、咖啡、巧克力等，最容易使體液變酸，應予以適當限制。

主動排酸的策略

酸性物質在體內瀦留，是使你變成酸性人的主要原因。故為求健康，設法主動排酸才是求得健康的上策。具體可從以下七方面著手：

補充幾丁聚糖　幾丁聚糖被稱為繼蛋白質、脂肪、碳水化合物、維生素與礦物質之後的第六營養素，可與體內的酸性物質結合，並將其排出體外。此種成分主要是從蟹、蝦的外殼中獲得，又有甲殼素之稱。另外，靈芝、蘑菇中也有這種物質，可多安排食用。

勤喝水　每天飲用6～8杯水（每杯約200毫升），可增加尿量，促進腎臟排酸。建議多飲含鹼豐富的飲料，如含鈣、鎂的礦泉水，排酸效果尤佳。

多運動　運動出汗，透過汗液排出酸性物質。

放鬆身心　心理平衡，對於保持酸鹼平衡意義重大，故平時可多做氣功等自我放鬆運動。

飲用鹼湯　配方是：馬鈴薯1個，胡蘿蔔1根，洋蔥1個，蒜頭1瓣，球莖甘藍與花椰菜適量煮湯，最好天天飲用。

溫水浴水　溫37度左右，加入100克小蘇打，浴後休息。

巧妙糾偏　經常衡量你的飲食是否合理，一不合理，就立即採取補救措施。例如，吃一份比薩餅（酸性），不妨加喝一大杯番茄汁（鹼性）；若你吃了一塊蛋糕，則可喝一碗濃菜湯或吃一碟生菜予以平衡。　　　　（蘭政文）

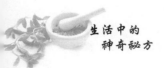

生活中的
神奇秘方

洗澡治病方

洗澡不僅能去汗垢，消除疲勞，舒筋活血，改善睡眠，提高皮膚的代謝功能和抗病力，而且透過溫水的浸泡，能夠治療某些疾病。研究發現，水溫34～36℃時有鎮靜止癢作用；37～39℃時最能解除全身疲勞；40～45℃時有發汗鎮痛作用。夏秋季是運用洗澡治病的好時機。

治療消化不良、食欲不振　飯前30分鐘入浴，用熱水刺激胃部，待身體暖和後，再用熱水在胸口周圍噴水，每沖五秒休息一分鐘，重複五次；池浴時，在40℃以下的熱水中泡澡20～30分鐘，同時進行腹式呼吸，然後用稍冷的水刺激腹部，能促進胃液分泌，提高食欲。胃酸過多、胃及十二指腸潰瘍者，在42℃左右的熱水中浸泡3～4分鐘，可控制胃酸的分泌，減輕和控制病情。

治療肌肉疼痛、脖子僵硬　在疼痛部位，以40℃左右的熱水噴五分鐘左右。手腳經常冰冷者，可用冷、熱水交替沖浴，使皮膚血管擴張、促進血液循環。

治療急性腰痛　特別是因提重或受撞擊而閃了腰的人，不宜馬上洗澡，否則會加劇疼痛。應在疼痛緩解後，在42℃的熱水中浸泡10～20分鐘，有助於消炎、止痛。其他腰痛可用熱水在腰部周邊來回沖浴，最好邊沖邊做腰部伸屈運動。

治療足部浮腫　先用熱水從腳尖往腳背來回沖浴，之後再用18℃左右的冷水沖同一地方約十秒鐘，可邊踏步邊沖，重複五次。

腳部疲勞、沉重　以43℃的熱水沖腳踝和腳掌心部位各三分鐘。

治療便秘　患者用手掌在腹部按順時針方向按摩，同時腹部一鼓一收地大口呼吸，用水淋浴腹部，可治療慢性便秘並防治痔瘡。神經性便秘時，沿著腸部用43℃的熱水沖三分鐘左右，再用25℃的溫水沖十秒鐘，反覆五次，可讓大腸的運作活躍。

治療鼻炎　洗浴時採用冷熱水交替的方法，對鼻炎康復確實有益。

手腳經常冰冷者　即使在夏季也有手腳冰冷的人，可用冷、熱水交替沖

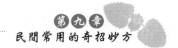
第九章
民間常用的奇招妙方

浴，使皮膚血管擴張、促進血液循環。先用43℃的熱水，充分暖身後，再用冷水沖十秒，反覆五遍。

患有嚴重高血壓、冠心病、風濕病、空洞性肺結核、坐骨神經痛、經期婦女、孕婦以及高熱病人，不宜冷熱水交替浴。此種方法僅適合20～40歲的人群，年老體弱者不適宜。

治感冒　治療感冒一般採取發汗解表的方法，透過宣理肺氣、開達腠理而使在表的風寒邪氣隨汗而解。發汗法的目的不僅僅在於使人汗出，而在於透過發汗這種途徑使人體腠理開、血脈通、肺氣暢、邪氣除。因此，如果透過蒸桑拿、洗熱水澡使全身微微汗出，則同樣可以達到治療感冒的目的。

在使用這種「土辦法」時，必須注意以下幾點：

①保證洗浴環境溫度較高，洗浴時能夠達到遍身微微汗出的效果。

②汗出後立即用熱毛巾擦拭，臥床蓋被休息並喝熱水或熱稀粥以助發汗。

③居室溫度亦應較高。當汗出不止時，暫時不要掀被更衣，可以用乾毛巾鋪墊於前胸後背，等汗出停止後再更換衣被，以免重新著涼感冒。

④如果透過洗浴達到了汗出的效果，則不宜再服用其他解表發汗的中西藥物，以免汗出過多耗氣傷陰。

⑤上了年紀或體質較差的人，應在家人的看護下進行洗浴，以免發生意外。

（裴玉龍）

三浴氣功健身法

陽光、空氣、水是人體不可或缺的三件養命之寶。用好用足這三件命寶，能給人體健康帶來莫大福祉。三浴氣功由此應運而生。三浴氣功是指在練功時選擇在柔和的陽光下、江畔湖邊、通風良好、空氣新鮮的地方同時進行氣浴、光浴或水浴。日光浴、空氣浴、水浴謂之三浴。它不僅可以提高身

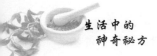

體對外界環境的適應能力，增強體溫調節功能，提高身體對疾病的抵抗能力，而且還能增強身體各器官的功能，促進新陳代謝過程，從而起到防病治病、益壽延年的作用。對某些體胖，有高血壓、糖尿病的中老年人還能起到減肥、降壓和降血糖的輔助作用。

三浴氣功共有四套動作，本文介紹其中的一套預備功，即按摩保健功。這套功對調整老年人生理功能、治療慢性病、健身強體有一定作用，且動作簡單，以按摩為主，易於掌握。

練三浴氣功時，要精神集中，以意帶功。呼吸要柔、勻、細、長，吸足呼盡。根據個人的體質和病情調整負荷量，注意控制動作的力量和速度，要節奏分明，弛張交替，強弱兼有。以直接接觸皮面按摩或穿較少衣服效果較好。

早晨練功時，起床後先漱口，喝適量溫開水後再做功。

按摩保健功具體操作方法：

清心健腦

搓髮　左手掌橫按前額，右手掌按後腦枕骨部，兩手稍用力，交叉迴旋揉搓髮部，做16次。

撓髮　用十指指甲，從頭前部開始，按上、中、下三層，均勻地連續上下輕撓整個頭部髮根，做二次。

捋髮　雙手按前額，由前向後擦捋頭髮八次。

該節要求意念在百會穴。主要作用是改善頭部神經的調節機能，增強頭部皮膚活力，保養頭髮，清神健腦。

揉目擦臉

揉目　雙目輕閉，用手掌小魚際處輕揉眼球，左、右各旋揉16次，橫向和上下各揉16次。

擦臉　雙手掌由前額始擦至下頜，再從下頜上擦至耳輪處時，用拇指、食指擦耳輪，再向上擦至頭後返回前額，共做八次。

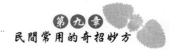
第九章
民間常用的奇招妙方

旋眼 兩眼微閉，眼球向左旋轉16次，然後兩眼睜開，平視遠望片刻。用同樣的方式右旋16次，再平視遠望片刻。

該節要求意念在雙目，揉擦用力均勻，旋眼時要緩慢，遠望時不要眨眼。主要作用是豐潤面部皮膚，防治眼病。

揉太陽穴 雙手四指輕握，拇指稍用力按太陽穴，食指第二關節輕按攢竹穴，內外各旋揉16次。

捋眉弓 拇指按太陽穴不動，食指第二節由天目穴擦至太陽穴16次。

該節要求意念在太陽穴，各動作要均勻。主要作用是防治腦動脈硬化和中、老年性眼病，清神明目。

浴鼻防感

拇指微屈，四指輕握拳，用拇指背面沿鼻骨兩側，上至眼角，下至鼻孔側的迎香穴，稍用力往返擦16次。再從拇指指關節旋揉迎香穴，內外旋各16次。

該節要求意念在迎香穴。主要作用是防治感冒、鼻炎、鼻竇炎和顏面神經麻痹。

鳴鼓貫耳

鳴鼓 兩手掌心緊按雙耳孔，中間三指交替輕擊後頭枕骨各16次。

貫耳 緊接上式，手指緊按後頭枕骨部位不動，掌心按耳孔後再猛然抬離，做16次。

該節要求鳴鼓時意念在腦戶穴，輕擊時應能聽到似鼓鳴聲。貫耳時意念在鼓膜，動作稍用力，雙手掌心離耳時快，口微張。其主要作用是預防耳聾、耳鳴，保護聽力並可清腦強記。

叩齒鼓漱

叩齒 嘴微閉，兩手拇指分別按下頷兩側（增音穴），食指分別按左右耳屏（聽宮穴），中指分別按兩側太陽穴上，牙齒隨之開合。先輕叩門齒16

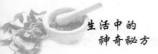

次，再叩臼齒16次。

鼓漱 舌尖頂住上齶，鼓漱64次，待津液滿口後，分三次嚥下。

該節要求叩齒時意念在下關穴，逐漸用力。鼓漱時意念在舌尖。主要作用是固齒防牙病，生津助消化。

擦轉脖頸

擦頸 雙手放頸後，拇指在外與食指中指共同捏住兩脖筋，由啞門穴起，至風府穴止，用力抒脖筋16次。然後下推脖筋16次。再左手按頸部後側，右手按頸部左側，由啞門穴到喉頭處，兩手交替揉搓脖筋，做32次。

轉頸 左手在下，右手在上（婦女相反），使雙手勞宮穴重疊，按於下丹田。頸部由左向右沿順時針方向緩慢旋轉八次，再沿逆時針方向旋轉8次，然後頸部前屈、後仰八次。

舒經 左手在下，右手在上（婦女相反），虎口對喉頭，開始吸氣，雙手用力向下推氣至下丹田，足跟提起吸足氣後，足跟下落，開始呼氣，雙臂前後輕微擺動四次，將氣呼盡，微四次。

該節擦頸、轉頸時意念在啞門穴，舒經時意守下丹田。主要作用是疏通頭頸部經絡、血管，防治腦動脈硬化、高血壓等疾病並清心健腦。

推腹整腸

推腹 左腳向左前方邁出半步，身體隨之向左前方傾斜，雙手緊按肋下凹陷處，用力向前方推腹至臍部。左手在下，右手在上（婦女相反），使兩手勞宮穴重疊，用力推至下丹田。然後沿原路線輕擦返回原處，做八次。隨後左腳收回，改出右腳，身體向右前方傾斜，動作同前，做八次。

整腸 左手在下，右手在上（婦女相反），使兩手勞宮穴重疊，緊按臍部，沿順時針方向旋轉揉擦小圈八次，再逐漸擴大至中圈、大圈各八次。然後雙手上下交換，再沿逆時針方向，按大、中、小圈的順序各旋轉揉擦八次。

該節要求意念在下丹田，推揉要逐漸用力，孕婦、腹部有炎症和腫瘤者

第九章
民間常用的奇招妙方

勿做。其主要作用是調理腸胃，幫助消化，活動腹部。 （李正業 楊運根 楊榮）

腸道照顧好，百病不來找

食是生命的命脈。有一則英國諺語說，生命就是吃下去的東西剩下的，說明了飲食對生命健康的重要性。

飲食有兩大關口：一為「進口」關，即要解決吃什麼，怎樣吃；二為「出口」關，即排泄關。把好這兩道關，健康長壽就勝券在握。現在人們已愈來愈清醒地認識到，「出口」關即腸道健康對人體健康的重要性，並不亞於「進口」關。

「欲長生，腹中清」，中國古人早就有過睿智而深刻的總結。俄羅斯著名健康專家安德列耶夫說：「一切疾病的主要原因和根源，就在於人的肌體在不同組織與器官中滯積了各種垃圾。」而腸道，最是藏汙納垢之所，這裏是人體代謝的廢物、垃圾、毒素、細菌、病毒的大本營，這裏也是人體吸收營養素而賴以生存的所在。同時，大量有毒有害物質，就在這裏源源不斷地進入人體，侵襲著人們的健康。

日本東京大學名譽教授，世界微生態學會主席光岡知足撰寫的《腸內革命》系列著作，在日本狂銷500萬冊，致使日本掀起一場「腸內革命」熱和大豆低聚糖熱。

「腸道健康」在食不裹腹的年代還不被重視，但對於日漸富足的中國人，目前已經成為一個亟待引起高度關注的健康問題。

德國健康專家蕾娜特‧科利埃爾說：「只有當我們體內最重要的防禦系統——腸道是健康的，而且能夠無障礙地實行它的功能，我們才能獲得真正的健康。」消除腸道毒素對人的健康和身體狀況有很大的積極作用，這已在科學上得到千萬次的證實。

腸道健康，是治理人體內環境，堵住毒源、抗衰防老的根本環節，是健康長壽的必由之路，是每一位養生愛好者不可不知、不可不行的根本大法。

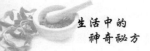
生活中的
神奇秘方

關注腸道健康，就是呵護生命。 （張寶盈）

女性補陰三絕招

愛美，是每個女人的天性。一個人的容貌，除了先天因素，後天的精心調理和保養也是非常重要的。由於女性承擔著孕育生命的使命，所以，容顏容易衰老。若及時進行藥食雙補，使氣血調和，陰陽平衡，面部自然紅潤光澤，更加靚麗。

補陰祛病

補陰，可以緩解女性陰虛症。由於陰虛造成人體營養不良，嚴重影響人體健康，尤其是都市白領女性很容易出現手足心熱、盜汗、咽乾、口燥等現象，進而直接影響到肌膚狀態，肌膚變得黯淡、無光澤。若能及時補陰，不僅可以預防陰虛症狀的出現，還可以調節已經出現的不良症狀。

改善方法

可以到醫院開一些中草藥調理，如果中藥的苦讓你難以下嚥，六味地黃丸等一些中成藥也可以幫忙。在日常生活中，用藥膳調理也比較有效。

補虛益肝粥適用於頭暈眼花、雙目乾澀、腰酸腿軟、皮膚黯淡無光澤等陰虛者，也適合疲勞綜合徵。主要成分：菟絲子、枸杞子各10克，女貞子、桑椹各15克，黑木耳6克，紫米、優質大米各50克。

養陰潤臟粥適用於失眠、白髮、記憶力下降、便秘等，也適合疲勞綜合徵。主要成分：百合、麥冬、黑芝麻各10克，生地黃15克，白木耳6克，優質大米50克。

食物補陰

在生活水準顯著提高、絕大多數人溫飽無憂的今天，營養不平衡的問題卻日益突出，尤其是產後女性，在孕育、哺乳、工作中，都要消耗大量的體

第九章
民間常用的奇招妙方

液，很容易出現虛脫的症狀，頭暈眼花、身心疲憊、心累氣短等。

改善方法

產後女性，食物補陰有著不可代替的作用。根據自己的需要進行食補，比如補腎陰，有烏雞、鱉甲、龜板、枸杞子。更重要的是要做到生活規律、心情舒暢、積極參加戶外鍛鍊。

養血補津粥適合於面色灰暗、虛勞燥咳、心悸、脾虛的陰虛者。主要成分：紅花、當歸各10克，丹參15克，糯米100克。

滋陰補氣粥適用於氣短、體虛、神經衰弱、目昏不明的陰虛者。主要成分：豬肘600克，枸杞子18克，人參10克，生薑15克，白糖5克。

補陰虛缺血

對於陰虛性缺血症的女性來說，缺鐵不僅阻礙人體進行氧化過程和新陳代謝，身體的各項功能的運作效率亦隨之降低，尤其是女性會出現臉色蒼白、皮膚粗糙等現象。

改善方法

多吃富含維他命A、核黃素、鐵、鈣等食物，如：動物肝、腎、心、瘦肉、奶類、蛋類、紅糖、紅棗、糙米、水果和蔬菜。常呼吸新鮮空氣，曬太陽，做健身運動，保持樂觀的情緒，增強免疫力。

益氣養陰粥適用於身倦、乏力、氣短等，如：疲勞綜合徵、貧血。主要成分：黃精、黃芪各20克，山藥、白芍各10克，優質大米100克。

養血補陰粥適用於面色蒼白、舌質淡紅、脈細無力、手足麻痛、心煩易怒、月經不調者。主要成分：何首烏20克，肉蓯蓉、北沙參各15克，桑葉3克，蓮子肉10克，優質大米100克。 （方飛）

在隨意中善待自己

日常生活中，我們總顯得忙忙碌碌。我們沒有時間關心自己，一旦有了

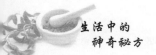
生活中的
神奇秘方

不適或疾病，總愛把希望寄託給醫院和醫生。其實，我們只須稍稍抽出一點時間，利用現有條件自己動一動手，一些常見病就能解決或消滅在萌芽狀態中。

用醋消除疲勞　疲勞和酸、痛、沉、麻等感覺一樣，是人體為了防止平衡紊亂而發出的自我警報。疲勞的類型一般分為三類：體力疲勞、心理疲勞和病態疲勞。

起居無規律，房事無節制，暴飲暴食及過度操勞等是引起人體疲勞的主要原因。

消除疲勞有一種最簡便的方法，那就是用醋。在你感到疲憊不堪，四肢酸痛，體力難以支持時，可取半盆熱水，倒入半瓶醋（200～250毫升），將毛巾浸濕，先敷臉部，接著敷兩腿肚及四肢，幾分鐘後，就會覺得所敷之處肌肉鬆弛，且全身神健腦醒，疲勞消除，舒適無比。

小方治鼻腔炎　取大蔥剝去皮，取蔥白寸許（中心有黃莛兒者為佳），輕度揉搓，散去辛辣味，有蔥汁欲出時，將鼻腔內鼻涕擤淨後，把蔥塞入鼻孔。左側流涕塞左，右側流涕塞右，雙側流涕輪塞雙側。一次半小時，可數次使用，直至症狀消失。該法適於打噴嚏、流鼻涕、鼻塞、鼻癢等急性鼻腔炎和過敏性鼻炎。

還可用苦楝子（打碎）、蘆根、白茅根各30克，煎水取汁，日服二次，一般一次即可有效。適於流鼻涕、鼻塞、咽痛、發熱等急性鼻炎。

養胃、治胃病　治療萎縮性胃炎和胃下垂，要本著「貴在養胃」的原則。

少食多餐。每餐只吃50～100克左右的穀類主食，一日5～6餐，不管菜肴好壞，只吃五分飽，使飯後無飽脹感。

飯後適當休息。胃炎兼有胃下垂者，飯後躺下休息是最好的防治方法。醫學專家說，不管是否有胃病，有條件的人飯後都應適當休息，這樣有助於胃部集中力量消化吸收。

胃炎患者以軟食為主，少葷多素，主食以粥、麵條等為主。每天都吃一些綠色蔬菜和豆製品，以幫助胃腸消化，使飯後胃疼等現象逐步消失。

第九章
民間常用的奇招妙方

薰洗治足跟痛　足跟痛是中老年人的一種常見病症，其主要表現為足跟或腳底有酸脹感，有時呈針刺樣痛，影響走路，發病多與慢性勞損有關。用「五川靈仙湯」薰洗治療足跟痛，一般在二周左右即可治癒。現將該方介紹如下：

藥物組成：川芎20克，川烏20克，川牛膝30克，川續斷30克，川椒20克，威靈仙30克，木瓜20克，透骨草30克，雞血藤30克，玄胡20克，乳香20克，沒藥20克，芒硝（另包）50克，食醋25毫升。

用法：將前十二味藥物放砂鍋內，加冷水3000毫升左右，浸泡1～2小時，煎沸30～40分鐘，倒入盆內，加入芒硝、食醋，攪勻。先用熱氣薰蒸患處，待水溫不燙時浸洗患足。水溫下降時可再加熱，每次薰洗時間不少於二小時，早晚各一次。一劑藥可用二天。每次薰洗均應將藥液加熱。

以上藥煎湯薰洗，藥物滲透肌膚，直達病處，可促進氣血流通，改善局部血液運行，從而使症狀緩解或消除。

常聳肩防中風　聳肩運動能使肩部和背部神經、血管及肌肉放鬆，疏通經絡，活血行氣，從而為頸動脈血液流入大腦提供動力，有利於防治缺血性腦中風，對防治肩周炎及頸椎病也有一定療效，具體方法如下：

老年人清晨醒後，靜躺一分鐘，活動一下手指和腳趾，徐徐坐穩，全身放鬆，深呼吸3次。然後開始聳肩鍛鍊，肩膀上聳又放下，反覆進行六分鐘（每分鐘聳肩約60次）。最後用十指指腹由前額經頭頂推揉至頸部36次。平時散步時也可進行聳肩鍛鍊，但要量力而行，以自覺舒適為度。　　　（柳石）

臍療：巧治百樣病

臍，在中醫學上稱為神厥穴，它處於人體正中，是皮膚最薄弱的部位，此處用藥，既有四通八達之利，又有容易吸收之效。所謂臍療，就是把藥物直接敷施或用艾灸、熱熨等方法施治於患者臍部，激發經絡之氣，疏通經絡，調整臟腑的陰陽平衡，治療全身性疾病。

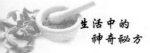

虛癆臍療

用藥　川烏、乳香、沒藥、續斷各15克，元寸0.5克。

主治　虛癆，骨蒸潮熱，咳嗽吐血，兩顴發紅，自汗或盜汗，脈細數。

用法　取藥末15克，撒布元寸上面，蓋以槐樹內皮，上放預製的艾絨炷，點燃灸之，至病人腹中作響，大便成型為止。二天一次。

陽痿臍療

用藥　白蒺藜30克，細辛30克，生硫磺30克，吳茱萸15克，穿山甲10克，制馬錢子10克，冰片5克。共研細末備用。主治一切陽痿。

用法　每用三克津液（唾液）調敷臍，並敷曲骨穴，膠布固定，二日一換，上用暖水袋熨之。

衰老臍療

用藥　乳香、沒藥、鹽、炙川烏、續斷各3克，麝香0.6克，共壓細粉備用。槐樹內皮，約1.5毫米厚。艾炷，蕎麥麵。

製法　以水調和蕎麥麵，捏成條，圍成圈，內徑3.3釐米，如臍大者為6.6～9.9釐米。

用法　放臍上，圈內放入薄薄一層藥粉，上蓋槐樹皮。艾炷放樹皮上灸，灸數與患者年齡相同。

胃痛臍療

療法　胡椒2克，白芥子4克，鮮生薑30克。將前二味藥研成細末和鮮生薑共搗為藥餅。

主治病症　寒邪客胃型。

用法　將藥餅用紗布包裹，敷神闕穴，膠布固定。

中寒臍療

用藥　鹽0.5公斤。

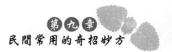
第九章
民間常用的奇招妙方

製法 鹽炒熱，裝入布袋中。

用法 外熨臍腹。

失眠臍療

用藥 丹參、遠志、菖蒲、硫黃各20克。共研細末。

用法 取藥粉適量，以白酒調成膏狀，貼於臍部，再加棉花填至臍平齊，用膠布固定，每晚換藥一次。

哮喘臍療

用藥 麻黃、生石膏、甘遂、杏仁、白芥子、明礬各等量，米醋適量。將前六味藥混合共研成細末，貯瓶密封備用。

主治病症 痰熱型哮喘。

用法 取藥末適量，以米醋調和如泥狀，敷於患者臍部，蓋以紗布，膠布固定，每天換藥一次，七次為一療程。

高血壓臍療

用藥 膽汁制吳茱萸500克，龍膽草醇提取物6克，硫磺50克，醋制白礬100克，朱砂50克，環戊甲噻嗪175克。混合研極細粉末備用。

主治病症 高血壓一、二期。

用法 臍部溫水擦淨，每次用藥粉200克左右，倒入臍窩，外敷棉球，用膠布固定。每週換一次。

咳嗽臍療

用藥 桑葉、菊花、杏仁、連翹、桔梗、甘草、薄荷、蘆根各適量，蜂蜜一匙。將前七味藥混合碾成細末，用蘆根煎液和蜂蜜調和成膏狀。

主治病症 外感型咳嗽。

用法 用調好的藥膏敷於患者臍孔上，蓋以紗布，膠布固定，每天換藥1～2次。

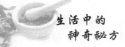

痛經臍療

用藥 冠心蘇合丸。取藥丸二粒，壓碎用黃酒調糊。

主治病症 各種痛經。

用法 於經前三天，填臍內，以傷濕止痛膏封貼，每天換藥一次，痛消
為止。 （王曉東）

別出心裁的減肥方

吹汽球減肥法 此法流行於日本，方法非常簡單，先吸一口氣，收起小
腹，開始用力吹汽球，吹到約漲到30～40公分時，就放氣，這就完成了一
次，一天約三十次左右。此法的理論是因為用力地吹氣球用的是腹式呼吸，
在吹的同時，本身的體溫會上升，就可以促進脂肪代謝，而且可以消化小腹
贅肉，使小腹平坦。

沐浴減肥法 現代人洗澡通常都是五分鐘沖涼，真正花時間在沐浴上的
人可以說是越來越少，但是如果能夠多花點時間來做浸泡、按摩和衝擊的沐
浴法，不但能夠讓你容光煥發，還可以達到塑身的效果。首先在浴缸中加入
沐浴球或其他相關產品讓身體放鬆，浸泡一會後再以洗澡刷來徹底刷洗全
身，最後再用蓮蓬頭強力沖洗身體就大功告成，如果你還能趁機做點柔軟操
就更好了。

喝水減肥法 喝水減肥也有很多種方式，但是邊吃飯邊喝水對減肥不但
益處不大，對你的胃還可能造成不小的負擔。而如果為了瘦身，在短時間內
猛灌大量水分對胃也不好，最好是將喝水的習慣建立在日常生活當中，才能
有效達到瘦身健康的效果。

①檸檬水減肥——多喝檸檬水可以幫助瘦身。

②飯前喝500毫升水減肥——吃飯前先喝500毫升的水增加飽腹感，以免
　吃下過量的食物。

③每天2升水——每天喝二升的水促進體內新陳代謝。

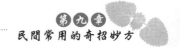

④搓鹽減肥法搓鹽減肥法所用的鹽並非一般食鹽，而是海鹽（或粗鹽）。搓鹽減肥法對局部減肥功效很大，搓過的部分皮膚會泛油光。若只是局部使用，則每次二十分鐘左右即可。若用全身，則每次約一小時。此法一周兩次，連續做一個月最為理想，但腎臟不好的人請勿嘗試。

膠帶減肥法　以前曾經風靡一時的膠帶減肥法，是用特殊的膠帶纏繞在手指上以達到塑身的效果。有人說效果顯著，但也有人說完全沒有效果。可以說是成效爭議頗大的一種減肥法。但若是能夠藉由纏繞在手指上的膠帶來提醒自己正在減肥中，也許因此能間接達到減肥的效果也說不定。　　（陳靜）

睡前聽歌緩解失眠症

　　俄羅斯睡眠研究專家近日透過實驗研究發現，睡前聽輕柔的歌曲可使人心情平靜、呼吸均勻，對緩解失眠症狀大有益處。

　　研究人員介紹說，一項最新研究表明，睡前聽四十五分鐘舒緩的爵士樂，可使失眠患者入睡快、睡眠時間長且品質高。此外，緩慢而輕柔的民樂和器樂旋律（每分鐘約六十節拍）也是治療失眠的奇特藥方。當今社會，有越來越多的人受到失眠的困擾。有資料顯示，全世界每五人中就有一人存在不同程度的入睡困難，失眠者中以40～60歲的女性居多。此外，研究人員還指出，失眠往往只是一張「面具」，背後還時常隱藏著其他疾病。而發現疾病的深層原因，並採取正確治療方案對根治失眠至關重要。他們認為，植物藥劑對治療失眠有良好的效果。　　（朱朱）

向動物學習治病的本領

　　目前，儘管基因和遺傳工程的出現，把人類治病療傷的基礎建立在了尖

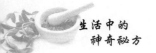

端的分子水準上。然而，牛吃黏土補充自身所缺礦物；紅疣猴食木炭來檢驗其好吃食物是否有毒；黑猩猩疊折毛茸茸的葉子吞下去清除腸道中的寄生蟲等動物自療疾病的方法，也許對人類自療疾病也有一些啟迪。應當說，人類知道用草藥、野果治病，還是受了動物的「啟發」。

動物自我治病的傳奇故事

蛇與神麴　相傳，漢朝名醫劉義，有一段時間發現家中雞窩裏的雞蛋丟失，經觀察是一條大蛇所為。劉義想除掉這條大蛇，於是就用白泥包石灰、石子，做成了幾個假蛋。大蛇吃下假蛋，頃刻便開始掙扎，奔草叢，拼命地吞食一種毛茸茸的小草。說也奇怪，大蛇拉了一堆屎，竟安然而去。原來，蛇吞食的小草有健胃功效，能幫助消化。劉義受到啟迪，便試用這種小草製成一種草藥，這就是相傳至今的消化良藥——神麴。

水獺與紫蘇　東漢末年名醫華佗，經常到野外採藥。一次，他發現一隻水獺生吞了一條大魚，吞後即腹脹難忍。另一隻水獺見狀，迅速採來幾棵紫色野草，讓病獺吃下，沒過多久，苦命掙扎的水獺變得安靜了，然後雙雙離去。華佗目睹水獺患病、採藥、吃藥、痊癒的過程，認定這種野草是一味好藥，遂大量採集、研究，用來治療魚蟹中毒病人，果然療效顯著。這種草藥由於葉子和莖均為紫色，服後使撐脹疼痛的症狀減輕，故起名為「紫舒」，後來演變為「紫蘇」。紫蘇是一味辛溫解表藥，為一年生草本植物，具有解熱抗菌、發表散寒、理氣和營等作用。長沙一帶的老百姓，吃鱔魚時都放點紫蘇，看來是有備無患了。

虎與白藥　中國著名的雲南白藥，是採藥人曲煥章受到虎的啟發而研製成功的。一天傍晚，他採藥歸來，行至一座山林裏忽見兩虎相鬥。頃刻間，一隻老虎鬥贏了揚長而去；另一隻受傷的老虎不能行走，只見它爬著找到一種野草，先是吃一些又嚼了一堆草末敷於傷腿上。一會工夫，這隻受傷的老虎便站立起來跛蹌著走了。後來，曲煥章就以這種草藥加入祖傳的治療跌打損傷的藥方中，製成了享譽全球的雲南白藥。

羊與淫羊藿　南北朝的醫學家陶弘景，應用中藥淫羊藿也有一有趣的故

事。當時一些牧羊人發現，羊啃吃一種小草後，發情次數特別多。公羊陽具勃起不軟，與母羊交配次數增多，交配時間延長，而吃其他野草則無此功能。陶弘景無意中聽牧羊人談及此事，後經實地考察，認定這種小草有壯陽作用。由於此草能使羊淫性增加，故名淫羊藿。中醫認為，淫羊藿能補腎陽、強壯身體。現代藥理研究表明，淫羊藿提取液具有增加雄性激素的作用，其效力甚至強於海馬和蛤蚧。

牛與生髮藥物　科學工作者發現，被打傷的牛及狗、貓等動物，愛用舌頭舔自己的傷口，時隔數日，本來血肉模糊的傷口，經它們不斷舔撫，竟能癒合。動物用唾液自療的現象，引起了不少醫學家的興趣。經研究已探明，牛之類的反芻動物唾液中含有一種天然的表皮生長因數，具有促進肌體傷口癒合之功效。現在，已有許多國家效仿牛、狗的唾液成分研製出了各種生髮藥物，給斑禿、全禿、脂溢性脫髮患者帶來了福音。

動物自療以適應環境

動物的自我保健和醫療是適應環境的一個重要能力，只有這樣它們才能生存。這是動物證明它們適應性強的一個重要表現，但很多生物學家卻忽略了這一點。

動物是怎樣發現對它們身體有利的藥物和飲食的呢？由於這些情況目前還研究得比較少，一些例子只能說明表面現象。實際上正如人類早期發現藥物和食物一樣，神農嘗百草是一種最簡單但又是最有效的方法，只不過這種方式有一點危險，是在拿自己的生命冒險。但動物的做法，好像比人類祖先神農嘗百草的方法科學也更安全。

美國杜克大學的研究人員對坦桑尼亞的桑吉巴島的一種紅疣猴進行長期觀察，發現它們有一種獨特的鑒別其所吃食物是否有毒的方法。它們是吃木炭來檢驗其所吃的植物是否有毒。而且年輕的紅疣猴看它們的母親這麼做時也學會了這種方法。日本京都大學的研究人員還發現黑猩猩會折疊毛茸茸的樹葉，並吞下葉子。原來它們是用這種方法清除腸道中的寄生蟲。但黑猩猩這種吞食樹葉驅蟲的行為也是從經驗中學到的。

較早一些研究人員認為，動物能準確地知道哪種草藥可以治療它們的何種疾病，就像人患病並被確診後可以對症用藥一樣。研究發現，動物利用草藥治病並非很精確地用某種藥治某種病，它們所用的表面粗糙的葉子來驅除體內的寄生蟲。經觀察，這樣的樹葉大約有三十多種。

這種行為不僅僅是類人猿所特有的，熊和鵝也用這種方法來驅除體內的寄生蟲。寵物飼養者也發現，狗和貓有時並不吃它們喜歡的食物，而是像牛和羊一樣吃草。研究人員的解釋也是，狗和貓吃草是為了驅除體內的寄生蟲，或是因為體內缺少它們所需的物質，如維生素、纖維素等，其目的也在於防病和保健。

家養動物也有自療的本領

如果認為只有野生動物才有自我保健和治療的本領就錯了，家養動物照樣有自我治療的本領。放牧者或農場工人都熟悉，牛群總是掘土，舔吃泥土。這表明牛知道自己體內缺少某種礦物質，它們在尋找某種礦物質。還有研究人員發現綿羊在吃燕鷗的骨頭。分析表明，由於綿羊只吃草，它們體內缺少礦物質，所以要從燕鷗的骨頭中獲得礦物質，以保障它們的健康。

還有人觀察到牛群不僅僅是在尋找礦物質，而且在挖地尋找黏土。研究人員分析認為，黏土上黏有很多病菌，能夠引起牛腹瀉。在排泄的同時也就把牛肚子裏的毒素和寄生蟲排了出去。研究人員計算過這種結果，由於有效排出了寄生蟲，牛把食物的能量和營養轉化為自身肌肉的量提高了20%。根據這種情況，研究人員認為這是養殖業的一個新的方向。如果在牛、羊、豬、雞、鴨等牲畜飼養中減少使用抗生素來治病、殺菌，而是採用動物自我治療的方法，如吃黏土，就可能既生產無毒無害的綠色食品（肉類和蛋類），又能增加產量。無論在東方還是西方，養馬人都有這樣的「偏方」，如果要驅除馬體內的寄生蟲，可以剪一撮馬尾，在外面裹上蜂蜜，再讓馬吞下去。這個原理與上述動物吞食多毛的樹葉來驅除寄生蟲完全一樣。毛髮不會被消化，而且可以刺激和裹挾腸道中的寄生蟲，讓其排出體外。

當然，要把動物的所有這些方法用到人身上可能是不太容易的。比如，

第九章
民間常用的奇招妙方

人們總是認為吃那些無營養的東西不僅對人無用，而且會中毒，如某些苦味的食物和植物。但是這些東西對於人的健康也許是非常重要的，因為它們能排毒。一個例子很能說明問題。肯亞的馬薩伊人60％的蛋白質來自動物食品，這種飲食結構與西方人差不多，是引起心臟病的主要原因。但是馬薩伊人的心臟病發病率卻比西方人少得多。原因在於他們常常吃苦的草藥，而且成為日常食品。這些苦味的食物本身就是一種抗毒劑，能夠中和或減輕動物脂肪的副作用。

受動物啟示產生的新學科

早在1994年人們在對動物自療的認識基礎上創建了一門年輕的新學科——「動物生藥學」，並且在全世界召開了第一次學術會議，以交流對動物自療研究的知識和經驗。動物的預防疾病和自我治療是不太好區分的，因為這裏沒有明顯的差別或特點。比如，嘔吐是人預防疾病的有效方法之一。但是，動物不能嘔吐，比如小鼠，無論何時當它感到自己有病或吃了有毒的食物時，就會找到一種黏土，這種黏土能吸附毒素，並使毒素減輕。人與動物的自療都是無意識的。比如，儘管沒有確診，有些精神分裂症患者每天會抽多於常人三倍的煙。如果問他為什麼抽如此多的煙，他只是回答喜歡如此。但實際上也許尼古丁能減輕精神分裂症的症狀。　　　　　　　　（王素霞）

人工可做的治病方

醫功妙術「走百病」

初練者每日行走1～2次，每次半小時左右。步態要均勻、沉穩而有節奏，不可忽快忽慢。注意周身自然舒鬆，切忌僵緊拘束。要「一心行走莫亂思」，保持自然、平靜的心態，不可在行走的同時附加讀書、聽收音機和講話、思考問題等活動。每次行走要一氣呵成，不能在中途走走停停。病弱者量力而行，不可過勞。

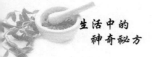

「坐如鐘」是行走前、結束後的必備功程。如鐘之坐，穩而且安；如鐘之懸，思而不亂；姿勢不限，端正自然。坐時輕想臍輪有一金黃色光圈，意不可重，若有若無。每坐應於一刻鐘內結束為宜（或坐1～2分鐘亦可）。

「行如風」是本功要點，形容快速步行，矯健輕鬆。

冬吃蘿蔔夏吃薑

俗語說：「冬吃蘿蔔夏吃薑，不用醫生開藥方」。蘿蔔生長、成熟於秋冬季節，多汁水，其性屬陰，冬吃蘿蔔，與「秋冬養陰」之義相符。又《本草綱目》中說：「散服及炮煮服食，大下氣，消穀和中，去痰癖……」冬季人體活動量相對減小，易積食積氣，故宜適當多吃蘿蔔。

生薑，氣味辛，微溫。生用發散，熟用和中。其性屬陽，夏天吃薑，也合於「春夏養陽」之義。《本草綱目》中說，生薑「歸五臟，除風邪寒熱，傷寒頭痛鼻塞，咳逆上氣，止嘔吐，去痰下氣。」「散煩悶，開胃氣」，夏季多濕熱，故宜適當多食生薑以發散之。蘿蔔與薑的吃法不限，依習慣而食之。

斷食一日療感冒

「上火」才易得感冒，「上火」往往是由於攝食過多，人體生熱所致。斷食一日，消耗掉過剩的能量，消除體內毒素，增強免疫力，使感冒自癒。方法是二十四小時之內（症狀重者可延長到三十六或四十八小時），以水為「糧」。年老體弱者不宜用此法。

強身祛病足浴方

生薑（切片）100克，花椒100克，綠茶50克，米醋250克。

上方用半盆水煎開後，薰足。至水溫適度，浸足過腳踝，每晚一次。一劑連用3～7天，再換。此法溫暖下元，強健腰腎，聰耳明目，開心益智。

六妙法訣煥生機

口中言少，心頭事少，肚裏食少；有此三少，「神仙」可到。酒宜節飲，忿宜速懲，欲宜力制；有此三宜，疾病自稀。

巧醫耳聾復聰術

適於感應性耳聾、突發性耳聾等症，屬於肝腎陰虛症。不適用因器質性、佔位性病變致聾者。取新暖瓶一隻（不能用壓力瓶），放入茉莉花茶與胡椒粉各50克，蓋好瓶口。用時打開瓶蓋，將患耳貼瓶口，意想「聽」瓶內「聲音」即可。時間及次數自行確定。注意瓶內不能加水，每次「聽」後蓋好瓶口。茶、胡椒粉半年換一次。痊癒後仍需繼續堅持「聽」三個月以上，鞏固功效。

男子強腎固氣方

兩便緊閉口，壽逾九十九。方法：小便時閉口適度咬牙，吸而勿呼（但勿勉強），腳尖著地，腳跟離地。小便結束立即緊提穀道（肛門）約一分鐘，同時呼吸恢復正常，結束咬牙。大便時閉口藏舌，舌抵上齶，適度咬牙。大便時忌與人言，便後恢復常態。此法固氣補腎，堅齒益髓。

女子健身養生術

拍打胸脅部3～5分鐘。閉目意想舌下，待口中津液增多時，用意送嚥至雙腳中（全過程不超過10分鐘）。本法系針對女子易患肝鬱氣滯、血脈不調等症而設。除妊娠期間勿練此法外，女子堅持修習，可收祛病強身，美容護顏，調氣和血，煥發生機之功。

養顏美容有秘法

用十指尖端適度扣打頭髮部位（頭頂至頸部），2～3分鐘。雙掌從下頰向前額（從下向上）推搓面部皮膚（勿從上向下），反覆2～3分鐘。雙掌從面頰向脖頸兩側搓面（斜下方向），2～3分鐘。上述操作完畢，將平日自己

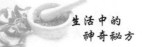

生活中的
神奇秘方

喜食的水果汁適量塗於面部。

強心益智話擊掌

拍手掌（如鼓掌狀），設法拍得越響越好（要用巧力，不可使掌心太痛）。初期十分鐘左右，以後逐漸適當延長時間。每日練習次數不限。「十指連心」的手進行有節奏的拍擊運動，可有效地疏通手三陰三陽的經絡，調治心經雜症，開發人體智慧。見功需經月餘。 （佚名）

鹽浴美容法

近年來，歐美地區及日本興起一種鹽浴美容的方法，效果十分顯著，受到美容愛好者的廣泛歡迎。所謂鹽浴，就是溫水浸濕皮膚後用食鹽粉末塗抹在皮膚上進行「洗浴」，而不是用鹽來按摩、揉搓皮膚，這樣會使皮膚受傷。實踐證明，鹽浴不僅可以使皮膚細膩，身材苗條，還有防治關節炎、風濕症和皮膚病等醫療作用。

用作鹽浴的鹽是極細呈粉末狀的食鹽，如果買來的鹽不夠細，可以搗細再用。下面即介紹幾種鹽浴的方法。

（1）人體在浴盆內用水充分浸泡後，從頭到腳順序用鹽粉末塗抹全身，全身皮膚則頓然出現滑膩，經清水仔細沖洗乾淨後，再一次在溫水中浸泡擦乾身體就告結束了。用這種鹽浴方法洗浴後全身舒適、清爽、精神抖擻。

（2）在用牙膏刷牙後，用手指沾鹽粉緊壓在牙齦上輕揉。這種鹽浴方法對堅固牙齒、消除牙病大有益處。

（3）用細鹽粉末反覆輕輕塗抹眼睛周圍能消除黑眼圈。

（4）用細鹽粉末反覆塗抹鼻樑能消除鼻樑上溢出的過多油脂，使鼻子清潔爽滑。

（5）在全身鹽浴過程中，一定不要忘記雙手最難摸得到的背部。因為清除了背部的汙物不僅能光潔皮膚，而且能令全身更加輕鬆舒適，且能預防背

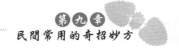

第九章
民間常用的奇招妙方

部癬瘡及皮膚病。選用一把長柄柔軟毛刷沾鹽粉末在背部進行均勻塗抹，會感到輕鬆自如。

（6）用鹽粉末揉搓腳後跟。人的腳後跟容易角質化，非常粗糙，用鹽粉末上、下揉搓能去掉角質層，使腳後跟的皮膚光滑潤澤。

（7）在浴盆中用加鹽的熱水浸泡身體十五分鐘，長期堅持可減少全身脂肪，身材變得苗條。

這種鹽浴還可防治關節炎、風濕病、肩周炎等病痛。而且將鹽粉末裝袋加熱後敷在脂肪層厚的部位，能直接減少該部位的脂肪。　　　　　（冰凌）

糖尿病治癒有悟

樂觀是健康的精神食糧。樂觀者渾身充滿活力，樂觀者朋友眾多，樂觀者一生中最大的受益是身體對疾病的抵抗力強。

我是個糖尿病患者，也是一名抗癌明星。我戰勝癌症三十二年，征服糖尿病也有二十六年了。朋友稱我是女強人。其實我沒有那麼了不起，我只是個對抗疾病取得勝利的普通人。在與病魔抗爭過程中，我也走過彎路，吃了不少苦，願把我的這些經驗或教訓告訴大家，讓更多的人不得糖尿病，減少併發症，過健康幸福的生活。

無知害苦了我

我由於不懂糖尿病防治知識，已經得了糖尿病，自己還不知道。初得病時吃得多，喝得多，還以為是身體好、消化好。由於吃得多，活動少，身體越來越胖，體重由原來的45公斤增加到67.5公斤。後來繼續發胖，到1972年體重達70公斤（身高1.62公尺），嚴重肥胖，走路上氣不接下氣，甚至坐著也喘個不停。

1974年健康檢查時，發現我空腹血糖243毫克／分升，才知自己得了糖尿病。那時我的糖尿病知識貧乏，只聽別人講糖尿病不能吃糧食，只要控制

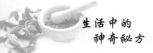

糧食，高血糖就會降下來。從此進入飲食誤區，每日盡量不吃或少吃糧食，用牛奶、雞蛋、花生、肉類代替糧食。沒過幾年添了新病：高血壓、心臟擴大、左心室肥厚、眼底動脈硬化、視力嚴重減退。

「健康教育」救了我

1996年我加入北京市糖尿病防治協會，接受糖尿病健康教育，了解生活常識。經常聽專家教授當面授課，每月能有6～8次機會，聽糖尿病協會舉辦的糖尿病知識講座。

我把在課堂上學到的知識，理論和實際並用，為自己設計每日的飲食總熱量。根據自己的身高1.62公尺減去105，按一般體力活動乘30千卡，計算出每日所需總熱量1710千卡，先扣除300千卡作三次加餐，每次100千卡左右，餘下1410千卡三餐分配。早餐1個雞蛋、1杯牛奶，25克燕麥片或全麥麵包2片，涼拌菜1盤；午餐米飯100克或者烙餅100克，瘦肉或清蒸魚或雞塊1013克，蔬菜250克以上；晚餐自製雜糧饅頭（黃豆麵、玉米麵、黃米麵加奶粉2勺，混合在一起，發酵後的饅頭，鬆軟可口，還有奶香味）100克，豆製品50克，青菜250克以上，涼拌菜1小盤。上午十點加餐燕麥無糖餅乾4～5片，下午四點吃水果（西瓜、香瓜、草莓、鳳梨、獼猴桃、番茄、黃瓜等），每日200～300克，晚上睡前半小時加餐，牛奶1杯，無糖餅乾2片。就這樣堅持下來，三年多時間血糖控制比較平穩。

我的體會是糖尿病患者飲食要控制總熱量，並要做到膳食平衡，主食要粗細搭配，副食要葷素結合，多吃綠葉蔬菜、海產品（海帶、海藻、紫菜、蝦米皮），少吃動物脂肪，肥肉更不能吃，花生、瓜子、核桃、杏仁等都要計算在總熱量內，堅持少量多餐，有利於糖尿病的康復。

不能小看運動降糖的作用

我按醫生指導堅持服用降糖藥，配合適當的運動。每天我練拳舞劍，堅持餐後散步20～30分鐘，遇上颳風下雨天氣就爬樓梯，從一層至十二層往返爬四次，能使餐後血糖由148毫克／分升降到119毫克／分升。我感覺運動降

糖、降脂、減體重的效果比吃藥還靈。

　　糖尿病患者有別於健康人，參加鍛鍊時，必須注意掌握好分寸，每次以20～30分鐘為適宜，運動強度要適當，否則不但達不到降糖的目的，還會使病情加重、血糖升高。我有過教訓，我從年輕時就愛跳交誼舞，退休後有更多時間去公園、文化館、老年活動中心等場所跳舞。跳起舞來，全身輕鬆，腦子裏什麼事都不想了，盡情享受音樂的歡快，盡量忘記自己是病人。從第一個曲子跳到最後結束，回到家裏便癱倒在床上，四肢酸痛、麻木，尿糖高達4個「＋」號，不但沒有降低血糖，還升高了血糖。後來我佩帶「知己」能量監測儀發現跳一場舞消耗熱量300千卡左右，一天的運動量僅在兩小時內消耗掉，說明運動強度太大了。我吸取了這些教訓，以後每次跳舞時間不超過半小時，就停下來休息，下次再跳。回到家裏首先觀察運動後的尿糖，尿糖陰性、血糖穩定、身體不感覺疲勞，這說明運動的方法和強度基本合適了。我深切體會到不能小看運動降糖的作用。吃同等量的食品，如果餐後坐著不動或躺著睡覺，兩小時後尿糖4個「＋」，如果餐後半小時到室外用中速每分鐘走100步左右，堅持20～30分鐘，兩小時後，尿糖呈陰性。當然運動方法可多樣化，可根據自身狀況選擇適合自己的項目，堅持每天進行鍛鍊。

　　治療糖尿病不能依賴某些誇大其辭的補品、偏方，也不能靠被吹得天花亂墜的營養保健食品（當然某些保健品可起到輔助治療作用，但不能代替藥品），更不能聽信貼滿大街小巷的小廣告。而是要紮紮實實學科學知識，接受正規糖尿病教育，以科學態度治病，只有掌握知識才能提高生命品質。

多動多樂使我生活多彩

　　控制糖尿病要做到四個點：多學點，少吃點，勤動點，放鬆點。

　　多學點，就是要多聽專家、教授講課，多看有關糖尿病的書籍、報刊、雜誌，多聽有關糖尿病防治知識廣播講座，增加糖尿病的基本知識和控制糖尿病的方法。

　　少吃點，就是減少每天的熱量攝取，特別要避免大吃大喝，貪食美味，忌煙限酒，控制總熱量。

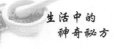

勤動點，就是增加體力活動時間和運動量，保持體型的健美，避免肥胖的發生，保持標準體重。

　　放鬆點，就是力求做到開朗、豁達、樂觀、勞逸結合、避免過度緊張勞累，能做到心情舒暢，不生悶氣。

　　要做到這四點很不容易，首先要樹立戰勝疾病的信心。疾病就是戰場上的敵人，你強它弱，你弱它強，首先在心理上壓倒它，精神放鬆，心裏沒有壓力，對控制血糖很有幫助。要是情緒急躁、煩惱、生氣，那血糖就像測血壓的水銀柱一樣，一加壓就層層升高，對身體損傷厲害。那麼怎樣才能獲得放鬆、快樂呢？

　　我的做法是：

　　（1）在非原則問題上，不去計較，「糊塗」一些。俗話說吃虧是福，這無疑可以提高心理承受能力，避免不必要的精神緊張和心理困惑。

　　（2）培養自己適應各種環境的能力，知足常樂，以平常心去對待生活，多與自己比，少與別人比。

　　（3）要養成快樂的習慣，笑對人生。快樂是一種健康的氣質，俗話說得好「笑一笑，十年少」。我喜歡笑，喜歡動，鄰居、同事、朋友稱我是樂天派，都願和我在一起，說和我在一起，心情舒暢。

　　持一種樂觀、豁達的生活態度，你會發現無數意料不到的好處。樂觀者渾身充滿活力，容易融入社會；樂觀者朋友眾多，人際關係和諧；樂觀者一生中最大的受益是身體對疾病的抵抗力強，不容易被癌症、糖尿病擊垮，這是我的親身體會。

　　我雖已步入花甲之年，但活動自如，思維敏捷，腰板挺直，耳聰目明，我感覺自己像年輕人一樣有朝氣。我這個糖尿病患者同樣享受著豐富多彩的生活。

（王文英）

第九章
民間常用的奇招妙方

做醫療體操治「低頭綜合徵」

一些長期從事低頭工作的編輯、作家、會計、打字員、畫家、醫護人員等常常出現頭昏腦漲、頸肩背部酸脹麻木、背部疼痛、頸周圍及肩胛區有廣泛壓痛感。但頸椎及頭顱卻無病變。這種不健康的症狀，並不是典型的頸椎病和頸肩部軟組織的損傷，現代醫學把它稱為「低頭綜合徵」。

消除低頭綜合徵的主要方法就是做醫療體操，只有這樣，才能改善頸部血液循環、解除肌肉痙攣、減輕疼痛、緩解疲勞、防止頸椎病。這套醫療體操共有四個動作：

頸項環繞、左右旋轉　取站位或坐位，雙手叉腰，頭輪流向左右旋轉，動作要緩慢，幅度要大，每當環繞旋轉到最大限度時應停頓3～5秒，左右旋轉各15～20次。

前屈探海、仰望觀天　取坐位或站位，呼氣時頸部前屈，下頜貼近胸骨柄上緣；吸氣時頸部伸至最大限度，反覆做15～20次。

頸項左右側轉　取站位，兩手叉腰，兩足分開與肩同寬。吸氣時頭向左轉，呼氣時頭還原；接著吸氣時頭向右轉，呼氣時頭還原，反覆做十次。

按摩頸部　兩手輪流按摩、揉捏、拍打頸部20～30次，然後按壓風府穴、風池穴、肩井穴、大椎穴等，以舒筋活血、消除疲勞。

以上醫療體操每日做1～2次，動作由慢到快，手法輕重適宜。

另外合適的枕頭應是柔軟的圓枕，超過自己肩寬10～20釐米，高度以壓縮後略高於自己的拳高，可將頸部支撐住為最佳。這樣頸椎保持了正常生理彎曲，低頭綜合徵及頸椎病能得到有效預防。

　　　　　　　　　　　　　　　　　　　　　　　　　　　　（李根）

對付血管病，我自有妙招

搓腳搓去冠心病

我今年七十歲，十年前患冠心病。稍走快點，心絞痛就發作。當時，天

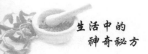

天吃藥，年年住院。

在死神隨時可能降臨的日子，我偶然獲得《腳部按摩療法》（顧培德和朱佐合著）一書。開始試著自己用手按摩，後來用磁療摩腳器搓。每天搓二次，每次半小時，搓後喝一杯溫開水。剛開始有酸、脹、麻、痛四種感覺，書上說是正常反應。為了治病，哪裏痛得很，我就著重搓哪裏。十天後，四種感覺越來越輕，上下樓不再扶梯欄，走路加快也無問題。一個月後，四種感覺沒有了，我試著騎自行車，也無問題。從此，我就不斷騎自行車，而且越騎越快，越騎越遠。後來體檢時竟意外發現，我的心腦血管均無疾病。

足部按摩療法這一中國醫學瑰寶幫我恢復了健康。

中風偏癱用槌擊

我是一名因高血壓引起腦出血而中風的患者，半身長期處於麻木狀態，不知疼、癢。有時開水燙起大泡也不知道，行走困難。雖經多方醫治，但也無好的效果。有一天晚上，我在看電視時，偶爾用一木槌（長約15釐米）邊看電視邊敲擊患部，自我感覺有酸、疼感。於是，每天用此法，堅持近兩個月，奇蹟出現了，患病一側不僅知道疼痛，且麻木感逐漸消除，左胳膊可高高揚起，行走也自如得多了。為了使中風偏癱患者早日康復，現將此法簡介如下：

患者取一約15～20釐米長木棍，直經1.5釐米，休閒時，特別是看電視時，採用坐臥姿勢，全身放鬆，由上而下，或由下至上輕輕叩擊患部，肘關節和膝關節、足踝要反覆叩擊，半小時後，便會感覺有灼熱、疼痛感。每天午間、晚上各一次，時間不限。用此法你將收到自我康復保健的良好效果。

鍛鍊，讓中風癱瘓者康復

七年前，我因高血壓中風癱瘓。經過治療與鍛鍊，終於重新站了起來。四年前又回到原來的工作崗位。

記得那個冬天，晚上我還在工作，翌日凌晨一覺醒來，左側半身完全不能動了。急被家人送往醫院，確診為「腦中風」。雖在醫務人員搶救下保住

第九章
民間常用的奇招妙方

了命，但腿不能站了，手不能動了，這種突然的打擊，使我情緒悲觀，意志消沉。

正在這時，媒體報導的一則新聞讓我從「以歪就歪」的噩夢中猛醒：某國一雜技演員不幸摔斷腰椎，醫生判斷：再站起來的希望不大。但他以頑強毅力堅持有計劃、有步驟地鍛鍊，兩年後終於重返舞臺！此後，我開始了艱難地鍛鍊。

在肢體尚不能動彈時，我每日早上在床上做「動」的意念數小時。待下肢能站立後，依手杖向前移動，慢慢增加距離，三十步、五十步、一百步……

走路時腿要抬高，力爭足部不拖不甩。平時坐位時，盡量用腳做抓地動作；站立時常做翹腳板動作，足跟用力上踮以平衡重心。還要多活動關節，如地上放一圓竹筒，赤腳踏上去，來回滾動，這對踝關節、膝關節、肌肉都有一定幫助。

透過一段時間鍛鍊，上下肢都能動了。為了幫助手指活動自如，我常做抓指動作，即用已能活動的手指向手心抓，每日沒事便抓；指關節能抓了，再做點尖動作，即用指尖依次向食指、中指尖點擊。點了指尖，手指再伸屈，即像數數一樣先從拇指彎向手心，隨後其他手指也要屈向手心，再分別張開五指。

上肢活動比下肢難，上肢功能又多於下肢。因此，在整個康復過程中，讓上肢活動是關鍵，平時應盡量用上肢，「不用則廢」。千萬不要忽視了上肢早期鍛鍊。患手不用，久而久之則關節僵硬，肌肉萎縮，再想恢復就晚了。

恢復自理功能，還應從穿衣、吃飯、梳理做起。當你的手還不能高舉時，可從下向上數衣扣，數到最上一顆衣扣後，手可再摸口、眼、額一直摸到頭頂，然後透過頭頂用患手再摸健側耳朵。天天練，就會「功到自然成」。還可以練更精細的功能，如穿針縫補，切各種菜絲（用患手摸刀）。也可練解鈕扣，解繩。先粗繩後細繩，先鬆後緊，手指會更靈巧。

中風是一種慢性病，堅持鍛鍊，可望康復。

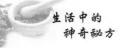

改製「三泡台」可治高血壓

羅布麻是眾所周知的降壓中藥之一，將羅布麻摻入三泡台，換掉三泡台裏的茶葉，在小便通、大便暢的情況下，有利於治療高血壓。去年年底，我用「三泡台」治好了牙周炎、便秘。後來我又想，我是個老高血壓病號，能不能探索一下呢？

我去中藥店買回羅布麻，將三泡台裏的茶葉試換成羅布麻，喝了效果相當好，血壓由原來160毫米汞柱／120毫米汞柱，下降到150毫米汞柱／105毫米汞柱。我想我再堅持喝下去，中西醫結合，效果更佳。

改製「三泡台」配方　羅布麻適量（替換茶葉），枸杞3～4粒，紅棗兩粒，桂圓兩粒，白糖或冰糖適量，金銀花2～3朵，菊花6～8個，甘草適量，沸水沖泡。

對付冠心病，我有「睡前、起床功」

我退休後在1992年患上了冠心病，經醫院搶救脫險。由於認識到冠心病對中老年人威脅極大，我積極學習中醫按摩與氣功，編了一套睡前、起床健身功，效果頗佳。

睡前功可預防中、老年人在夜間發病。在睡眠中發病，防不勝防，如胸悶、心梗等，極易導致在睡眠中死亡。如堅持在睡前練此功，可保持心安腦寧，減緩病情。

洗腳按摩　兩掌心按摩兩足心：先用熱水洗泡二十分鐘左右，然後用左手握住左腳五趾，用右掌心（勞宮穴）按摩左腳心（湧泉穴）108下，再用同樣的方法按摩右腳心108下，直到發熱舒適為止。

心臟按摩法　上床仰臥，全身放鬆，兩眼輕輕閉上，自然呼吸。兩掌心先搓熱，36下，再用右掌心按摩心臟區，先逆時針36圈，再順時針36圈；然後將右掌心按在肝區，再用左掌心按摩心臟區順時針36圈，完後兩手掌心向內十指相對，由胸部至小腹，由上而下地按摩36次，以有熱感為宜。

左右腳心按摩　先用左腳跟按摩右腳心（較用力）108下，再用同樣的方法右腳跟按摩左腳心108下。速度，是一呼一吸（自然呼吸）為一下（圈）。

叩齒攪海鼓漱咽津 先叩齒36下，赤龍攪海先順時針36圈（舌頭在口內轉動），咬牙鼓漱36下，口腔有唾液後分九次緩緩嚥下，接著再叩齒36下，再赤龍攪海逆時針36圈，咬牙鼓漱36下，同樣分九次嚥下。

冠心病患者，尤其是一些中、老年人在晚上入睡後易發生口乾舌燥，很不舒服，影響睡眠，如堅持常練此功，既可固齒防牙病，又可緩解此病。

晚上睡前食用一點紅色果品更好，如紅葡萄、紅蘋果或番茄等。

早上醒後，仍仰臥，先照上述睡前功的2、3、4項進行一遍。接著在床上坐起（盤坐），面向東或南方，進行頭部按摩。

乾洗臉 兩手掌先搓熱，36下，兩掌由下而上進行擦面直到髮際，36下。常練還可起美容作用。

乾梳頭 兩手指尖要接觸頭髮，由前向後梳理，頭部都要梳到，共36下或加倍。

拍打頭部 兩手持空心掌，由前向後，由輕到重（較重）拍打，頭部哪裏不舒服就在哪裏多拍打，共36下或加倍，起防治神經衰弱、頭暈頭痛等作用。常練還可以防治腦血管疾病。

摩搓雙耳 用兩手大拇指、食指從上到下搓摩耳垂處，手法要重一點，以搓熱搓紅為度（不能少於36下）。常練可起防病治病和強腎作用。

摩擦大椎（含掐頸椎） 左右手共進行各36下，視情可加倍。起防治風寒感冒和頸椎病的作用。

仙鶴點水 兩手掌心放在兩腿膝蓋上，上身正直不動，用頭部點水由上到下九次即可。以恢復全身正常運轉，加強心腦臟腑功能。

下床後先喝一杯溫開水以補充血液中的水分，再去晨練或做其他事情，保持精神飽滿。

有午睡習慣者，醒時加練一次起床功。高血壓、冠心病患者，練起床功後，加練百會運轉功。操作：兩手重疊，內外勞宮穴相對，置於頭頂，將勞宮穴對準百會穴（男左手在下，女右手在下）推動頭皮旋轉。吸氣時由右經前向左轉，呼氣時由左經後轉向右為一圈，左右各轉九圈。轉完時再在百會穴上重壓三下，可促使血壓恢復正常，還可治神經系統之疾患。每天不少於

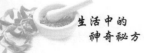

兩遍。 （陳一方）

十條信息幫你對付骨質疏鬆症

想要你的晚年不受骨質疏鬆症的折磨嗎？那麼，以下十條最新信息值得你細加揣摩，並結合實際貫徹到日常生活中去。

「結緣」高血壓

英美等國科學家首次證實：骨質疏鬆症和高血壓之間存在著相當強的相關性，血壓高者晚年罹患骨質疏鬆症的可能性極大。主要在於血壓高的人從尿液中排出的鈣質增多之故。

倫敦醫學院和匹茲堡大學的研究人員測量了近4000名婦女的骨密度及其血壓，發現血壓越高的婦女，骨密度下降的速度越快，日後患上骨質疏鬆症的機率也越高。此項研究提示我們：高血壓患者不僅要注意防範中風、冠心病等併發症，尚應將骨質疏鬆症的預防納入自我保健的範疇。具體措施除合理服用降壓藥外，減少三餐的食鹽量大有裨益。已有研究表明，鹽的攝入量是鈣的排出量多寡的主要決定因素，少吃鹽相當於補充900毫克鈣。

「青睞」老慢性支氣管炎

據臨床醫生報告，患有慢性支氣管炎的老病號容易遭受骨質疏鬆症之害，此類病人的腰椎、股骨頸、股骨三角或股骨粗隆等部位的骨密度明顯低於同齡健康人，這些部位的骨折發生率也高。

預防措施首先在於積極控制慢性支氣管炎，糾正缺氧，同時科學地補充維生素D和鈣元素。另外，多參加適宜的體育運動。已查出嚴重骨質疏鬆症的「老慢性支氣管炎」，應在醫生指導下施行雌激素療法。

性衰骨也鬆

對於男子來說，任何原因的性功能衰退也可招來骨質疏鬆症，如促性腺激素缺乏性性功能減退、高泌乳素血症、流行性腮腺炎引起的睾丸炎等。奧妙在於男性荷爾蒙睾酮缺乏引起破骨細胞骨重建活性增強，降鈣素分泌增

第九章
民間常用的奇招妙方

多，導致鈣元素的吸收減少流失增多。

因此，男子一旦發生陽痿等性功能衰減的徵象時，應及時尋找病因予以治療，並補充鈣元素，阻止骨質疏鬆症臨身。

節食別「節」鈣

假如你正在減肥，你得當心了，很可能骨質疏鬆症正在悄悄向你逼近。道理很簡單，減肥就要節食，在節食的過程中很容易減少對鈣質及其相關養分的攝取，於是骨骼漸漸變得脆弱。故減肥者一定要注意：節食可以，但不能「節」鈣，即不可減少富含鈣元素的食物，如豆類、奶類、綠葉蔬菜等，必要時還應酌情口服鈣劑。

冬季骨密度減低

就一年四季而言，冬季是骨質疏鬆症的高發期。中老年人冬季骨折的發生率比其他季節高出20％，就是一個強有力的佐證。

癥結何在？原來，人體內一種與骨代謝有關的荷爾蒙25-羥維生素D的濃度呈季節性變化，夏季最高而冬季最低，此種荷爾蒙的主要使命是促進鈣的吸收和促進鈣向骨骼轉運，故骨骼的密度在冬季要減低。

專家為此建議，中老年人在冬季要吃高鈣飲食品，如每週兩次魚肉餐，或口服維生素D。此外，多到戶外活動曬曬太陽也有幫助。

礦物元素「五兄弟」

人們已經熟知鈣元素在防治骨質疏鬆症中的重要作用，被營養學家列為「五兄弟」之首，筆者不再贅述。這裏只介紹其餘四「兄弟」的功效：

① **銅** 研究人員發現，較長時間吃含銅極少的飼料的動物，常有骨皮質變薄、骨鬆質減少、骨骺增寬等病理性改變。專家做過這樣一個試驗：將40隻白鼠分成兩組，一組按標準量每天供給45毫克銅，另一組只供給15毫克銅，試驗期滿後對骨組織進行切片分析，第一組骨骼堅硬，第二組骨質疏鬆、椎管變細、股骨頭也軟化。含銅較豐的食物有堅果類、海產品、動物肝、豆類等。

② **鋅** 科學家已在缺鋅的動物和人體中觀察到了諸如骨細胞分裂慢、鈣化異常、骨質疏鬆等病理變化，補充鋅後骨骼生長及代謝又恢復正

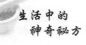

生活中的
神奇秘方

常。故多吃含鋅食品（禽肉、肝臟、牡蠣等），也有預防骨質疏鬆之功。

③ **錳** 錳元素對大多數人來說都較陌生，它是軟骨生成中的重要輔助因數，如果缺乏勢必引起一種叫做硫酸軟骨素的物質合成障礙，並可使成骨細胞活動受到限制，破骨細胞活躍，進而引起骨質疏鬆。從生理角度講，成人每天至少需要3.8毫克錳，麥麩、茶葉、菠菜雖含錳較高，但人體吸收率低；魚蝦、貝類、動物肝腎雖吸收率高，但含錳量又低。故最佳方案是品種多樣，粗細搭配，以便攝足錳元素而保持骨骼健康。

④ **硼** 專家新近指出，硼元素缺乏也可誘發骨質疏鬆症。因為缺硼可降低血液中活性鈣和雌激素以及骨骼代謝的各種化合物的含量。美國加利福尼亞大學研究人員對一組停經婦女補硼後，骨鈣流失明顯減少，雌激素增加一倍。梨、葡萄、桃、綠葉蔬菜、黃豆、花生等為含硼的「富礦」。

VK可助一臂之力

荷蘭利爾大學的專家報告：維生素VK不僅是人體凝血機制中的一個重要成分，而且有防止骨鈣流失的作用。骨骼中有兩種與鈣結合的蛋白質，一種叫骨鈣調理素，VK是其中一種主要活性成分，一旦缺乏，這種蛋白就無法發揮結合鈣的「使命」，鈣就會從體內大量流失。

一項臨床試驗表明，一組骨鈣流失嚴重的病人，補充VK後鈣流失減少30%。苜蓿、菠菜、白菜、水果、大豆等含此種維生素較多，宜多食用。

肌肉鍛鍊勝補鈣

在防治骨質疏鬆症的方法上，傳統觀點一直強調的是補充鈣元素和維生素D以及雌激素替代療法。但在最近，美國骨科專家弗羅斯特教授提出新觀點：在骨質疏鬆的發病機制中，非機械因素（鈣、維生素D、激素等）並非是最主要的，而在神經系統調控下的肌肉品質（包括肌塊品質和肌力）才是決定骨強度（包括骨量和骨結構）的重要因素。

研究表明，肌肉負荷及肌張力（又稱機械因素）對骨強度的控制作用遠

遠大於非機械因素（如各種骨的相關激素、鈣及其他礦物質、氨基酸、脂肪、骨的相關細胞因數等），前者只決定3%～10%的骨強度，而後者對骨強度的影響可達40%以上。

換言之，負重和運動對防止缺鈣至關重要，適當的負重運動結合補鈣比單純補鈣對骨骼健康更為有益。即使是常年臥床的老人，也應每天盡可能離床一小時，使骨組織承受體重的負荷，迫使肌肉多做收縮活動，以盡量推遲骨質疏鬆的到來。

當心中風

臨床醫生還告誡骨質疏鬆症患者：要像高血壓病人預防中風那樣重視對中風的防範。美國科學家為此研究了4000餘名老年婦女，先測出她們的骨密度，隨後進行為期兩年的追蹤訪問，結果有83例發生中風。分析認為：骨密度低的人罹患中風的危險顯著升高，骨質疏鬆症和中風的關係與高血壓和中風的關係一樣密切。

奧妙在於骨質疏鬆症和中風存在著共同的致病因素，即雌激素水準下降。而雌激素下降既可促進骨密度降低，誘發骨質疏鬆，又能促進血小板凝集造成血栓形成而致中風發作。

不要「攀附」關節炎

骨質疏鬆症就是骨質疏鬆症，不要去「攀附」關節炎。但實際生活中，卻有不少人將兩者有意或無意地聯繫起來。據美國國立骨質疏鬆症基金會的專家調查，相當多的人將關節炎的症狀視為骨質疏鬆症的就診信號：例如有70%的婦女認為疼痛是骨質疏鬆症的先兆，50%的婦女認為有關節強直，30%的婦女認為關節腫脹是骨質疏鬆症的信號，結果導致誤診或遲診，以至病情惡化到生活不能自理的地步。

其實，這些純屬關節炎的表現，與骨質疏鬆症「風馬牛不相及」。要知道，骨質疏鬆症常是悄悄臨身並悄悄發展，被醫學專家稱為沒有任何預兆的「無聲殺手」，唯一的早期檢查手段是測定骨密度。因此，定期測定骨密度才是明智之舉。

（蘭政文）

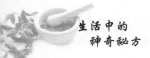

生活中的
神奇秘方

關節養生，有法可循

　　骨關節炎是臨床上的常見病、多發病，又叫老年性關節炎、退行性關節炎，實際上並非炎症，主要為退行性變化，屬關節提前老化，特別是關節軟骨的老化。它威脅著全球約1/3成年人的正常生活。隨著人類進入老齡化社會，骨關節炎的發病率還將上升。有些患者因為關節疾病非常嚴重，不得不動手術換上人造膝關節或人造髖關節，其中相當一部分是因為骨性關節炎。目前世界各國都在致力研究骨關節炎的發病機理，希望能攻克這一困擾全人類的疾病，但仍沒有一個滿意的治癒方法。因此，如何延緩關節的衰老就是目前最好的治療方法。

　　適當的肌肉鍛鍊　膝關節或髖關節病的患者走了一段路後關節不適，下蹲後起立困難。病人自己也可在膝前方的髕骨兩側擠壓，如有明顯壓痛，則應注意盡早鍛鍊這一側肢體的大腿肌肉力量，即練好股四頭肌的肌力，這樣可以減輕膝關節的負擔。功能鍛鍊非常重要，但進行功能鍛鍊時應循序漸進，不可過急過度。患者可以進行主動不負重活動，如肌肉的收縮、放鬆，關節的伸、屈，直腿抬高等練習，以保證關節能維持一定的活動度，預防肌肉萎縮，達到防止病情發展的目的。

　　保持適當的體重　骨性關節炎在肥胖婦女中比肥胖男性中發生率要高。對一組中年婦女的研究表明，肥胖者患雙膝骨性關節炎的危險性比普通婦女高18倍之多！而患有骨性關節炎的中年婦女中，65%可能由肥胖引起。肥胖加重了關節面的負擔，使得關節結構加速磨損、老化，引起變形性關節炎；肥胖還可透過其他代謝併發症間接影響關節，如糖耐量異常、脂質異常症等。減肥是否能改善已經出現的骨性關節炎，目前還不能肯定，然而減肥肯定可以預防骨性關節炎的發生。有一項研究表明，十年內減肥五公斤，可以使骨性關節炎的發病危險降低50%。

　　扶手杖行走　正常情況下，髖關節受到體重和肌肉的共同作用產生的負荷。由於體重與人體外展肌肉力量的力臂比例為2.5：1，所以，外展肌力的力量必須達到體重的2.5倍，在單腿站立時才能維持骨盆於水準位。有研究

表明，在這些爬山、奔跑運動中，作用在髖關節上要承受的力應是體重的十倍，而平時步行時髖關節的應力是體重的3～5倍。使用手杖能大幅度降低關節接觸壓，因為手杖的力臂遠大於外展肌的力臂。而若手杖承擔15％的體重，則關節上的壓力減少50％，而扶拐行走時的關節壓力是不扶拐時的65％。

不要忽視最初的關節腫脹疼痛　結核性、化膿性、類風濕性、牛皮癬性、痛風性等引起的關節異常後，就應去醫院請專科醫師治療，以阻止病情的發展，發展下去可出現關節畸形，關節不穩，嚴重的可導致關節破壞。對一些已經出現膝關節或髖關節輕度畸形的，如膝內翻及髖關節發育不良的患者，則更需要重視早期症狀，早期治療延緩病情發展。

早期的家庭治療　如家庭理療、熱療、外用中西醫藥膏，可減輕症狀，但不能改變骨質病變。

關節內注射治療　是近幾年來臨床用的比較多的一種方法。透過關節內注射透明質酸製劑來抑制炎症介質的釋放，改變關節內的異常滑液分泌，可以止痛，緩解軟骨退變的病理過程，70％左右的患者有效。　　　　　（殷浩）

女士去皺的好方法

大凡天性愛美的女士們最不願意看到的，要算是那惱人的小皺紋不知何時已悄悄爬上了自己的眼角眉梢，它確實是令人大傷腦筋的事情。但請不要緊張，這裏給大家介紹一些簡單易行，效果又不錯的去皺方法，你不妨一試，堅持一段時間後，也許會給你一個驚喜。

飯團去皺法　當家中香噴噴的米飯做好之後，挑些比較軟的、溫熱的米飯揉成團，放在面部輕揉，把皮膚毛孔內的油脂、汙物吸出，直到米飯團變得油膩汙黑，然後用清水洗掉，這樣可使皮膚呼吸通暢，減少皺紋。

雞骨去皺法　皮膚真皮組織絕大部分是由具有彈力的纖維所構成，皮膚缺少了它就失去了彈性，皺紋也就聚攏起來。雞皮及雞的軟骨中含大量的硫

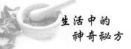

酸軟骨素，它是彈性纖維中最重要的成分。把吃剩的雞骨頭洗淨，和雞皮放在一起煲湯，不僅營養豐富，常喝還能消除皺紋，使肌膚細膩。

豬蹄去皺法　用老母豬的豬蹄數隻（若找不到可用一般豬蹄），洗淨後煮成膏狀，晚上睡覺時塗於臉部，第二天早晨清洗乾淨，堅持半個月會有明顯的去皺效果。

果蔬去皺法　絲瓜、香蕉、橘子、西瓜皮、番茄、草莓等瓜果蔬菜對皮膚有明顯的滋潤、去皺效果，又可製成面膜敷面，能使臉面光潔，皺紋舒展。

啤酒去皺法　啤酒酒精含量少，所含鞣酸、苦味酸有刺激食欲、幫助消化及清熱的作用。啤酒中還含有大量的維生素B群、糖和蛋白質。適量飲用啤酒可增強體質，減少面部皺紋。

茶葉去皺法　茶葉含有400多種化學成分，其中主要有茶酚類、芳香油化合物、碳水化合物、蛋白質、多種氨基酸、維生素、礦物質及果膠等，是天然健美飲料，除增進健康外，能保持皮膚光潔，延緩面部皺紋進展及減少皺紋生成，還可防止多種皮膚病。但要注意不宜飲濃茶，以免影響夜間休息時營養物質的吸收。

咀嚼去皺法　每天咀嚼口香糖5～20分鐘，可使面部皺紋減少，面色紅潤。這是因為咀嚼能運動面部肌肉，改善面部血液循環，增強面部上皮細胞的代謝功能之故。　　　　　　　　　　　　　　　　　　　　　　（容小翔）

男人護好「機要處」

按摩可以消除會陰部、腰骶部血液和淋巴液的瘀滯，有助於慢性前列腺炎和增生的康復。一般堅持2～3個月，即可收到滿意的效果。

背部按摩　以右手背橫貼於腰背部，由臀中部沿脊椎兩側至肩胛骨下，雙手上下交替5～6次。

腰骶按摩　用手掌依次輕壓尾骨、腰部，再向腰側移動，重複5～6次。

放鬆動作　背部、腰骶按摩結束後，分腿直立，雙手叉腰，彎伸並左右旋轉腰部，放鬆肌肉約兩分鐘。

臀部按摩　直立，重心置於左腿上，右足跟稍向外，右腿微彎曲，以右手掌自下向上捏拿右臀肌肉，重複5～6次，然後換左側同樣進行。

腹部按摩　仰臥位，雙腿稍彎曲，以右手四指指腹，按順時針方向沿肚臍四周旋轉按摩，並逐漸向外擴大至全腹，再逐漸縮小至肚臍，連續按摩一分鐘。

（周洪革）

冷、熱方恢復肝功能

在幫助患者恢復肝功能方面，醫生們還採用了一種「熱──冷──熱」技術。這也是治療脂肪肝的一種技術。

準備兩盆水，一盆熱水，一盆冷水，每盆裏放一條厚毛巾。同時，準備一塊普通的乾毛巾。然後按照下列方法去做。

先用熱毛巾敷肝區。將熱毛巾擠乾後，搭在右肋下，要在正好位於肝臟的部位用熱毛巾敷四分鐘，毛巾的熱度以病人感到舒適為宜。然後迅速揭掉熱毛巾，立即將冷毛巾敷在同一部位。當擠去冷水的毛巾接觸到皮膚時，會引起很輕微的震動，這使得血管產生收縮。冷毛巾只保持一分鐘，然後立即拿掉，又迅速換上熱毛巾，再敷四分鐘，這使得血管擴張，允許含有新鮮血液營養的血流透過。在這四分鐘熱敷時間裏，擰掉冷毛巾的水，做好準備，在四分鐘熱敷結束後，接著將冷毛巾再敷一分鐘。最後，再在肝區敷上四分鐘熱毛巾，整個療程就完了。

這一療程，共需十九分鐘，開始和結束都是四分鐘。在每兩個四分鐘之間，用冷毛巾敷一分鐘。熱水要盡可能熱些，只是不要燙傷皮膚就行了。冷水要盡量冷些，如果需要，可加入些冰塊。只要使用過這種方法一次，就能永遠記住它了。如果把這種技術應用在生殖器部位，它還能使長時期失去性功能者得到恢復。

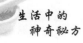

皮膚瘙癢，處理要得當

眼下已進入秋季，由於天氣變涼、氣候乾燥等因素導致的皮膚病患者明顯增多，皮膚瘙癢症患者，其中以中老年男性為多，部分患者由於處理不當致使病情加重，皮膚科專家提醒說，皮膚瘙癢症是中老年人秋冬季十分常見的皮膚病，廣大患者應在醫生指導下合理診治，切莫採用不科學的辦法擅自處理，以免產生嚴重後果。

據介紹，近期皮膚瘙癢症病人增多，主要是受季節變換影響，秋天天氣乾燥，皮膚缺乏水分，汗液代謝減少，加上中老年人本身皮脂腺分泌功能開始下降，很容易引發皮膚瘙癢，只要擦些潤膚油、配合適當的藥物等治療就可以改善。但是，專家們近期在門診發現，很多患者為圖一時之快，採用熱水燙腳、刺激性的洗劑擦等不正確的方法來處理皮膚瘙癢症，這樣只會加劇表皮屏障功能的進一步減弱，使皮膚瘙癢感加重。

專家指出，應對秋天空氣乾燥，中老年人要多飲水，多吃瓜果蔬菜，積極做好皮膚護理保養。如果皮膚局部出現脫皮、瘙癢，可用潤膚類的皂物清洗，也可在患處塗抹潤膚油滋潤皮膚。若症狀加重應及時到醫院找專科醫生處理，千萬不能胡亂處理。　　　　　　　　　　　　　　　　（程守勤）

第九章
民間常用的奇招妙方

四、綜合治療秘方

便秘防治良方

便秘是困擾老年人的常見病，給人帶來重重煩惱和危害。現代醫學研究認為，食物殘渣在腸道內停留過久不僅會產生便秘，還會使腸道細菌發酵腐敗產生很多有害物質。這些物質被人體吸收後，如果超過肝臟的解毒能力就會引起中毒症狀，嚴重的甚至會引起早衰、貧血，還會誘發或加劇心絞痛、腦溢血、肺氣腫等病症。

現將治療便秘的方法介紹如下：

應急排便

在便意急迫時如廁下蹲，先用食指按摩長強穴（尾骨尖端前下方）、會陰穴（肛門與陰部之中部）各一分鐘，再使雙手食指彎曲如鉤狀，指端與肛管垂直，從肛門兩側，向上外方向，有節律地一壓一鬆推擠肛周組織。力量均勻，由輕而重，直至糞便排出。其原理，一是透過按摩穴位，消除緊張；二是用力推擠，能使糞塊碎裂；三是鬆弛肛門擴約肌的緊張度，使糞便易於排出。操作前，應剪短指甲，便後用肥皂洗手。

飲食療法

對於功能性便秘，可採用飲食療法。多吃一些富含維生素、礦物質和纖維素的食品。糧食有：蕎麥、燕麥、玉米、黃豆、芋頭、山芋、芝麻等；蔬菜有：芹菜、韭菜、白蘿蔔、菠菜、白菜、油菜、冬瓜、南瓜、海帶等；果品有：核桃、花生、松子、葵花子、蘋果、梨、香蕉、荸薺，還有蜂蜜等。具體的食療方有：

① 菠菜適量，在沸水中燙2～3分鐘，以麻油適量拌食佐餐。

② 核桃肉30克，鹽水泡過炒乾，每天三次，每次10克，嚼碎食用。

③ 芝麻60克，炒熟搗爛，和入60克蜂蜜，每天用溫開水送服一調羹。

④ 蜂蜜20克，溫開水沖兌，滴入麻油少許，每天早晨空腹服用。

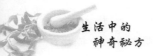

生活中的
神奇秘方

⑤ 荸薺12個，去皮切片，煮湯，每天早晚各服一半，連服七天。

⑥ 香蕉，每次吃二根，每天吃三次。

⑦ 黃豆250克，溫水泡漲後放鐵鍋裏加水煮，加少許醋和鹽或白糖，水煮乾後即刻撈出，每次食150克，3天食完。

藥物療法

氣虛型便秘，指排便無力，便後疲乏，汗出氣短。方用黃芪30克，玉竹30克，兔肉500克，加水適量及調味品煲熟後服用。血虛型便秘，指便結難解，面色蒼白，唇甲色淡，頭暈心悸。將銀耳10克洗淨泡發，放在碗中加入紅棗15～20枚和冰糖適量，隔水燉一小時後食用。陽虛便秘，指大便乾結，腰酸肢冷，喜溫畏寒，小便清長。胡桃仁5個，每晚睡前嚼碎，溫開水送服。陰虛便秘，指便結如羊屎，手足心熱，咽乾口燥，盜汗顴紅。用生白芍45克，生甘草15克，水煎服，每天一劑，2～4劑後可暢排軟便。若是便秘頑固者，可每週服1～2劑，連服2～三個月。

運動療法

腰部轉動，早上起床前，跪在床上，背部不要彎曲，臀部向後突出，雙手按在腰部。由左向右慢慢轉腰部，一次約兩秒鐘，轉20～30次，習慣以後，可轉到60次。堅持十五天左右就能生效了。腹部按摩，仰臥位，以肚臍為中心，雙手重疊，用指腹按順時針方向做緩慢而深入的按摩，重複30～50次，每天2～3次。必須注意不宜在飯後立即進行，以免影響胃腸的消化和吸收功能。呼吸療法，早晨仰臥於床上，兩腿伸直，兩手平放在胸前，做腹式呼吸，吸氣時肚皮向外鼓，呼氣時肚皮向內收。呼吸時要保持平靜，盡量慢一點，吸氣和呼氣的時限最好各為十秒鐘左右。一般便秘患者每天練二十次為宜；嚴重者可適當增加次數。只要長期堅持，不僅可防治便秘，還可增進消化功能。以上三種方法，任選一種即可。此外，在日常生活中可進行一些健身訓練活動，如打乒乓球、排球、門球、慢跑、快步行走、騎自行車等。

（馬學仁）

全方位治療前列腺炎

我的舅父患有前列腺炎，小便不暢，甚至尿閉脹痛，醫藥療效不佳，非常苦惱。我知道後，向他介紹了一個偏方，他依法實施後，得到了滿意的效果。此法頗簡，用胡桃殼（即乾核桃硬殼）約500克，放入鋁鍋內加水燉沸後，改用文火保持水沸約2小時，再加入四個連殼雞蛋，再燉二小時，共為四小時。然後將胡桃殼撈出。每次服食一個雞蛋及一大碗胡桃殼水（無毒副作用），一天三次，連服三劑，小便即可通暢而癒。

前列腺炎是男性老年人的常見病，治療此病的偏方頗多，我還收集了幾則既簡單又實用的治療前列腺炎的驗方驗法，現一併介紹如下，望患者能根據自己的實際情況選用。

（1）用新鮮獼猴桃50克，或葡萄250克，切碎榨汁，加適量溫開水飲服，每日二次，連服二周。

（2）用中藥制半夏15克煎水，溫涼後飲服，一天數次，可治排尿困難。

（3）用甘蔗500克，或荸薺150克，切碎後榨汁，加適量溫開水飲服，每日二次，連服二周，可治小便澀痛。

（4）用食鹽500克，切碎的生蔥250克，同放鍋內炒熟，用布包好，待熱度適宜時，敷於小腹上，冷了就替換，如此熱敷幾次即可見效。

（5）艾葉60克，石菖蒲30克，炒熱，用布包好，在肚臍上熱敷，冷後更換。

（6）獨頭蒜1個，梔子3枚，鹽少許，共搗爛，攤於紙上，貼臍上。

（7）提肛可使前列腺得到按摩，促進會陰部的靜脈血回流，使前列腺充血減輕，炎症消退。每晚臨睡前及早晨起床前，躺在床上各提肛50次。大小便後，緊接著提肛十多次，性生活之後提肛十多次。提肛必須用力，提肛後最好馬上排尿。

（8）小便困難時，用左手捏右手小拇指關節，用右手捏左手小拇指關節，不但小便暢通，而且殘尿也大大減少。若仍有殘尿不能排盡，可在小便後，用手指在陰囊與肛門之間的會陰部擠壓一下，即可排出。經過一段時間

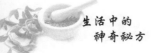
生活中的
神奇秘方

擠壓後，殘尿會越來越少。

以上的驗方驗法，大都有較好效果，患者可在醫生指導下一試。（江帆）

藥物、手術共療骨關節

骨關節病是中老年人常見的退行性關節疾病，它不會威脅生命，但可造成關節功能障礙，影響生活品質。很多患者不知道自己適合哪一種療法。作為長期從事此項工作的專業醫學工作者，下面較為系統地介紹一下骨關節病常見療法的特點，患者可根據自己的實際情況選擇適當的療法，就會取得事半功倍的效果。

溫熱療法　包括理療、中藥熱敷、溫泉療法等。主要作用是消除或減輕症狀，只適用於早、中期骨關節沒有嚴重變形的患者。

手法按摩　在局部熱敷的同時，做壓痛點及關節周圍軟組織的按摩，既可解除或減輕疼痛，又可幫助關節恢復部分功能。骨關節病中後期關節屈伸不利的患者，經此治療可改善屈伸活動，輕者甚至可完全恢復關節功能。一般每星期進行2～4次，三個星期為一療程。

藥物治療　主要目的是消炎鎮痛，常用藥有布洛芬（芬必得）、雙氯芬酸二乙胺鹽乳膠（扶他林）、舒林酸（奇諾力）等。但這些藥物對消化道有刺激作用。胃潰瘍、十二指腸潰瘍患者禁用。高血壓病患者也應慎用。這些內服藥物只能選一種，不可混合使用。

壓痛點局封和關節腔內注射類固醇　主要適用於骨關節病中後期骨質增生、變形不很嚴重、內服藥物等治療效果不理想的患者。但在關節腔內反覆注射類固醇製劑後，不僅可使軟骨細胞及關節周圍組織的代謝活性減弱，而且容易引起骨萎縮及軟骨變性，有時還易引起感染。不宜長期、過頻使用。

關節腔內注射透明質酸　用高純度的高混合體透明質酸作關節腔內注射，此療法能迅速改善症狀，並能維持較長時間，無毒副作用。一般每星期一次，每五個星期為一療程。美中不足的是藥價較貴。

第九章
民間常用的奇招妙方

針灸療法　對早期骨關節病效果較好，晚期骨關節嚴重變形者療效欠佳。

支具療法　常用手杖支持行走，可大大減輕下肢關節的負重，減少疼痛和變形，適用於大多數患者。膝關節屈曲、攣縮畸形的患者，也可用墊高鞋墊等辦法治療。

手術治療　一些頑固性關節腫痛、關節積液、X光線攝影有明顯骨質增生、關節間隙狹窄的患者，可考慮接受關節清掃術。目前多採用關節鏡下清掃術，創傷小。另外，還有軟組織鬆解術、人工關節置換術等供選擇。經常有患者問起的「關節融合術」，因會影響關節功能，目前已較少採用。

在用保守療法治療骨關節病時，醫生常常根據患者的具體情況同時應用幾種方法，這樣起效快、療效佳。在考慮手術治療時，也必須根據年齡、職業、功能恢復要求來決定具體方案。　　　　　　　　　　　　　　　　（曲克服）

善待腎臟總動員

當人們將注意力鎖定在防治心腦血管病、腫瘤以及肝病等嚴重疾患的今天，隱藏在人體內的腎臟又拉響了警報——各種原因導致的慢性腎功能衰竭發病率正在悄然上升。而人體一旦與慢性腎衰結緣，只有依靠透析療法或者腎臟移植才能維持生命。因此，像愛護心臟、肝臟、大腦等器官一樣愛護腎臟，具有極其重要的意義。

保護腎臟須從日常做起，而且要從小做起，方能收到最大的效益。主要舉措如下：

防治尿路感染　不少成人尿毒症源於兒童時期的尿路感染，必須給予足夠的重視。調查資料顯示，尿路感染是兒童期泌尿系統最常見的一種疾病，約佔兒童泌尿系統疾病的12.5％，包括腎盂腎炎、膀胱炎、尿道炎。一旦發現，即應規範治療，務求徹底治癒，防止變為慢性。因為慢性尿路感染已成為兒童慢性腎衰的第二位病因。

防治高血脂　眾所周知，血脂增高會誘發動脈硬化，實際上高血脂還可

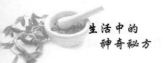
生活中的
神奇秘方

損傷腎臟。特別是腎臟已經患病者，血中低密度脂蛋白升高會引起系膜細胞增殖，促進腎小球硬化。總之，減少脂肪尤其是動物性脂肪的攝入，防止血中脂質升高，不僅有助於心腦血管健康，也是保護腎功能的有效一招。

足量補充水分　在日常生活中，除一日三餐外，還要注意多喝水，以便及時排除機體的代謝廢物，降低有毒物質在腎臟中的濃度。飲水量一般宜保持在每天1500～2000毫升，出汗多或在夏秋等高溫季節，還應酌情增加。

減少食鹽攝入量　食鹽雖是機體不可缺少的無機鹽類，但若吃得過鹹，致使血中鈉離子過高，也會增加腎臟的負擔，時間一長照樣可使腎功能受損。尤其是高血壓病人或有高血壓家族史者，更要注意口味清淡，菜肴不要過鹹。

腰部保暖　寒冷季節要注意腰部保暖，以免風寒侵襲。炎炎夏日不要貪涼露宿，保證腎臟有良好的血液循環。有條件者，在冬春季節可酌用熱水袋熱敷雙側腎區。

慎用藥物　不少藥物具有腎臟毒性，如磺胺、卡那黴素、慶大黴素、鍊黴素、多黏菌素等。生病時要盡量避開這些藥物，優選那些對腎臟損害小、副作用少的藥品，以保護腎臟功能。西藥如此，中藥亦然。現已查明，馬兜鈴、天仙藤、關木通、木香、防己等即有一定的腎毒性，罪魁禍首是所含的馬兜鈴酸。

講究清潔衛生　勤洗下身，勤換內衣內褲，注意性生活衛生，防止尿路感染。尤其要注意防範性病。

及時治療　一旦發現眼瞼浮腫、腰痛、腰酸、尿頻、尿急、尿痛或不明原因的發熱等症狀時，應及時看醫生，以利早期診斷與治療。

心態平衡　保持樂觀的情緒與豁達開朗的心態。良好的心態可提高免疫功能，而焦慮、沮喪、緊張等可使免疫功能下降，不利於腎臟抵禦細菌或病毒侵襲。

合理運動　積極、持之以恆的有氧運動，既可提高心血管功能，也有利於清除體內的自由基而保護腎臟。

定期體檢　主要是做腎功能與尿常規檢查。在腎功能檢查項目中，能夠

準確反映腎功能狀態的方法是二十四小時肌酐清除率，正常應為80～100毫升／分。

（蘭藍雁）

日本人綜合治療糖尿病

　　患了糖尿病以後，如不積極治療，是十分危險的。隨著時間的推移，病情會日益加重，並引發全身各部位的病變，如糖尿病性視網膜病變、白內障、青光眼、糖尿病性昏睡、腦梗塞、腦出血、面部神經麻痺、直立性低血壓、肺炎、便秘、糖尿病性腎炎、腎盂腎炎、膀胱炎、水腫、麻痺、皮膚感染、潰瘍、心肌梗塞、下肢閉塞性動脈硬化等數十種疾病。如何防治糖尿病？專家認為，改善生活習慣、飲食習慣，就可以將糖尿病的發病率減少一半。如果你能認真去做，你就會成為被減少一半中的人。日本人預防糖尿病的新方法有九點：

　　（1）含亞鉛的食品，可促進體內胰島素的分泌，預防糖尿病。含亞鉛多的食品有：蠶豆、鱈魚魚子、牛肉、乾魷魚、腰果仁等。如果將含亞鉛多的食物與鹽醃製的梅子一起食用，可使效果提高。

　　（2）多吃苦瓜，可促進體內胰島素的分泌，預防糖尿病。可將苦瓜切成薄片與豆腐一起炒。

　　（3）化學元素中的鉻、鎂，能使體內產生胰島素的功能保持良好的狀態，預防糖尿病。2000年美國國立保健所認定，可將釩和鉻、鎂一起，作為健康輔助食品。含釩多的食品有牛奶、豆腐、裙帶菜、沙丁魚、蕎麥等；含鉻較多的食品有奶類、蛋類、油脂類、堅果、薯類、根莖類、蔬菜、海產品等；含鎂較多的食品有蕎麥、大麥、燕麥、黃豆、黑米、莧菜、油菜、菠菜、甘薯等。

　　（4）能使血糖值降下來的食品——柚子、葡萄柚。柚子含有水溶性植物纖維，可使血糖值下降，尤其是剝開外皮後，留有裏面一層薄薄的白皮，其中含有水溶性食物纖維最多。吃的時候，不要把裏面的白皮全剝掉。此外在

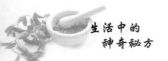

生活中的
神奇秘方

白皮的筋絡裏還含有一種黃銅類的物質，具有強化毛細血管的作用（注意：正在服用降壓藥的人，不能吃柚子。如同時食用，會使藥量加大）。

（5）植物的色素也可預防糖尿病。植物的色素，如胡蘿蔔、綠菜花、紅皮甘薯等能預防糖尿病，食用方法以炒菜方式為佳。

（6）適量喝些酒，酒中的酒精含量可預防糖尿病。每日的量一般為：啤酒2杯（普通喝水的杯子）。

（7）糖尿病患者要戒煙。抽煙，會使糖尿病的危險增大四倍。

（8）糖尿病人的運動量，以時速八公里為目標，進行走路鍛鍊。開始時先慢步，一周保持一小時以上，可根據自己的情況，適量增加，最好每天二十分鐘的步行。

（9）洗、泡溫水浴，對糖尿病有治療效果。每週保持不低於六天的溫水浴，水溫在37～39℃。每天泡三十分鐘，連續三周，可使糖尿病以及關連的合併症減少35％。

（郭強）

老年人乾燥綜合徵的治療

有些老年人常感口乾舌燥、目澀淚少、唇燥起皺、肌膚燥癢、肌肉消瘦、心煩而不能眠，發病多在秋冬或冬春季節，而且飲水、吃水果往往無濟於事。究其原因是多方面的，醫學資料表明，內分秘功能失調或植物神經功能紊亂，常引起本病。中國醫學對本病有較深地認識，認為燥乃無形之邪、燥象既盛、易從熱化火、而為燥熱。素有陰虛的人，在陰傷的基礎上，耗液傷津，易導致水火平衡失調，出現一系列陰傷內燥之症，虛熱灼津，津液虧損，外不能潤澤皮毛，內小能滋灌臟腑，孔竅失潤、關節失利、骨空失填、腦髓失養，故出現口乾咽燥等症。尤其是秋冬或冬春時節氣候乾燥，更易燥盛化火，加上治療不及時，故表現一派燥象，如唇乾燥裂、頭昏目澀、肌膚燥癢、形疲色蒼、顴凸內消、腰膝酸軟、乾咳音嘶、納少便結、齒浮鬆脆易落，男子遺泄、女子少經等，這種乾燥性疾病，對中老年人來說是多發病，

第九章
民間常用的奇招妙方

是十分痛苦的,很棘手。

怎樣防治老年人乾燥綜合徵呢?

應根據各自的身體素質,進行自我保健,應注意精神和飲食的調養,加強身體鍛鍊,具體做法是:

(1)適應氣候變化、保持樂觀的情緒,秋冬或冬春來臨,應早睡早起,慢跑或散步,使情志安逸寧靜,這樣可以收斂神氣,使肺氣不受燥邪的損害,保持清肅功能。

(2)調節飲食,對素有陰虛內熱的人,宜選用滋陰潤燥的食物調養身體,少食辛燥之品,可採取以下飲食療法:

① 鴨蛋1~2個,打勻加入少量的冰糖,水煎服。

② 銀耳10克,粳米100克,冰糖適量同煮粥吃。

③ 老鴨一隻,北沙參50克,燉服。

④ 黑芝麻15克搗碎,和蜂蜜適量調服。

⑤ 黑、白木耳各10克,冰糖適量燉服。經常食些水生食物,如淡菜、海參、河藕、蓮子、薺菇、水芹、荸薺等滋陰降火之品。

(3)運用中藥調理。中醫治療本病以補養肝腎之陰為主。

① 常用中成藥六味地黃丸,有助於疾病的恢復。

② 中藥加味增液湯:玄參、生熟地、天麥冬、生山藥、玉竹、花粉、黃精、墨旱蓮、女貞子、龜板、白芍、烏梅等,有較好的療效。　　　(宋光華)

老年人便秘驗方

老人便秘常為血虛腸燥、大腸氣滯、通降失常所致,長期服用瀉藥易產生藥物依賴性,使大腸功能減退,加重便秘,而食療則能產生較好的效果。現介紹如下幾種方劑,以供選用:

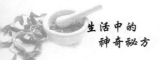
生活中的
神奇秘方

方1

松子仁15克，核桃仁10克，糯米100克。先將松子仁、核桃仁研碎，糯米淘洗乾淨，加水1000毫升，文火煮稀粥食用。適用於老年人陰血不足、腸燥津枯之便秘。

方2

何首烏30克，蘿蔔50克，水煎服。適用於氣滯便秘，排便不爽。

方3

玄參15克，生地20克，麥門冬20克，大棗5枚，水煎服。適用於津虧便秘。

方4

黑芝麻10克，火麻仁6克，栗子粉20克，玉米粉30克，共研細末，加水做成糕，上蒸籠蒸20分鐘，即可食用。適用於老年人腎氣不足之便秘。

方5

龍眼肉、桑椹各50克，當歸30克，枸杞子10克，加水800毫升，文火煮取200毫升，加入蜂蜜50克，熬汁收膏，裝瓶備用，早晚各服10毫升。適用於老年人脾虛氣血不足之便秘。

以上食療方法必須堅持服用，時間越長越好。平時多吃海帶及富含纖維素類蔬菜，並養成定時排便習慣，對於早日康復更為有利。 （李恩慶）

養顏嫩膚七方

雞桑嫩枝肘
原料 雞桑嫩枝30克，豬肘500克，冰糖50克，鹽等少許。

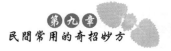

製法　雞桑嫩枝，即在桑樹剛剛萌芽或始結花黃時採集的桑枝，以形似命名。將雞桑嫩枝切碎待用，豬肘刮洗乾淨，鑷淨殘毛，放入沸水鍋中焯去血水，撈出用清水漂去浮沫，用合適砂鍋先在底部墊九塊瓷片（防止黏鍋），再加水適量，放入豬肘武火燒沸，撇去浮沫，另將冰糖的1／2入砂鍋炒為深黃色糖汁，再連同另一半冰糖加入鍋中燒一小時，改移文火上慢煨二小時，至肘子紅爛，加入嫩桑枝和鹽略煨即可出鍋。

功效　本品能養顏白膚，祛風濕。《本草綱目》載，雞桑嫩枝「久服輕身，聰耳明目。

夏威夷橙燉宮燕

原料　夏威夷橙1個，水發燕窩40克。

製法　將夏威夷橙切去頂部，挖出橙肉榨汁，把發好的燕窩、榨好的橙汁及適量冰糖水同放到挖空的橙內，蓋上橙蓋，用保鮮紙密封，然後放入蒸籠內蒸約半小時即成。

功效　養陰潤燥、護膚養顏。燕窩能益氣補血，橙汁酸甜開胃，冰糖滑潤香甜，三者合燉，是女性秋、冬季節理想的潤燥養膚補品。

鮮汁鯉魚

原料　鮮鯉魚1條，雞腿菇20克，枸杞5克，蔥、薑各10克，鹽5克，味精2克，紹酒3克，胡椒粉少許，植物油7克，牛奶15克。

製法　鯉魚刮鱗去臟洗乾淨，生薑去皮切絲，雞腿菇切片，枸杞泡洗乾淨，蔥切段，炒鍋置火上下油，投入鯉魚，用中火煎至兩面焦黃，放入紹酒，下薑絲，注入清湯，用中火燒開，待燜至湯汁稍白時，加入雞腿菇、枸杞、蔥段，調入鹽、味精、胡椒粉、牛奶燜透即可。

功效　鯉魚富含核酸、牛奶富含蛋白質，有助於強化皮膚彈力纖維的構成，可起到除皺潤澤皮膚的功效。

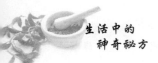
生活中的
神奇秘方

冬瓜仁丸

原料 冬瓜仁200克，白蜜適量。

製法 將冬瓜仁去皮，搗爛，加入白蜜，煉至如梧桐籽大小的藥丸，置於瓷瓶中貯存。隨吃隨取，每次30克，每日2～3次，溫開水送服。

功效 能滋潤肌膚，祛皮膚黑斑，令面色白嫩，男女老幼皆宜，尤其適宜面色較黑的體胖者。

花生黑豆燉烏雞

原料 花生米50克，黑豆50克，烏雞1隻（約重500克），生薑5克，食鹽、味精、醬油等調料適量。

製法 將以上食物一同放入砂鍋中，加清水1500毫升，以文火燉至烏雞熟爛，加食鹽、醬油、味精等調料，拌勻即可食用，分頓連續食完。

功效 養血健脾，悅色。花生富含蛋白質、游離脂肪酸等，花生衣更有補血、治血小板減少作用。黑豆健脾益腎，烏雞健脾益血，三者均有延緩衰老，健康美容之效。宜經常燉服。

椒鹽豬爪

原料 豬爪1000克，豆油750克（約耗50克），醬油10克，精鹽4克，料酒5克，蔥25克，薑15克，花椒、大料各5克，鮮湯150克，乾澱粉25克，花椒鹽10克。

製法 ①豬爪刮淨毛，下沸水鍋內，煮至四成熟時撈出晾涼，然後用少許料酒、醬油拌勻，大蔥切段，薑拍鬆待用。②鍋置火上，放入豆油燒至七八成熟時，將豬爪下入油鍋中炸至淺黃色時撈出。將其放入盆內，加入醬油、精鹽、料酒、蔥、薑、花椒、大料、鮮湯調料，上籠蒸六十分鐘左右取出，除去蔥、薑、花椒、大料、潷盡湯汁，稍涼片刻後，將乾澱粉均勻撒在豬爪上面，用手輕輕抹勻。③油鍋上火，燒至八成熟時，將豬爪再下入油中炸至皮酥脆時撈出，瀝油，剖開切塊，碼放盤內。

功效 豬爪含動物膠質，能補益氣血，可使女性皮膚嬌嫩富有彈性，增

強光澤度、透明感。

紅白養顏飲

原料　銀耳30克，紅棗10枚，陳皮3克，冰糖適量。

製法　紅棗去核、加水與銀耳共煮三十分鐘，放入陳皮再煮十分鐘，加冰糖攪勻即成。

功效　養顏護膚，祛皺消斑，可使皮膚白嫩、細膩富彈性。　　（袁秀芬）

跳躍可預防骨質疏鬆症

　　美國科學家最新研究發現，在各項鍛鍊中，跳躍運動是預防骨質疏鬆的最佳方法。科學家對絕經前後的婦女進行觀察研究，發現每天進行上下跳躍的女性，堅持一年後都出現骨質密度的增加，最易發生骨折的髖部，骨質的密度竟增加了3％。科學家認為，這是由於在進行跳躍運動時，不僅加速了全身的血液循環，而且地面的衝擊力更可激發骨質的形成。

　　跳躍運動的方法很簡單，反覆上下跳動即可，場地、時間不限。原地單腳左右輪流跳或雙腳跳都行，每天堅持跳50下。也可以跳繩，次數相同。

　　中老年人進行跳躍運動時，要注意以下幾點：

　　（1）要循序漸進，次數由少到多，不可急於求成。

　　（2）患有其他疾患的中老年人，在進行跳躍運動之前，一定要徵求醫生的意見，醫生同意後再進行。

　　（3）有關節炎的人也可進行跳躍運動，但在急性炎症期或腫脹疼痛較重時，必須停止跳躍。

　　（4）已患了骨質疏鬆症的人，不要做跳躍運動，可以參加散步、徒手體操、太極拳等活動。

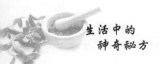
生活中的
神奇祕方

火烈鳥療法

為了使大腿骨頸部的骨量增加和骨盆周圍的肌肉強化，單腳獨立是行之有效的好方法。日本昭和大學醫學系整形外科的阪本桂造教授，將這種方法命名為「力學火烈鳥療法」。

此種療法是把目標集中在有問題的大腿骨頸部上，有效地使骨頭強化。如果單腳獨立，那麼加在大腿骨頭（陷入股關節的部分）的負荷約是兩腳立地時的三倍。如果一分鐘單腳獨立，那麼加在大腿上的衝量可與步行一小時相比。

患者每天三次進行一分鐘的單腳獨立，經過三四個月時間的治療，64％的患者被確認骨密度提高。因為單腳獨立也能鍛鍊骨關節周圍和腰部的肌肉，改善步行時的平衡，減少跌倒。但是膝部不好的人，在進行此種療法時必須慎重。

補腎治療骨質疏鬆症

補鈣法　從中醫角度來說，主張食補為主，藥補為輔。而食補的話，即在平時的飲食中，經常多攝入一些含鈣元素的食物，如牛奶、豆漿、蝦皮等。因為這些食物中所含的鈣元素皆為活性鈣，人體很容易吸收。

不同的人每日攝取的鈣量是不一樣的，一般成年人為800毫克；哺乳或懷孕後期婦女為1100～1500毫克；男性青少年為800毫克；女性青少年為700毫克。

對於補鈣法，專家認為，單純使用這種方法，其有效率只能達到20％左右。

運動法　透過運動，增加骨骼的堅固度，加速鈣元素的分解和生成，促進鈣的吸收和提高骨密度。

適當的負重運動，如慢跑、騎單車、步行等都可增強骨質，使骨頭更強

第九章

民間常用的奇招妙方

壯。若運動量不足，則骨質流失會較快。

中醫補腎法　「腎主水主骨，生髓養腦。」傳統中醫早就認為，在這一類疾病治療過程中，補腎方法可以補骨。

補腎的方法，通常和前兩種方法結合起來，這樣就更容易治療骨質疏鬆。而補腎時，有些比較成熟有效的產品也可選用。

在補腎的同時，專家通常會採用袪風、活血的方法與之相配。因為袪風、活血，可以增加血循環，配合補腎法，可以促進鈣的吸收。骨關節病症狀中都有酸痛的特徵，所以會用活血的方法，這樣就可減輕痛苦。而袪風，主要是扶正袪邪，活絡通脈，散去寒氣。

預防

骨質疏鬆症是一種慢性疾病，早期患者並不會有特別不適的症狀，一旦有症狀表現的時候，往往骨質疏鬆症已經相當嚴重，這時的患者會有疼痛、不適、乏力等現象，如果逐漸加重的話可能會演變成行動不便。最可怕的是，一旦發生骨折，就會引起高死亡率及護理的消耗。

避免骨質疏鬆的發生就要做好預防工作。以下有幾條內容需要引起注意，供讀者參考。

注意飲食　可在日常飲食中多攝取牛奶、優酪乳、小魚乾等含鈣豐富的食物。

多曬太陽　如果氣候允許，就趁中午空閒時多曬曬太陽，這樣就可將皮膚內維生素D的前驅物轉換成維生素D，這對增強骨質有相當大的幫助。

戒除惡習　有些人的不良習慣，也是造成體內鈣質流失的原因。例如酗酒、吸煙、大量地飲用咖啡等，都十分不利於骨骼的健康。

適當運動　根據年齡及身體狀況不同，可以選擇適當的運動，適當的運動可以促進血液循環、增加新陳代謝、降低骨質疏鬆症的發生。

現代人常說「要保骨本」，其目的就是為了預防骨質疏鬆症，這就像儲蓄的觀念，要從幼年開始，在骨骼發育期就應儲蓄骨本。若能樹立正確的骨骼保健觀，及早養成良好的生活習慣，均衡的飲食和適當的各項運動，攝取

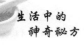
生活中的
神奇秘方

足夠的鈣質和維生素D，時時保健骨骼，維護骨本，則可延緩骨質疏鬆的過程，使老來有一身健康的骨頭，快樂的享受人生。　　　　　（趙繼才　李豔華）

肩周炎的康復療法

肩周炎的中藥治療

　　肩周炎又稱肩關節周圍組織炎，是肩周肌肉、肌腱、滑囊和關節囊等軟組織的慢性炎症，五十歲左右的人比較常見。但辦公室的工作人員由於長期伏案工作，肩部的肌肉韌帶處在緊張狀態，故五十歲以下的人也不少。中醫認為本病由肩部感受風寒所致，又因患病後胸肩關節僵硬，活動受限，好像凍結了一樣，所以稱「凍結肩」、「肩凝症」。

　　肩關節是人體全身各關節中活動範圍最大的關節。其關節囊較鬆弛，關節的穩定性大部分靠關節周圍的肌肉、肌健和韌帶的力量來維持。由於肌腱本身的血液供應較差，隨著年齡增長而發生退行性改變，加之肩關節在生活中活動比較頻繁，周圍軟組織經常受到來自各方面的磨擦擠壓，故而易發生慢性勞損。

　　肩周炎的發病特點為慢性過程。初期為炎症期，肩部疼痛難忍，尤以夜間為甚。睡覺時常因肩怕壓而特定臥位，翻身困難，疼痛不止，不能入睡。如果初期治療不當，將逐漸發展為肩關節活動受限，不能上舉，呈「凍結狀」。影響日常生活，吃飯穿衣、洗臉梳頭均感困難。嚴重時生活不能自理，肩臂局部肌肉也會萎縮，患者極為痛苦。

　　肩周炎初期，湯藥可選用經驗方：柴胡、當歸、白芍、陳皮、清半夏、羌活、桔梗、白芥子、黑附片、秦艽、茯苓各10克，以白酒作引。水煎服，每日二次，飯後服。

　　肩周炎後期，湯藥可選用經驗方：當歸、丹參、透骨草、生地黃各30克，桂枝15克，羌活18克，香附10克，草烏9克，忍冬藤40克，桑枝20克。水

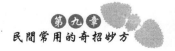

煎服，每日二次。

自我按摩治肩周炎

穴位按摩一是按摩手三裏穴。用左手拇指按住右手三裏穴，上下左右揉動一分鐘，然後再用右手拇指同樣按摩左手手三裏穴。每日按摩三次。二是按摩印堂。用食指或拇指按住穴位上下左右揉動，每次一分鐘，每日按摩三次。

捏壓患處用右手拇指、食指等捏住左肩壓痛點，用力深壓，左右揉動一分鐘，然後用左手同樣捏壓右肩。每日捏二次。

功能鍛鍊祛肩周炎

下面介紹肩周炎的八種功能鍛鍊方法：

屈肘甩手 患者背部靠牆站立，或仰臥在床上，上臂貼身、屈肘點作為支點，進行外旋活動。

手指爬牆 患者面牆壁站立，用患側手指沿牆緩緩向上爬動，使上肢盡量高舉，到最大限度，在牆上做一記號，然後再徐徐向下回原處，反覆進行，逐漸增加高度。

體後拉手 患者自然站立，在患側上肢內旋並向後伸的姿勢下，健側手拉患側手或腕部，逐步拉向健側並向上牽拉。

展臂站立 患者上肢自然下垂，雙臂伸直，手心向下緩緩外展，向上用力抬直，到最大限度後停10分鐘，然後回原處，反覆進行。

後伸摸棘 患者自然站立，在患側上肢內旋並向後伸，屈肘、屈腕，中指指腹觸摸脊柱棘突，由下逐漸向上至最大限度後待住不動，二分鐘後再緩緩向下回原處，反覆進行，逐漸增加高度。

梳頭 患者站立或仰臥均可，患側肘屈曲，前臂向前向上並旋前（掌心向上），盡量用肘部擦額部，即擦汗動作。

頭枕雙手 患者仰臥位，兩手十指交叉，掌心向上，放在頭後部（枕部），先使兩肘盡量內收，然後再盡量外展。

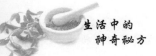

旋肩　患者站立，患肢自然下垂，肘部伸直，患臂由前向上、向後劃圈，幅度由小到大，反覆數遍。

請患者注意，以上八種動作不必每次都做完，可以根據個人的具體情況選擇交替鍛鍊，每天3～5次，一般每個動作做30次左右，多者不限，只要持之以恆，對肩周炎的防治會大有益處。　　　　　　　　　　　　　　（沙昊）

飲食藥浴治風濕性關節炎

風濕性關節炎是一種嚴重危害健康又頑固的疾病，即主要症狀為受累關節全關節腫脹、酸痛，局部皮膚溫度增高，膚色微紅，關節疼痛呈遊走性，有時關節對稱發病，特別在膝、踝、肘、腕等大關節處常被侵犯，醫院檢查，血沉快，抗「O」陽性。此外，有的患者還伴有輕度發熱、脈搏加快及心肌炎、皮炎等，現代醫學認為它是一種全身性膠原組織病，是溶血性鏈球菌感染以後引起的全身性變態反應。

風濕病古代稱為痺病，屬於「痺症」、「曆節風」範疇，此病多因人體正氣不足，衛氣不固，關節受風、寒、濕、熱等邪氣，阻滯經脈，影響關節屈伸，使筋脈拘急，局部或腫或脹灼熱畸形。氣候多變的地區尤為多見，環境的乾、濕狀況對本病的止、發也有密切關係。本病宜於綜合調治，在中、西藥物治療的同時，如能輔以飲食調治及藥浴治療，將會收到更好的效果。

中醫飲食治療

風濕性關節炎與飲食有關，素食有助於緩解其腫脹和疼痛，過食動物脂肪可促使病情加劇。中醫主張該病患者應忌食發物，如公雞、鯉魚、牛、羊奶及肉等肉食性蛋白質，因含有能產生致關節炎的介質，易致過敏而加重病情。肥肉、高動物脂肪和高膽固醇食物應忌食，因其可抑制T淋巴細胞功能，促使關節的破壞，而實驗證明蔬菜可緩解該病的症狀。中醫認為，該病是由風、寒、濕、邪所致，故食療多選用驅風、散寒、化濕、溫通之品，如

韭菜、香菜、蔥、芹菜、油菜、辣椒、苡仁、木瓜等食物。再根據症狀，辯證分型，予以藥膳治療。中醫將風濕性關節炎分為風痹、寒痹、濕痹及熱痹（急性風濕熱）四型。

風痹 是因風邪而致病，風善行而數變，故此型特點關節疼痛遊走不定，又稱「行痹」，宜祛風通絡、散寒除濕的藥膳，如五加皮醪：五加皮50克洗淨，加水適量泡透，煎煮，每三十分鐘取煎液一次，共兩次，再將煎液與糯米500克共同燒煮，做成糯米乾飯，待冷，加酒麴適量、拌勻、發酵成酒釀，每日適量佐餐食用。五加皮可祛風除濕、通利關節，而醪為酒之類，可通血脈驅寒氣，常食本品，可強健筋骨，緩解關節疼痛。

寒痹 因受寒涼而致，局部怕涼，上下不通，寒主收引，局部拘攣，喜熱畏涼，得溫則舒，本類型以痛為主，痛如錐刺，痛處不移，因此又稱「痛痹」，宜溫經散寒，佐以祛風利濕的藥膳，如虎骨木瓜酒：狗骨3克（油炙酥），木瓜9克，白朮、桑枝各12克，五加皮、當歸、天麻、川牛膝、紅花、川芎各3克，秦艽、防風各1.5克，冰糖100克，白酒1000克，將上藥同放酒中，密封浸泡3～4個月後即可服用。每次溫服1～2調羹，日服二次。本品用於寒痹骨痛、手足不溫、筋脈拘攣、腰膝酸軟者，對於濕熱或陰虛火旺者慎用。

濕痹 因飲食不節，脾胃消化力弱而產生內濕，或居住潮濕，身受雨淋的外濕，濕邪內侵影響關節，以致拘攣不能屈伸，活動不便，以肢體沉重為主，又稱「著痹」，宜用利濕通絡，佐以祛風散寒的藥膳治療。如強氏蛇肉湯：蛇肉250克，胡椒40克，鹽少許，薑適量，燉湯食用。每天一劑，連用數日。蛇肉可利濕通絡，胡椒能溫裏散寒，常食本品，對於關節伸曲不利有一定效果。

熱痹 為急性風濕熱，關節紅腫灼熱，疼痛拒按，多伴有發熱惡風、出汗、口渴、尿短赤等一系列熱症，宜清熱通絡，佐以祛風利濕之品。如苡仁絲瓜粥：薏苡仁150克，薄荷15克，豆豉50克，絲瓜100克。將薄荷、豆豉洗淨，加水1500毫升，沸後用文火煎約十分鐘，取汁去渣，苡仁、絲瓜倒入鍋內，加入藥汁，煮至熟爛即可，調味後，空腹食之。方中苡仁清熱利濕，絲

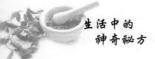

生活中的
神奇祕方

瓜清熱涼血通絡，薄荷、豆豉清熱解表，常用本品對熱痹紅腫、疼痛有緩解作用。

中醫藥浴療法

中醫藥浴是集藥物療法和水浴療法為一體的外治療法，它是根據中醫辯證論治的原則，選配一定的中藥，製成水煎液，趁熱進行全身薰洗、沐浴，透過水對人體的機械刺激和溫熱作用，以及藥理作用而發揮治療效應。本法特點：藥物直接接觸病所，而且比口服中藥毒副作用小得多，治病範圍廣泛。現介紹洗劑如下：

（1）用於肝腎虧虛、邪凝脊裏筋骨的風濕頑痹及強直性脊柱炎等，可採用：制馬錢子粉、洋金花、淫羊藿、雷公藤粉各400克，裝入布袋，紮口備用。本品既可補益，又可通絡蠲痹，強筋骨，消腫止痛利曲伸。

（2）用於寒濕性關節炎及慢性腰腿痛，可用：獨活、羌活、桂枝、制川烏粉、制附子粉、紅花各300克，將藥粉裝入布袋，紮口備用。本品可散寒祛濕，溫經通絡，通則不痛。對於風濕痹阻，寒凝經絡的關節痛，效果明顯。

（3）用於類風濕性關節炎以及痛風性關節炎，可採用：制馬錢子粉、洋金花、秦艽、土茯苓、萆解、羌活各400克，打碎成粉，裝入布袋，紮口備用。馬錢子，散結消腫，通絡止痛；洋金花止痛鎮痛；秦艽、土茯苓、萆薢、羌活、除濕利水，止痛，因此對於關節炎腫脹以及類風濕病的晨僵均有一定效果。

根據不同症型選取不同洗劑。將紮好的藥袋，放入容積為1000升的不銹鋼桶內，加水800升浸泡十小時左右，然後煮沸二十分鐘，每個浴缸內放入煮沸的藥液100升，再加入自來水100升即可。待溫度下降到能浸浴時（一般在37～44℃），全身入池浸泡，同時活動四肢大小關節，按摩病變部位。每次浸浴三十分鐘，每天一次，十次為一療程。當然若有出血傾向、高熱、傳染病、急性化膿性炎症、心血管疾病、青光眼、嚴重肝腎疾病及孕婦等人禁用。婦女經期，暫停水浴。入浴時間，宜選在飯後30～60分鐘，治療時如出現不適或異常感覺，應終止治療。浴後應避風寒。

除飲食療法及藥浴療法外，還需有精神治療，讓患者了解本病的性質，以增強戰勝疾病的信心，做好與疾病長期鬥爭的準備，這樣才能調動病人的主觀能動性，最大限度地發揮病人自己的潛能。此外在生活中除忌口外應適當補充營養，增強體質，提高抵抗力，注意保暖，避免寒冷刺激。在力所能及的範圍內，進行關節的功能鍛鍊。雖然風濕病是個頑疾，但是，是可以征服的。

（盧長慶）

十二驗方治前列腺肥大

前列腺肥大是老年男性的常見病，隨著人類壽命的增長，此病發病率也大大提高。早期症狀為尿細、尿頻，夜尿尤多，病情嚴重或飲酒、著涼、勞累或性生活後，可引發突然不能排尿，但尿意窘迫，痛苦萬分；也可併發尿路感染、泌尿系統結石等症。現在提供十二條驗方給前列腺肥大的患者，有興趣的不妨在醫生的處方指導下有選擇的試用。

（1）腎陰虛、濕熱下注型患者選用扁蓄、瞿麥、海藻、昆布各9克，生龜板、生鱉甲、生牡蠣各20克，川柏8克，知母12克，廣木香5克，赤芍8克，紅花5克，黃芩12克，水煎服。每日一劑，早晚兩次分服。

（2）濕熱下注、大便燥熱型患者選用驗方車前子、木通、瞿麥、扁蓄、山梔各10克，滑石12克，大黃、甘草梢各6克，水煎服。每日早晚兩次分服。

（3）老年腎虛、小便淋漓不暢，以補氣行水為主黃芪30克，熟地20克，玄參12克，肉桂5克，車前子20克，水煎服。每日兩次分服。

（4）陰虛火旺、病久兼瘀、濕熱下注型患者選用鹽炙黃柏10克，知母10克，王不留行10克，烏藥10克，竹葉10克，肉桂4克，桃仁15克，紅花15克，甘草梢15克，赤芍12克，牛夕12克，車前子20克，瞿麥12克，水煎服。每日兩次分服。

（5）濕熱型外薰驗方選用魚腥草30克，蒲公英20克，生大黃6克。製用方法：加水1000毫升，煎沸5分鐘左右將藥汁倒入容器內，用紗布沾藥外用薰

洗患部。

（6）病久虛寒、小便淋瀝型選方以小茴香20克，花椒2克，大粒青鹽50克，攪勻，放鍋內同炒，用於毛巾分兩包包好，放肚臍眼上及氣海穴兩處。每日早晚兩次，2～3次可改善症狀。

（7）血虛、濕熱下注型選方生地12克，丹皮9克，木通9克，龍膽草10克，竹葉10克，黃芩10克，當歸10克，澤瀉10克，菟絲子10克，阿膠12克，瞿麥10克，柴胡10克，甘草10克，滑石15克，車前子15克，水煎服。每日一劑，早晚兩次服。

（8）專治小便赤澀疼痛，山葡萄30克，生藕30克，生地黃汁30克，加蜂蜜25克，和勻，文火熬沸，不拘時服。此方可消炎通淋。

（9）治小便淋瀝，滑石15克，淡竹葉15克，牛舌頭草10克，通草10克，水兩碗煎一碗。分3～5次連服。

（10）治小便艱難，甘遂15克研末，用溫水調敷肚臍，同時以甘草節煎湯，飲之有效。

（11）治小便不通暢，淋漓不斷選用大蘿蔔纓子搗爛絞汁半碗，煮沸加入黃酒半盅，再加入蜂蜜一湯匙，服下。3～4次即見效。

（12）顛倒散，治大小便不通，前後熱結，大黃30克，滑石30克，皂角刺10克，共研末，黃酒送下。如單純小便不通，大黃15克，滑石30克；如單純大便不通，滑石15克，大黃30克，皂刺10克，酒引下。　　　　　（王守義）

七種內火怎麼「滅」

人到中老年，身體各個器官、系統的功能都在衰退。如果此時不注意加強鍛鍊、細心調養，免不了滋生「內火」。

一說有火，多數人就會想起用些寒涼的藥物或飲食去抵擋，其實不一定妥當。因為內火常常是某些疾病的徵兆，和疾病本身一樣也分類型，不同

類型的內火要用不同的藥物、食物來「滅」。下面簡單介紹針對不同內火的「滅」火方法。

心火　虛火主要表現為低熱、盜汗、心悸心煩、失眠健忘、口乾、舌尖紅等。用蓮子、大米適量共煮常服，或平時將黃連片含在口中並慢嚼，緩緩將藥液嚥下，均有清心火之功效。生地、麥冬、五味子各適量，泡茶飲服也不妨一試。

實火　表現為反覆性口腔潰瘍、心煩易怒、口乾、小便短黃，伴有淋漓刺痛甚至尿血、舌紅等。治療常用導赤散、牛黃清心丸等。

肺火　咳嗽無痰或痰少而黏，乾咳時間較長，有時痰中帶血；潮熱盜汗、手足心熱；午後兩顴發紅並有失眠、口乾、咽喉發燥、聲音嘶啞、舌紅嫩等症狀。可用百合30克，紅棗10枚，大米適量，共煮粥服；或用沙參、麥冬各10克，膨大海1枚，泡茶飲服。

胃火　實火上腹部不適，伴有多食善饑、口乾、口苦、煩躁不安、大便乾結、牙痛、牙齦出血、鼻子出血、舌紅苔黃等。宜以知母、黃芩、淡竹葉、石斛、天花粉等適量泡茶飲服，或者煎水煎服。

虛火　表現為口渴、飲食減少，有時有輕度腹脹、低熱或潮熱，大便乾燥、舌紅少苔或無苔等。除了適量吃些蜂蜜、梨汁、甘蔗汁等滋養胃陰食品外，還可用中藥養陰益胃：太子參、淮山藥、雞內金、石斛、麥冬、沙參、藕節、甘草等水煎服。

肝火　其症狀類似高血壓、腦中風等，表現為頭痛劇烈、口苦有臭味、容易發怒、兩脅脹痛、肢體麻木、煩躁難眠、吐血、舌邊紅等。可用清肝泄火的方藥。

腎火　主要表現為頭暈目眩、耳鳴耳聾、牙齒鬆動或疼痛，傍晚口乾、煩熱、失眠、盜汗，伴有腰膝酸痛或脛骨痛、足跟痛及遺精等，舌紅無苔。平時可以用枸杞子、地骨皮泡茶飲，或服用知柏地黃丸等。　　　　（秦寧）

老伴「三妙招」治好「三偏高」

退休前，我經常久坐不動，還貪吃肥肉，以致患上了心血管病。病情雖不嚴重，但由於「三高」（血壓高、血脂高、體重高），每到陰雨天就感到胸悶、頭暈、乏力、睡眠差。根據醫生的處方，服了不少藥，但效果不是很理想。我擔心發展下去，說不定哪一天就會得腦溢血。老伴安慰我：「『三高』並不可怕，俗話說『三分吃藥，七分調理』，關鍵是平時要堅持吃藥，還要保持心情愉快，適度運動和良好的生活習慣。」

為了治好我的病，老伴買回許多醫學科普書籍，訂了不少健康類報刊。她說：「我要自學，當你的保健醫生。現在開始，我要把學到的養生保健和疾病防治知識用在你身上，讓你邁開腿，管住嘴。」從此以後，老伴一有空閒，就翻書看報，還到處拜師求教，打聽良方，凡是有益於我健康的方法，就想方設法弄來試試。

經過一段時間的不懈努力，她終於摸索總結出了治療「三偏高」的「三妙招」。首先是，堅持每天早晚各步行5000步，即日行萬步。再做一套轉體、下蹲、擴胸、踢腿、壓腿等自選組合保健操，還督促我晚睡前、晨醒後按摩腹部。平時飲食注意多吃有利於降血壓、降血脂的食物，如燕麥片、芹菜、洋蔥等。做到主食少而雜，大米、麵類、玉米、小米、高粱等交替著吃，每餐二兩左右，八分飽。第三是，戒斷煙酒，遠離辛辣，每天堅持飲用黃豆、青豆和紅皮花生自製的「健康豆漿」。

老伴的「治高」妙招實踐雖然十分有限，但已初見成效。僅一年多的時間，我的體重就減少了九公斤，血壓、血脂也都控制的很穩定。這完全歸功於老伴的盡職盡責和全心全意。在老伴這個家庭醫生的關心、照料下，我已經輕鬆愉快地渡過了十個寒暑，而且感覺身體健康、步履輕鬆舒爽。

風濕性關節炎的關節護理

關節疼痛是風濕性關節炎患者的主要症狀，也是令病人痛苦的症狀之一。出現了關節疼痛之後，患者應注意以下幾個方面的調護：

關節制動急性期應將關節置於休息體位，減少運動。

局部按摩關節疼痛有所減輕後，可自行關節周圍的按摩。

關節體操練習　針對各個不同的關節練習不同的關節體操，每次30分鐘，每天2～3次。

關節藥薰　配製藥物進行關節薰洗，水溫應保持在50℃左右，每日一次，每次20分鐘。

關節溫水浴　可將患病關節或整個肢體置於溫水中浸泡20分鐘左右，每日一次。

關節保健灸　選取患部周圍常用的穴位2～3個，用艾條進行保健灸，一般每日一次，每次20分鐘。　　　　　　　　　　　　　　　　　　　　（江風）

常做臀部健美操

臀部的美是女性美的重要組成部分。臀部過寬、過窄、過大、過小，均會影響女性整體的曲線美。透過臀部健美鍛鍊，可以減少臀部脂肪堆積，促使臀部肌肉收緊而富有彈性，不僅會有效地糾正臀部過寬、過窄或過大、過小的缺點，而且還會使臀位上提，並保持骨盆處於良好位置。這對健美與健康都會發揮積極作用。具體做法是：

（1）平坐於墊上，兩腿稍屈前伸，兩臂向前平舉，然後雙足跟用力著墊，臀部緩慢向前移動，再移動。

（2）平坐於墊上，兩腿屈膝併攏，兩臂側平舉，然後兩腿向左再向右來回擺動，上體和兩臂也隨著自然向左、向右來回擺動。

（3）跪於墊上，兩手扶墊撐體，垂頭，然後右腿屈膝向前抬起使膝頂

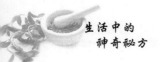
生活中的
神奇秘方

至胸部，再用力向後上方踢出，同時抬頭。如此反覆動作，再換左腿，反覆做。

（4）右側臥，兩手扶墊撐體，然後左腿伸直盡力上抬，再放下，反覆做；再換左側位，抬右腿反覆做。

（5）兩腿併攏俯臥於墊上，兩臂向兩側平伸，然後兩腿盡力向上抬起，再緩慢下落，如此反覆做。

（6）屈膝仰臥於墊上，然後以兩臂撐墊，使臀部用力向上抬起，再緩慢下落，反覆做。

臀部健美操共分六節，每節可做20次以上。體胖臀大者可以每週鍛鍊五遍；體瘦臀小者，可以隔天鍛鍊一遍。　　　　　　　　　　　（徐鐵）

五臟衰弱的自我療法

五官與身體的五臟是息息相關的。如果五官感覺不舒服，那五臟可能也正逐步地發生衰弱，從而產生疾病。

（1）眼睛經常發花，眼角乾澀，看不清東西，這是肝臟功能衰落的先兆。如果按一按肝臟的四周，可能會有發脹的感覺。這時除了及時就醫外，還要注意用眼衛生，有時用眼不當也會影響到肝臟。

（2）耳朵老是嗡嗡作響，聲音也聽不太清楚，這可能是腎功能在逐步衰弱的信號，有時還會伴隨著腳痛、尿頻等症狀。工作過於勞累的人尤其要注意做到勞逸結合，少飲酒，少吃薑、辣椒等刺激性強的食物。

（3）嗅覺不靈敏，經常咳嗽，有時甚至呼吸困難，這可能是肺臟功能逐步衰弱的信號。病人首先要注意飲食，戒煙或者控制吸煙量，也不要和經常吸煙的人在一起，多吃新鮮瓜果和蔬菜，加強體育鍛鍊，防止肺部併發症發生。

（4）嘴唇感覺麻木，身體日漸消瘦，這可能是胰臟功能在逐步衰弱，主要是飲食失調、饑飽不當所致。由於胰臟不好，便殃及胃。當胃受到損害

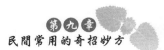
第九章
民間常用的奇招妙方

時，嘴唇就會明顯地變得乾燥、麻木。這時除了調整飲食外，還要注意不要吃生冷、油膩的食品。

（5）味覺遲鈍，嘗不出味道，伴隨心悸、夢多、失眠等症狀，這意味著心臟功能可能受到了損害，可能是操勞過度所致。當口中乾澀，舌苔厚重，嘗不出食物的滋味時，尤其要警惕心臟發生病變。　　　　　（李芹）

釋放壓力，返回精神樂園

神經衰弱的學名叫植物性神經紊亂症，是長期鬱結在心中的煩悶爆發的表現，常由內心的壓力引起。症狀在全身各處都會出現，如頭痛、失眠、目眩、耳鳴、心跳加速、呼吸困難、手腳麻木、胃痛、痙攣、易出汗、不出汗、月經生理期紊亂、便秘、尿頻、身體虛弱無力等各種症狀。

植物性神經紊亂症，是一種社會病。消除表面的一種症狀，其他的症狀又會持續不斷地出現。這是一種隱性的、全身性的疾病，會直接影響到身體的免疫力以及血液循環能力。

對植物性神經紊亂症患者來說，最可憐的是醫院的各種檢查無法作出準確的診斷。所以，即使您遍述自己的症狀，也不會有人認為你有病，卻反而被人誤解為「裝病」、「嬌氣」，在病痛的折磨中，還要忍受周圍人們的不理解。

要解除這一病症，最重要的就是解放自我，因為壓抑自己是病的根源。一定要學會適當地發洩自己的情緒，要有充分的休息時間，學會鬆弛自己。讓精神重新強壯起來的辦法很多，如各種呼吸法、運動療法、精神療法、藥物療法等等。總之，讓神經重新強壯起來的藥方，主要在生活中。

很早以前，人們就知道鈣具有安神功效，是抑制壓力產生的重要物質成分。

中醫會經常給那些精神很容易受到影響的敏感性病人開一些含鈣較多的如牡蠣和龍骨等藥物。

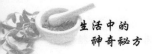

而在西方，神經過於緊張，無法入睡時，人們就會喝一杯含鈣質的熱牛奶，然後立即就會沉睡過去。

總之，當鈣缺乏時，動物會變得煩躁不安，活動異常。而人類，也會精神不安定、行動粗暴。在這種精神狀態下，如果再有不快的事或擔心的事發生，壓力就會更大。但只要攝取足量的鈣，精神就會安定、不會亂發脾氣，遇事可以做到泰然處之，精神壓力會相應地降低。

牛奶、乳酪、乾酪等乳製品，豆腐等大豆製品，羊棲菜、海苔等海草，以及小油菜等青菜，乾蘿蔔片、乾魚和其他小魚中都含有豐富的鈣。

靈芝　可以提高免疫力、改善血液循環，與植物性神經失調症的改善有很深的關連。在提高身體免疫力方面，並不是指今天吃下靈芝後，明天就會見效，需要長期食用，炎症才會逐漸消除，疾病痊癒。神經末梢的血液循環變好之後，一般視力、聽力、味覺都會有所提高，肩疼、關節炎、畏寒症等都會有所改善。

當給動物施加強大的壓力，有意識地破壞其植物性神經的平衡時，在一瞬間身體的免疫力就會降低，血液流動不暢。我們可以推測到人類植物性神經失調時，也會發生同樣的事情，而吃靈芝因其有提高免疫力和促進血液循環的作用，正可以改善這些症狀。

大蒜　大蒜富含恢復神經衰弱平衡的成分，在大蒜中，有一種成分可以影響植物性神經，維持其正常化。植物性神經被一種叫髓鞘的脂肪所覆蓋，大蒜的主要成分——蒜素可以穿透這一脂肪，滲透到內部，直接影響神經纖維，把興奮、緊張的神經安定下來。大蒜還可以使鬆弛甚至停滯的神經活躍起來，使憂鬱症患者恢復正常。

蒜素具有「雙向功效」，無論處於何種精神狀態，都可以使之恢復正常。這就是大蒜的內環境穩定效果。在飲食中，如果能夠多種形式地食用大蒜，那麼對於消除植物性神經紊亂症的幾種明顯症狀，如失眠、不安、心慌、欲求不滿等都有很大幫助。

維生素B_{12}　維生素B_{12}原來是用來治療惡性貧血症，後來它可以有效地維持植物性神經正常的功效也漸漸地被承認，因為它可以讓已經失去平衡的神

第九章
民間常用的奇招妙方

經產生自癒的能力。在筆者的診所中，就經常給一些植物性神經失調症的患者服用維生素B$_{12}$的製劑，都收到了明顯的效果。

維生素B$_{12}$在動物肝臟、肉類、牡蠣、青花魚、沙丁魚等魚類，以及乳酪等高蛋白的動物性食品中含量較多。

維生素C　維生素C對壓力的消除與疲勞的恢復，都有著奇效。當人體受到壓力時，副腎皮質激素以及腎上腺素就會分泌出來，把壓力消除掉。維生素C在這些激素的生成過程中必不可少，受到的壓力越大，消耗的就越多。當維生素C不足時，壓力就很容易累積，形成惡性循環。

脂肪無法完全燃燒時，熱量就會不足，也很容易疲勞。所以，只有攝取足夠的維生素C，脂肪就不會累積，疲憊及壓力就會比較快地恢復到正常。

青椒中含有豐富的維生素C，可以消除引起神經紊亂症的精神壓力和慢性疲勞。100克生青椒中，含有大概80毫克維生素C。而被稱為維生素C寶庫的檸檬中，100克果汁含45毫克維生素C，可見青椒中的維生素C含量很豐富。一個成人一天所需的維生素C量為50毫克，所以一天吃兩個中等大的青椒（維生素C 70毫克左右）就可以了。而且青椒中所含有的維生素C耐熱，無論是生的，還是炒過後，維生素C含量不變。可以防止維生素C氧化的維生素P，不易被氧化。要想消除易引起植物性神經紊亂症的壓力，擁有一個不怕疲勞的身體，就可以多吃青椒，有效地吸收維生素C。

維生素A　維生素A是維護眼睛健康的一種不可或缺的成分，對保護皮膚與黏膜的健康也起著巨大作用。

維生素A對發育期的孩子特別重要。在男性的睪丸中也含有豐富的維生素A，是產生精子過程中必不可少的成分。最近的研究表明，維生素A還可以防止精神壓力的產生，患有胃、十二指腸潰瘍、胃炎、過敏性腸炎、植物性神經紊亂症等精神壓力而引起的疾病的病人，普遍缺乏維生素A，和正常人相比，他們血液中的維生素A平均少20%～30%左右。

現代社會中生活的人，因精神壓力而導致的疾病也在顯著地增加，如高血壓、心絞痛、心肌梗塞、腦溢血、糖尿病等均與精神壓力有很大的關係。要想防這些因壓力而爆發的疾病於未然，含維生素A、D的胡蘿蔔應該經常被

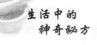
生活中的
神奇祕方

擺上餐桌。　　　　　　　　　　　　　（高華瑋　夏晶　張南攬）

營造千萬間「健心房」

一個精神充實、生活充滿快樂的人必然心理健康。而心理健康是生理健康的重要保證，心理與生理的雙重健康才是人類健康的最高追求。

因此，我們應當為自己打造一間敞開著的快樂「健心房」，常常走進去——為自己忙碌疲憊的心靈做做按摩，使心靈的各個部位得到維護和保養。下述的情志調節五字訣，將有助您營造自己的快樂「健心房」。

鬆——經脈氣血得以暢通

放鬆包括心和身兩方面。在工作之餘，充分使心、身得以放鬆，可以調節人體精神情志，對臟腑經絡氣血的運行也有很大的好處。怎樣才能在緊張、忙碌的工作、生活中放鬆下來？下面介紹的方法可以一試。

①順乎自然放鬆法

或許你正在為某事憂思，或許在為某事憤懣，或許在做某事時感到身心疲勞。這時你不妨暫停一會，變換一下場境，讓美麗的大自然圖畫伴你度過幾分鐘：

或春風吹過，綠樹成蔭；或鳥兒輕唱，河水流淌；或秋高氣爽，滿山紅葉；或皓月當空，蛙鳴蟬噪……你置身於大自然這一幅幅美景之中，不僅頓覺頭腦清爽，呼吸暢快，心曠神怡。也許幾分鐘後，你會覺得自己已與自然同呼吸，共命運，一時間輕鬆悠悠。

你還可以平臥於床上，去掉任何約束，四肢自然伸開，兩目微閉，肌肉放鬆，為自己創造這樣一種優美的意境：

一片蔚藍的大海，大海一望無際；在海邊的沙灘上，就我獨自一人；我平臥於沙灘，全身非常鬆馳；明媚的陽光照在身上，暖洋洋，暖洋洋；微風不停地吹，似為我撓癢，先撓過我的臉，我眼皮下垂，柔和的閉上，面部的

第九章
民間常用的奇招妙方

肌肉放鬆了，帶著微笑；微風吹拂到我的胸部，我呼吸輕鬆舒暢，我呼吸均勻自如，氣息透過咽喉、鼻孔，如瓊漿一樣流動，心跳越來越覺得平穩，漸漸聽不到心臟的跳動；微風輕拂到了我的腹部，整個腹部空暢舒服，只覺像海水一樣隨著呼吸，上下起伏；我一點也不覺得口渴，我一點也不覺得饑餓；微風開始撫摸我的上肢，兩臂的肌肉都放鬆了，兩手的肌肉都放鬆了，海水已順著我的上肢流動，一次流過去了，又一次流過去了；微風開始撫摸我的下肢，腿的肌肉都放鬆了，海水已順著我的下肢流動，一次流過去了，又一次流過去了。我已溶入於沙灘，我已溶入於大海。孩子們來到我身邊，海鷗也來到了我身邊，還有魚兒……。我完全溶入到了蔚藍的大海之中。

根據你的經歷、閱歷，更重要的是想像力，你可以盡情地去回憶、神遊那美好的時光。

②恬淡心靜放鬆法

很難想像一個心事重重的人能使自己放鬆。要放鬆，首先要靜，無靜則無以放鬆。恬淡心靜是放鬆的基礎方法。

恬淡心靜，主要是講心神能得以充分的安靜休養和心神不亂，無所困擾，而不是什麼都不能想。

針對恬淡心靜，古人指出：心神恬靜便能空明，空明便能產生智慧，有智慧則精神充沛，活力湧動，年壽長久。

《椒生隨筆》中有一段「養靜箴言」可資借鑒，熟讀此文，可以幫助我們平息心中擺不平的利害得失和雜亂無章的念頭。

天地間真滋味，唯靜者能嘗得出；
天地間真奧妙，唯靜者能看得透。
灑脫，是養心第一法；謙退，是保身第一法；
安靜，是處事第一法；涵容，是待人第一法。
自處超然，處人藹然，大事澄然，有事斬然，得意淡然，失意泰然。
有才而性緩，定屬大才；有勇而氣和，斯為大勇。
有作用者，氣宇定是不凡；有受用者，才情決然不露。

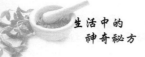
生活中的
神奇秘方

意粗性躁，一事無成；心平氣和，千祥駢集。

以和氣迎人，則乖自滅；以正氣接物，則妖氛清；

以浩氣臨事，則疑畏釋；以靜氣養身，則夢寐恬。

觀操守，在利害時；觀度量，在喜怒時；

觀存養，在紛華時；觀鎮定，在震驚時。

寡欲故靜，有主則虛。

大事難事，看擔當；逆境順境，看襟度；

臨喜臨怒，看涵養；群行獨止，看識見。

樂——生機得到鼓舞

樂，就是樂觀，笑口常開。這是調節情志、保健身體的又一訣竅。《呻吟語》說：「人心喜則志意暢達，飲食多進而不傷，血氣沖和而不鬱，自然無病而體充身健，安得不壽？」清代有一首廣為流傳的民歌，更為通俗地道出了樂觀的健康意義：

人若生長血氣弱，不會快樂疾病作。

病一作，心要樂，心一樂，病全卻。

心病還要心藥醫，心不快活空服藥。

且聽我唱快活歌，便是長生不老藥。

巴戈洛夫曾經說過：「愉快可以使你對生命的每一跳動，對於生活的每一印象易於感受，不管軀體和精神上的愉快都是如此，可以使身體發展，身體強健。」又說：「一切頑固沉重的憂悒和焦慮，足以給各種疾病大開方便之門。」笑能刺激腺體的分泌，這對病人康復是非常有益的，同時，笑還能促進血液流通，增強細胞吞噬能力，使抗體和干擾素生成增加等，正像軀體運動一樣，笑的過程也是一種對人體各組織器官有益的保健體操。

生氣和惱怒是樂觀的大敵。曾有名言說：「生氣是用別人的缺點來懲罰自己。」此為戒氣箴言。不管怎麼說，只要自己胸襟大度，生氣和惱怒便會

第九章
民間常用的奇招妙方

減少，這樣樂觀的因素就會增多。

中國清代有二位養生名家，叫閻景銘、石成金，有二首妙詩值得一讀。

不氣歌：

他人氣我我不氣，我本無心他來氣；
假若生氣中他計，氣下病來無人替；
請來醫生把病治，反說氣病治非易；
氣之為病太可懼，誠恐因氣把命棄；
我今嘗過氣中味，不氣不氣真不氣。

莫惱歌：

莫要惱，莫要惱，煩惱之人容易老。世間萬事怎能全，可歎癡人愁不了。任你富貴與王侯，年年處處埋荒草。放著快活不會享，何苦自己尋煩惱。

莫要惱，莫要惱，明日陰晴尚難保。雙親膝下俱承歡，一家大小都和好。粗布衣，菜飯飽，這個快活哪裏討。富貴榮華眼前花，何苦自己討煩惱。

雅——生命在此優化

雅，即雅興，如觀花、書畫、聽琴、棋弈等等。高雅的藝術、娛樂活動可以陶冶情操、培養美感，從醫學的角度看它可以作為一種輔助性的自然療法。誠如《理瀹駢文》中所說：「七情之病也，看花解悶，聽曲消愁，有勝於服藥者也。人無自不在外治調攝中，特習焉不察耳。」《閒居雜錄》也總結說：「流水聲，可以養耳；青禾綠草，可以養目；觀書繹理，可以養心；彈琴學字，可以養指；逍遙杖履，可以養足；靜坐洞息，可以養筋骸。」

琴棋書畫各有性味，人之雅興也各有所好，依其特點，應其所好，則病患便可消減。

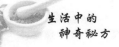

渲——煩惱拋向雲外

渲，即渲散發洩。有時人的鬱怒苦惱透過適當的途徑渲洩出來，會很好地調節情緒。

渲洩的方法有很多，如找一個人傾訴一場、大哭一場、大喊幾聲、大唱一回等等。但是渲洩必須適當，否則不但不能起到調節情志的作用，反而會增加新的苦惱。那麼，怎樣才是適當渲洩呢？第一，要分析自己鬱怒煩惱的原因，有沒有發作的理由，或者是否透過別的途徑能得以調節，若是非渲不可，則應針對原因，萬不可隨便胡亂發洩。第二，發洩時間不宜長，尤其是動怒之泄，最好不要超過五分鐘。第三，渲洩要分場合，透過正當途徑和管道來發洩和排遣不良情緒。第四，渲洩不宜頻繁，經常頻頻的發洩，耗神傷氣，不利於心身。

和——滋養陽和之氣

和，即萬事以和為貴，心身以和為安。中國古代有專門研究「和」之道理的人，其中有總結說：喜怒哀樂是人人都有的情感。當它尚未發出來的時候，與心性合一，無所偏倚，這叫做「中」。發抒出來而能做到各適其度，毫無過分之弊，這叫做「和」。和則能調氣，和則能使心身少受因偏激而帶來的種種傷害。《呻吟語》比喻說：「和氣平心，發出來如春風拂弱柳、細雨潤新苗，何等舒泰，何等感通！疾風迅雷，暴雨酷霜，傷損必多。」「天地萬物之理，皆始於從容，而卒於急促。急促者，盡氣也；從容者，初氣也。事從容則有餘味，人從容則有餘年。」

（王宏才　董建勇　何建威）

第九章
民間常用的奇招妙方

國家圖書館出版品預行編目資料

生活中的神奇秘方／王雷, 楊煥瑞, 石子奇主編. --
一版. -- 臺北市：大地, 2009.05
　面：　公分. --（經典書架：8）

ISBN 978-986-6451-04-1（平裝）

1.驗方　2.偏方　3.食療

414.65　　　　　　　　　　　　　　　98007148

生活中的神奇秘方

主　　　編	王雷、楊煥瑞、石子奇	經典書架 008
創 辦 人	姚宜瑛	
發 行 人	吳錫清	
出 版 者	大地出版社	
社　　　址	114台北市內湖區瑞光路358巷38弄36號4樓之2	
劃撥帳號	50031946（戶名　大地出版社有限公司）	
電　　　話	02-26277749	
傳　　　真	02-26270895	
E - m a i l	vastplai@ms45.hinet.net	
網　　　址	www.vasplain.com.tw	
美術設計	普林特斯資訊股份有限公司	
印 刷 者	普林特斯資訊股份有限公司	
一版一刷	2009年5月	

大地

定　　價：300元